儿童神经系统疾病实用诊疗手册

魏浩兰　刘振虎　郭淑娟　邵　鹏　刘洪波　主编

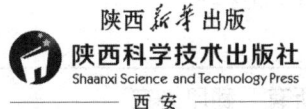

图书在版编目(CIP)数据

儿童神经系统疾病实用诊疗手册／魏浩兰等主编.
西安：陕西科学技术出版社，2024.8. -- ISBN 978-7
-5369-9023-4

Ⅰ.R748

中国国家版本馆 CIP 数据核字第 2024ZL2564 号

ERTONG SHENJING XITONG JIBING SHIYONG ZHENLIAO SHOUCE
儿童神经系统疾病实用诊疗手册
魏浩兰　刘振虎　郭淑娟　邵　鹏　刘洪波　主编

责任编辑	高　曼
封面设计	朵云文化

出 版 者	陕西科学技术出版社
	西安市曲江新区登高路1388号 陕西新华出版传媒产业大厦B座
	电话 (029)81205187　传真 (029) 81205155　邮编 710061
	http://www.snstp.com
发 行 者	陕西科学技术出版社
	电话(029)81205180　81206809
印　　刷	陕西隆昌印刷有限公司
规　　格	710mm×1000mm　16 开
印　　张	24.5
字　　数	450 千字
版　　次	2024 年 8 月第 1 版
	2024 年 8 月第 1 次印刷
书　　号	ISBN 978-7-5369-9023-4
定　　价	128.00 元

版权所有　翻印必究

《儿童神经系统疾病实用诊疗手册》编委会

主　编　魏浩兰　刘振虎　郭淑娟　邵　鹏　刘洪波
副主编　姚艳粉　栾　莹　张亚楠　李莎莎　张秀敏
　　　　白路超　张晓佳　马红峰　陈建涛
编　委　孙文英　郭文娴　郭翠翠　张新宇　邹玉梅
　　　　刘红敏　乔桂凤　王　伟　刘　芳　罗书慧
　　　　张晓慧　王方方　路苗苗　李业新　郑阳阳
　　　　姚晓雅　杨晓彤　邓胜虎　郑　鑫　周春和

前　言

临床神经病学涉及的疾病种类繁多，加之近年来神经科学、医学遗传学以及神经影像学、神经重症等学科的发展，神经内科医师需不断地提高自己的临床理论素养和实际工作能力。又因为儿童神经相关疾病专业性较强，会经常碰到疑难及危重症病例，因此，我们编写了能解决临床实际问题的一本工具书。本书主要阐述常见神经系统相关疾病的临床表现、诊断及治疗策略，贴近临床、重点突出、条理分明，使读者在有限的时间内有所获益，我们期待这本书能成为临床工具书，在病房能随时提供所需要的诊治建议，也是住院医师、神经专业主治医师实用的参考书。本书由聊城市人民医院儿科神经、内分泌及代谢、重症医学等专业临床一线医生完成撰写。

在编写过程中，我们参考了一些国内外的教材、相关疾病的诊疗指南及学术论文等，在此向这些作者表示衷心的感谢。

由于水平有限，书中难免存在不完善之处，敬请使用本书的同仁们予以批评指正。

编者

2024 年 1 月

目 录

第一章 小儿神经系统疾病病史采集、体格检查及常用辅助检查方法 1
- 第一节 病史采集 3
- 第二节 神经系统体格检查 4
- 第三节 神经系统疾病常用辅助检查方法 8

第二章 神经系统疾病的诊断原则 33
- 第一节 神经系统解剖生理 35
- 第二节 神经系统疾病定位诊断 40
- 第三节 神经系统疾病定性诊断 47

第三章 小儿癫痫 51
- 第一节 概述 53
- 第二节 癫痫发作的分类及临床表现 61
- 第三节 癫痫及癫痫综合征的分类 66
- 第四节 癫痫的治疗 74
- 第五节 癫痫持续状态的诊断与处理 84
- 第六节 药物难治性癫痫的诊断与处理 88

第四章 中枢神经系统感染性疾病 91
- 第一节 细菌性脑膜炎 93
- 第二节 病毒性脑膜炎 97

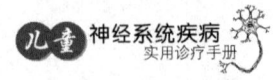

第二节 结核性脑膜炎 ·········· 101
第三节 脑脓肿 ·········· 105
第四节 新型隐球菌性脑膜炎 ·········· 107
第五节 中枢神经系统寄生虫及其他感染 ·········· 109
第六节 中枢神经系统慢病毒感染 ·········· 115

第五章 神经系统免疫性及脱髓鞘疾病 ·········· 119

第一节 自身免疫性脑炎 ·········· 121
第二节 急性播散性脑脊髓炎 ·········· 126
第三节 视神经脊髓炎谱系疾病 ·········· 129
第四节 MOG 抗体病 ·········· 133
第五节 多发性硬化 ·········· 139
第六节 吉兰-巴雷综合征谱系疾病 ·········· 143
第七节 慢性炎症性脱髓鞘性多发性神经根神经病 ·········· 148

第六章 脑血管病 ·········· 155

第一节 动脉缺血性脑卒中 ·········· 157
第二节 出血性卒中 ·········· 159
第三节 脑血管畸形 ·········· 161
第四节 脑静脉血栓 ·········· 163
第五节 原发性中枢神经系统血管炎 ·········· 166

第七章 小脑性共济失调 ·········· 169

第一节 概述 ·········· 171
第二节 急性小脑性共济失调 ·········· 172
第三节 遗传性小脑性共济失调 ·········· 174

第八章 运动障碍性疾病 ·········· 183

第一节 概述 ·········· 185
第二节 以舞蹈手足徐动为主要表现的疾病 ·········· 186
第三节 以肌张力不全为主要表现的常见疾病 ·········· 192

第四节　以肌阵挛为主要表现的疾病 …… 197
　　　第五节　震颤 …… 200
　　　第六节　家族性基底节钙化 …… 201

第九章　遗传代谢性疾病　203

　　　第一节　概述 …… 205
　　　第二节　氨基酸代谢障碍 …… 209
　　　第三节　有机酸代谢障碍 …… 218
　　　第四节　尿素循环中的酶缺陷 …… 231
　　　第五节　脂类代谢障碍 …… 234
　　　第六节　过氧化酶体病 …… 245
　　　第七节　线粒体脑-肌病 …… 248
　　　第八节　肝豆状核变性 …… 251
　　　第九节　黏多糖病 …… 254

第十章　脊髓病变　259

　　　第一节　脊髓病变的诊断原则 …… 261
　　　第二节　急性横贯性脊髓炎 …… 265
　　　第三节　无骨折脱位型脊髓损伤 …… 268

第十一章　神经肌肉疾病　271

　　　第一节　概述 …… 273
　　　第二节　脊髓性肌萎缩症 …… 274
　　　第三节　遗传性运动感觉神经病 …… 277
　　　第四节　周围神经损伤 …… 279
　　　第五节　重症肌无力 …… 284
　　　第六节　进行性肌营养不良 …… 290
　　　第七节　儿童皮肌炎 …… 293
　　　第八节　周期性瘫痪 …… 296

第十二章　神经重症医学　299

　　　第一节　遗传代谢病危象 …… 301

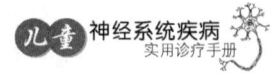

　　第二节　脓毒症性脑病 …… 306
　　第三节　脑死亡 …… 309
　　第四节　急性坏死性脑病 …… 312
　　第七节　颅内压增高 …… 315

第十三章　非神经系统疾病的神经系统并发症 …… 321
　　第一节　中毒性脑病 …… 323
　　第二节　肝性脑病 …… 325
　　第三节　高血压脑病 …… 328
　　第四节　低血糖脑病 …… 329
　　第五节　电解质代谢紊乱 …… 331
　　第六节　神经精神性狼疮 …… 334

第十四章　头痛及相关性疾病 …… 339
　　第一节　小儿偏头痛 …… 341
　　第二节　低颅压综合征 …… 343

第十五章　神经发育障碍性疾病及睡眠障碍 …… 347
　　第一节　概述 …… 349
　　第二节　孤独症谱系障碍 …… 351
　　第三节　儿童抽动障碍 …… 354
　　第四节　注意缺陷多动障碍 …… 360
　　第五节　Rett 综合征 …… 364
　　第六节　睡眠障碍 …… 366
　　第七节　发作性睡病 …… 375

参考文献 …… 378

第一章 小儿神经系统疾病病史采集、体格检查及常用辅助检查方法

第一节　病史采集

对于神经系统疾病的诊断,病史采集是最重要的。在很多情况下,医生可以从患者的主诉中获得其他方式无法得到的重要诊断信息。如果病史采集准确,甚至可以在进行体格检查或辅助检查之前,就能提示出最后的诊断。相反,病史不准确或不完善往往是导致错误诊断的关键因素。儿童患者往往自己不能叙述,病史应当从病儿的母亲或最亲近的人得来。医务人员在询问病史时,一定要耐心细致、客观准确、实事求是,不能主观臆断。一般让家长自己叙述,不要加以阻止,只在必要时给予简短提醒,切忌暗示。生动的叙述往往能表达真实的情况,不可轻视。父母叙述病情时,难免有夸张和片面的情况,医生应耐心倾听。对年长儿采用保护性医疗制度,可以让病儿回避,以免造成不良影响。遗传疾病家系调查时,要注意询问方式,以免引起家庭纠纷。

1. 主诉

采集病史过程中,最重要的一点就是注意倾听患者的主诉。主诉是患者在疾病过程中感受最痛苦,并促使其就诊的最主要原因,包括主要症状、发病时间和疾病变化或演变情况。医生在询问病史过程中应围绕主诉进行提问。询问问题时应为开放式提问,避免提示性问题。记录主诉时应该尽量使用患者自己的语言。主诉往往是疾病定位和定性诊断的第一线索。

2. 现病史

现病史是病史中最重要的部分,是主诉的延伸,对疾病的诊断非常重要。内容要详细全面,能反映出病情的发生发展。应记录起病的时间、症状发生的先后顺序。对起病急或缓、有关诱因、发病部位、病情变化、发展经过以及治疗经过等,都应仔细记录。记录与本病有关的现病史,以免漏掉重要症状。

3. 既往史

询问过去患过哪些疾病,应记录发病的具体日期或年龄。特别应注意记录神经系统疾病或与神经系统有关的疾病,如各种脑炎、脑膜炎、麻疹、风疹、水痘、流行性腮腺炎、钩端螺旋体病等,均可累及神经系统。

4.个人史

(1)出生史:询问胎次、产程、接生方式、出生体重及喂养史,了解产前、分娩和新生儿的情况。

(2)生长发育史:包括何时会笑、认人、坐、爬、立、走路和说话、出牙,何时小儿发育变慢、停滞或衰退,以及某种技能的丧失时间。医生应对正常各年龄组的小儿神经发育特点有所了解,以便判断被检小儿是否正常。对入学儿童应询问学习成绩,以及有无智力障碍。喂养史、预防接种史不能忽视。

5.家族史

询问父母的妊娠年龄、健康状况,以及是否近亲结婚。询问母亲的分娩次数及状况,如流产、死胎、不足月分娩等。询问兄弟姐妹的健康状况以及家族中有无类似病史。必要时还应询问社会史,如居住环境、职业、邻居、学校、托幼机构等。

第二节 神经系统体格检查

小儿神经系统检查内容与成人基本相同,但由于小儿处于生长发育阶段,各年龄组的正常标准和异常指标有所不同,检查方法也各有其特点。患儿年龄越小,检查方法特点越突出。检查时要尽量取得患儿的配合,检查时不必拘于顺序,应先易后难,将易引起患儿哭闹的检查项目放在最后。

一、一般检查

1.意识状态

可根据小儿对外界的声、光、疼痛、语言等刺激的反应来判断意识水平(即意识深浅度)。意识障碍由轻到重分为嗜睡、昏睡、意识模糊、浅昏迷、深昏迷等,少数可表现为谵妄、定向力丧失等意识内容的减少或异常。对于有意识障碍的小儿,要注意生命体征的改变。

2.精神发育和行为

小儿行为主要表现在与其他人接触的能力,活动的多少(是否有活动过度),注意力(是否精神不集中),情绪(有无抑郁、欣快、易变)等方面。精神和智力发育的指标包括运动、语言和适应能力，可根据小儿对外界环境的反应和完成的技能来判断。

3. 头部

(1) 头颅：头围可粗略反映颅内组织容量。头围过大常见于脑积水、硬膜下积液、巨脑症等，头围过小应警惕脑发育停滞或脑萎缩。

(2) 囟门和颅骨缝：过早闭合见于小头畸形。囟门增大伴紧张、膨隆以及颅缝开裂均提示颅压增高，脑积水时颅骨叩诊可得"破壶音"。对疑有硬膜下积液脑穿通畸形婴儿，可做透照试验，前额部光圈 >2cm、枕部 >1cm 或两侧不对称时对诊断有提示作用。

4. 皮肤

某些神经疾病可伴有特征性皮肤损害，包括皮肤色素脱失斑、面部神经纤维瘤、皮肤咖啡牛奶斑或面部血管痣等。

二、颅神经检查

1. 嗅神经

反复观察对香水、薄荷等气味的反应。先天性节细胞发育不良或额叶、颅底病变者，常有嗅觉障碍。

2. 视神经

主要检查视力、视野和眼底。

(1) 视力：未成熟儿已能对强光表现皱眉或不安。3个月大小的婴儿开始用双眼注视并跟随移动中物体。根据儿童年龄大小，分别采用图画视力表、标准视力表检查。

(2) 视野：年长儿可直接用视野计检查。对婴幼儿，可将两个颜色、大小相同的色彩鲜艳玩具，由侧面远端缓慢移入视野内，注意婴儿表情变化及其眼和头是否转向玩具，粗测有无视野异常。

(3) 眼底：正常新生儿因血管少，视盘颜色较白。慢性颅内高压时可见视盘水肿和视网膜静脉淤血。

3. 动眼、滑车和展神经

观察有无眼睑下垂、眼球震颤、斜视等。检查眼球上、下、左、右运动是否受限，瞳孔大小和形状，以及对光反射、辐辏和调节反应等。

4. 三叉神经

注意张口时下颌有无偏斜,两侧咬肌及颞肌收缩力,面部皮肤对痛刺激反应以及角膜反射功能。

5. 面神经

观察双侧面部是否对称。周围性面瘫时,患侧上、下面肌同时受累,表现为病变侧皱额不能、眼睑闭合障碍、鼻唇沟变浅和口角向健侧歪斜。中枢性面瘫时,病变对侧鼻唇沟变浅,口角向病变侧歪斜,但无皱额和眼睑闭合功能障碍。

6. 听神经和前庭神经

正常情况下突然的响声可引发新生儿惊跳或哭叫,3个月起婴儿头可转向声源方向。对可疑患者,应采取特殊听力测验。

7. 舌咽和迷走神经

舌咽神经损害引起咽后壁感觉减退、咽反射消失,常合并迷走神经损害,表现为吞咽困难、声音嘶哑、呼吸困难及鼻音等,单侧病变时可无明显症状。

8. 副神经

检查胸锁乳突肌和斜方肌。病变时患侧肩部变低,耸肩、向对侧转头力减弱。

9. 舌下神经

观察伸舌功能。一侧中枢性舌下神经麻痹时,伸舌偏向对侧,即舌肌麻痹侧;而一侧周围性舌下神经瘫痪时,伸舌偏向患侧,且伴舌肌萎缩与肌纤维颤动。

三、运动功能检查

1. 肌容积

观察及按捏有无肌肉萎缩或假性肥大。

2. 肌张力

肌张力指安静情况下的肌肉紧张度。检查时,触扪肌肉硬度并做被动运动以体会肌紧张度与阻力。肌张力增高多见于上运动神经元性损害和锥体外系病变。肌张力降低见于下运动神经元或肌肉疾病。

3. 肌力

肌力是指肌肉做主动收缩时的力量。观察小儿力所能及的粗大和精细运动,以判断各部位肌群的肌力。年长儿则可按指令完成各种对抗运动。一般肌力分为

0~5级。

　　0级：完全瘫痪，无任何肌收缩活动；

　　1级：有轻微肌收缩但肢体无移动；

　　2级：肢体能水平移动但不能抬起；

　　3级：肢体能抬起但不能对抗阻力；

　　4级：能做部分对抗阻力的运动；

　　5级：正常肌力。

　4. 共济运动

　　婴儿可观察其手拿玩具的动作是否准确，年长儿则通过检查指鼻、轮替运动、跟膝胫和闭目难立动作等，判断共济运动是否正常。

　5. 姿势和步态姿势

　　步态与肌力、肌张力、深感觉、小脑以及前庭功能都有密切关系。常见的异常步态包括：剪刀步态，偏瘫性痉挛性步态，足间距增宽的小脑共济失调步态，高举腿落足重的感觉性共济失调步态，以及髋带肌无力的"鸭步"等。

　6. 不自主运动

　　不自主运动常表现为舞蹈样运动、扭转痉挛、手足徐动症或单组肌群的抽动等，主要见于锥体外系疾病。

四、感觉功能检查

　　主要检查浅感觉（如痛觉、触觉和温度觉）、深感觉（如位置觉、振动觉），具体检查方法与成人基本相同。

五、反射检查

　　小儿的反射可分为终身存在的反射（浅反射及腱反射）与暂时性反射（原始反射）。

　1. 浅反射和腱反射

　　(1) 浅反射：腹壁反射1岁后才比较容易引出，提睾反射出生4~6个月后才明显。

　　(2) 腱反射：从新生儿期已可引出肱二头肌、膝和踝反射，腱反射减弱或消失提示周围神经、肌肉、神经肌肉结合处或小脑疾病，反射亢进和踝阵挛提示上运动神经元疾患。

2.小儿时期暂时性反射

出生后几个月的婴儿存在许多暂时性反射,如拥抱反射、吸吮反射、觅食反射、握持反射、颈肢反射等,随年龄增大而逐渐消失。应出现时不出现,或该消失时不消失,或两侧持续地不对称,都提示神经系统异常。

六、病理反射

病理反射包括巴彬斯基(Babinski)征、卡道克(Chaddock)征、戈登(Gordon)征和奥本汉姆(Oppenheim)征等,检查方法同成人。

需注意,2岁以下正常婴儿可呈巴宾斯基征阳性。若该反射恒定不对称或2岁后继续阳性,则提示锥体束损害。

七、脑膜刺激征

脑膜刺激征包括颈强直、克氏(Kernig)征和布氏(Brudzinski)征,检查方法同成人。

第三节 神经系统疾病常用辅助检查方法

一、脑脊液检查

脑脊液(CSF)是存在于脑室及蛛网膜下腔内的一种无色透明液体,约85%由脑室的脉络丛形成,约15%在大脑和脊髓的细胞间隙形成。两个侧脑室形成的脑脊液经第三、第四脑室进入小脑延髓池,然后分布于蛛网膜下腔内。脑脊液通过蛛网膜绒毛吸收而返回静脉。

脑脊液提供浮力,保护脑和脊髓免受外力震荡损伤;调节颅内压力;供给中枢神经系统细胞营养物质,并运走其代谢产物。此外,脑脊髓液还通过生物胺类物质影响垂体功能,参与神经内分泌调节。

由于血脑屏障的存在,脉络丛上皮细胞对血浆各种物质的分泌的过滤具有选择性:氯、钠、镁离子及乙醇等最易通过,白蛋白、葡萄糖、乳酸、钙离子、氨基酸、尿素和肌酐次之,大分子如纤维蛋白原、补体、抗体、毒物和某些药物,以及胆红素、胆固醇等,则极难或不能通过。

中枢神经系统任何部位发生器质性病变时,如感染、炎症、肿瘤、外伤、水肿和阻塞等,都可引起脑脊液成分的改变。通过对脑脊液压力、一般性状、化学成分、微生物、免疫学的检查,达到对疾病的诊断、治疗和预后判断的目的。

(一)腰椎穿刺的适应证

(1)怀疑各种中枢神经系统感染性疾病时,可检查脑脊液协助诊断。

(2)疑有颅内出血时。

(3)有剧烈头痛、昏迷、抽搐或瘫痪等症状和体征而原因不明者。

(4)疑有脑膜白血病患者。

(5)中枢神经系统疾病进行椎管内给药治疗、动态观察病情、手术前椎管内造影等。

(二)腰椎穿刺的禁忌证

(1)脑疝或疑有脑疝者绝对禁忌腰椎穿刺,否则可导致脑疝加重而迅速死亡。

(2)颅内压升高者,如必须做腰椎穿刺,术前30min用甘露醇脱水降低颅内压后,再行穿刺;术中用针芯稍堵针口,令脑脊液慢慢滴出,尽量少放液。

(3)腰穿部位有化脓性病灶或严重皮肤疾患、脊柱结核等,应暂勿腰穿,以免引起脊膜感染。

(4)休克或呼吸困难者。

(5)病情危重、不能翻动者。

(6)狂躁、频繁抽搐者暂缓腰穿。

(7)严重出血性疾病者,因腰穿损伤可致蛛网膜下腔出血。

(三)标本采集

脑脊液由腰椎穿刺采集,必要时可从小脑延脑池或侧脑室穿刺获得。方法见第二十六章。

(四)脑脊液的检验

1.脑脊液的压力

脑脊液压力,通常称脑压或颅内压。颅内压的正常值因年龄、测压部位及被测者体位等因素而异。测压前患者应放松,对腹部和颈动脉的压迫必须解除。正常侧卧位的年长儿童脑脊液的压力为 60~180mmH$_2$O(10mmH$_2$O = 0.098kPa),幼儿为 40~110mmH$_2$O,婴儿为 30~80mmH$_2$O,新生儿为 14~80mmH$_2$O。此时所测压力为初压,采集脑脊液后压力为终压。正常情况,观测初压时应有脑脊液液面呼吸性波动(随呼吸产生 10~20mmH$_2$O 的液面波动)和脉搏性波动(随脉搏产生 2~4mmH$_2$O 的液面波动)。前者消失时,提示椎管内有梗阻或有枕大孔疝。

压力动力学检查包括颈静脉压迫试验(Queckenstedt 试验)和压腹试验(stookey 试验)。

颈静脉压迫试验是用手压迫双侧颈静脉,使颅内静脉系统充血而致颅内压力增高,增高了的压力传到连接于腰椎穿刺针的压力玻璃管上,可引起液面明显升高,放松压迫后液面迅速下降;当椎管有梗阻时,压迫后液面上升下降缓慢甚或不能。精确测定时,使用血压计气袋缠于颈部,分别充气至 20mmHg、40mmHg、60mmHg,压迫 30 s 后放松 30 s,每 5 s 记录一次压力,并绘制成图。结果判断:无梗阻时脑脊液压力应在颈部加压后 15 s 左右迅速升至最高点,去压后 1 s 左右又能迅速降至初压水平,加压至 60mmHg 时可高至 500mmH$_2$O 以上;部分梗阻时,压力上升、下降均缓慢,或升后不能下降至初压水平;完全梗阻时,则在颈部加压后,测压管脑脊液压力不升或上升极少。有颅内压力增高或疑有颅内肿物、出血者忌行。

压腹试验是以拳头用力压迫患者上腹部或令其屏气,使下腔静脉及下胸段以下硬脊膜外静脉充血,引起上述水平以下脑脊液压力的迅速上升,以了解下胸段、腰骶部的脊髓蛛网膜下腔以及腰穿针和测压管有无梗阻。正常时压力升高,约为初压的 2 倍,压迫停止后压力迅速下降至初压水平。压力上升缓慢或不升为阳性,说明下胸段以下蛛网膜下腔梗阻。腰穿针和测压管不通畅亦可呈阳性,应予以注意。

2. 脑脊液的外观

正常脑脊液无色透明,新生儿脑脊液(因含有胆红素)、陈旧出血或蛋白含量过高时,脑脊液可呈黄色。新出血时脑脊液呈红色或血性,应与穿刺误伤引起的出血鉴别。前者脑脊液血染浓度前后均匀一致,离心后上清液黄色或淡黄色,潜血试验阳性,红细胞形态边缘皱缩或破裂,而创伤性出血则反之。根据血中红细胞与白细胞的比例(约 700:1),可判断脑脊液中白细胞是否增多。细菌性脑膜炎时,脑脊液可呈乳白色或绿色混浊,垂直静置后可出现薄膜样沉淀物,如结核性脑膜炎有由液面倒悬至试管底部的漏斗样蛛网状薄膜等,在薄膜样沉淀物中寻得细菌的阳性率一般较高。

3. 细胞学检查

成人正常白细胞数在 $0.01×10^9/L$ 以下,早产儿、新生儿及小婴儿在 $0.02×10^9/L$ 以内,但多核白细胞一般不应超过 5 个/HP,主要为小、中淋巴细胞。当脑膜有刺激性或炎性病变时,脑脊液的白细胞计数即可增多。故中枢神经系统感染性病变时,多核或单核细胞不同程度增高;各种脑部肿瘤特别是邻近脑膜、脑室或恶性者,也有白细胞增多。使用特殊的脑脊液细胞离心沉淀器,将浓集于玻片上的细胞给予各种染色,还可细致观察到细胞的形态改变,大大提高了诊断效果,如嗜伊红细胞增高提示有中枢神经系统寄生虫病,内有含铁血黄素的吞噬细胞提示脑脊液中有陈旧出血等。此外,还可直接观察到肿瘤细胞和寄生虫卵等,也可对细胞进行免疫功能的研究。

4. 生化检查

(1) 正常脑脊液蛋白含量为 $0.20\sim0.40g/L$,新生儿为 $0.20\sim1.2g/L$,早产儿可高达 $2g/L$。蛋白增高多与细胞增多同时发生,见于各种中枢神经系统感染。也可仅有蛋白增高而白细胞计数正常或略多,称为"蛋白-细胞分离",多见于颅内及脊髓肿瘤、椎管梗阻、急性感染性多发性神经炎、甲状腺功能亢进、糖尿病和铅、汞等金属中毒等。

(2) 葡萄糖正常含量为 $2.2\sim4.4mmol/L$,为血糖值的 $1/2\sim2/3$。糖量降低见于细菌性或隐球菌性脑膜炎、恶性脑肿瘤等,系因糖酵解加速之故。糖量增高见于血糖含量增高(故应同时查血糖量核对)以及脑外伤、后颅凹及Ⅲ脑室底部肿瘤和高热等,以上均与血脑屏障通透性增高有关。中枢神经系统感染时,血糖多正常。

(3) 氯化物正常含量为 $117\sim127mmol/L$。在细菌性(特别是结核性)和霉菌性脑膜炎以及血液氯化物含量减少(如呕吐、肾上腺皮质功能减退)时减少,血液氯化物含量增高(如尿毒症、脱水等)时增高。

5. 细菌学检查

对神经系统细菌性感染时十分必要,包括细菌、霉菌涂片和培养,必要时还需动物接种,以查明致病菌,供临床用药时参考。

6. 免疫球蛋白检查

正常 CSF 含少量 IgG 及 IgA,不含 IgM。CSF 中 IgG 增高主要见于各种脑膜炎、脑炎、多发性硬化、脱髓鞘疾病等。IgG 增高主要见于急性化脓性脑膜炎、急性病毒性脑炎等,特异性 IgG 增高有助于病原学诊断。几种常见颅内感染疾病的 CSF 改变特征见表 1-1。

表 1-1 各种疾病的 CSF 变化

情况	压力/kPa	外观	潘氏实验	白细胞数/(×10⁶/L)	蛋白/(g/L)	糖/(mmol/L)	其他
正常	0.69~1.96(新生儿 0.29~0.78)	清	-	0~10(小婴儿 0~20)	0.2~0.4(新生儿 0.2~1.2)	2.2~4.4	
化脓性(细菌性脑膜炎)	高	浑浊	++~+++	数百至数万,常数千,偶尔<100,多形核细胞为主	1~5,偶尔>10	明显减低(<2.2)	涂片、培养可发现细菌
结核性脑膜炎	常升高,阻塞时低	不太清	++~+++	数十至数百,淋巴细胞为主*	增高,阻塞时明显升高	减低	涂片可发现抗酸杆菌,结核菌培养阳性
病毒性脑炎、脑膜炎	正常或升高	多数清	±~++	正常至数百,淋巴细胞为主*	正常或稍高(<1)	正常	病毒抗体阳性,病毒培养时有阳性
真菌性脑膜炎	高	不太清	+~+++	数十至数百△,淋巴细胞为主*	增高(常>2)	减低	墨汁涂片,可见隐球芽孢酵母菌,真菌培养阳性
脑脓肿	常升高	清或不太清	+~++	正常数百	正常或稍高	正常	
中毒性脑病	较高	清	-~+	正常	正常或稍高	正常	
高热惊厥	正常	清	稍高	清	-	正常	正常

△ 偶可上千
* 疾病早期多形核较多

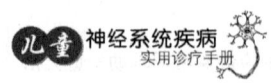

二、脑电图（EEG）

可提供中枢神经系统发育的最佳资料，及早反映脑功能状态。因此，EEG对于小儿多种神经系统疾病，都是不可缺少的辅助诊断方法，可用于鉴别临床发作性疾病的性质，是小儿癫痫诊治中最敏感、最有价值的工具。

（一）正常小儿EEG的发育规律

小儿的脑发育随年龄增长而逐渐成熟，从胎儿、新生儿到儿童，神经系统的发育规律决定了该时期脑电波变化的特点。随着脑重量的增加、脑发育的完善和脑功能的分化，脑电活动亦呈现逐渐发展的过程；年龄越小，年龄变化对EEG的影响越明显。因此，小儿EEG呈现与年龄因素和发育有关的特点。小儿脑电活动总的发育规律如下：

（1）随着脑功能的分化，各脑区逐渐出现特有的优势频率，以枕区优势频率最具特征性。枕区脑波首先具有节律性。但应根据年龄判断背景活动的基本频率，不能以成人标准衡量小儿的枕区节律。

（2）枕区优势频率由慢变快，由少变多，α波随年龄增大而增多。

（3）脑波波幅演变由低渐高，至1岁左右时最高，以后随年龄增长逐渐降低至成人水平。

（4）觉醒-睡眠周期逐渐分化，出现和各期睡眠相关的特征性波，如顶尖波、睡眠纺锤等。

（5）脑波的不稳定性随年龄增长而减少，各种不成熟的电活动随年龄增长而消失，如早产儿的爆发-抑制、新生儿交替性图形、一过性尖波、青少年后头部慢波等均应在一定的年龄消失。

（6）建立对声、光、触觉等各种传入性刺激的正常反应。

（二）脑波的基本概念

1. 周期与频率

每一个脑波从波底（或波顶）到下一个波底（或波顶）所需要的时间，称之为周期。频率即指同一周期的脑波在1s钟内重复出现的次数，通常以次/s（Hz或c/s）表示。

脑电波以Walther分类法较为常用，即δ波为$0.5\sim3Hz$，θ波为$4\sim7Hz$，α波为$8\sim13Hz$，β波为$14\sim25Hz$，γ波$>26Hz$。通常把δ波、θ波称为慢波，β波、γ波称

为快波。

2. 波幅

按照波幅的高度,即波顶到波低间的垂直距离(mm),将脑电波分为低幅波(<25uV)、中等幅波(25~75uV)、高幅波(75~150uV)和极高幅波(>150uV)。波幅代表脑电活动的大小。对各种节律脑波的波幅进行评价时,用参考描记比双极描记更为准确。在双极描记中,波幅的高低取决于输入与输出电极所在部位之间的电位差。

3. 相位

亦称极性,以基线为标准,波顶向上的波称为负相波(阴性波),波顶向下的波称为正相波(阳性波)。波的相位一般以参考导联为准,双极导联中某一记录部位脑波的极性与导联方式有关。

4. 出现方式

某一频率的波单独出现称为波,连续出现两个相同频率的脑波称为活动,连续出现 3 个或 3 个以上相同频率的波称为节律。突出于背景,突然出现、突然消失且持续一段时间的脑电活动和节律称为爆发或阵发。以单个波的形式无规则出现称为散发。在全部记录中仅出现 1~2 次称为偶发(最好注明记录时间)。两半球相应区域或一侧半球不同区域的脑电活动在时间上同时出现称为同步,无固定时间关系称为非同步。

5. 出现部位

可为广泛性、弥漫性、对称性、非对称性、一侧性及限局性。

(三)睡眠周期

正常小儿睡眠脑电波与清醒时变化一样,也有其发育过程,根据睡眠深度、EEG 演变过程、睡眠中眼球活动情况及其他生理指标,可将睡眠分为非快速眼动相(NREM)和快速眼动相(REM),NREM 又称为慢波睡眠期,REM 又称快波睡眠期,NREM 期根据睡眠深度又分为 4 期。足月儿出生 8 周以内睡眠从活动睡眠(AS,相当于 REM)开始,再进入安静睡眠(QS,相当于 NREM);3 个月后逐渐转变为从 NREM 开始,再进入 REM。1 岁以内虽然可以区分 NREM 及 REM 睡眠,但难以区分 NREM 期中的Ⅰ、Ⅱ、Ⅲ、Ⅳ期。为准确区分睡眠各区,在脑电图监测过程中,应同时记录眼动图(EOG)、肌电图(EMG)、心电图(EKG)、呼吸曲线(PRs)等多项生理参数。觉醒-睡眠周期对诊断癫痫、睡眠障碍等发作性疾病及精神科疾病均有重要价值。

正常儿童整夜可出现4~6个睡眠周期,各期脑波变化特点如表1-2所示。

表1-2 睡眠分期

国际分期	睡眠深度	EEG	EOG	EMG
潜伏期	思睡期	α节律解体,散在α波,低波幅θ波,阵发θ节律	不规则	持续高波幅EMG
Ⅱ期	轻度睡眠	α波消失,出现12~14Hz睡眠纺锤	无眼球运动	波幅低平
Ⅲ期	中度睡眠	2Hz以下的高波幅慢波占20%~25%,仍有睡眠纺锤	无眼球运动	消失、平坦
Ⅳ期	深度睡眠	2Hz以下高波幅慢波占50%以上	无眼球运动	消失、平坦
REM期	深度睡眠	低、中波幅混合波	间歇性快速眼球运动	消失

(四)小儿各期EEG基本特征

(1)新生儿EEG:新生儿脑电图应以受孕龄(CA)来判断,CA为孕龄(GA)与出生后日期之和。脑电图的成熟与否不受早产影响。对新生儿EEG的评价主要包括3个方面,即背景活动、阵发性活动和睡眠周期。为全面观察新生儿在各种状态(清醒、睡眠)下的EEG特征,应至少记录30~60min,有条件时应同时进行心电、肌电、眼动及呼吸记录,以便准确判断新生儿的状态。自CA32周开始出现睡眠周期,37周后可明显区分睡眠周期。新生儿睡眠分为AS、QS和不确定睡眠。新生儿入睡首先进入AS;觉醒为与AS脑电图相似的低中波幅不规则混合波,需综合其他生理记录及行为指标进行鉴别;QS期则主要为交替图形,即持续1~3s的高波幅不规则波与持续4~10s的低中波幅不规则混合波交替出现。同时,可存在不成熟的EEG图形,如一过性尖波、δ毛刷,缺乏成熟性睡眠波,如睡眠纺锤、顶尖波。对新生儿的背景活动,应结合记录时的状态和睡眠周期进行分析,一般CA36周后的清醒和活动睡眠期及44周后的安静睡眠期不应再出现交替图形。

(2)1~2个月时的EEG:EEG开始由新生儿型向婴儿型转变,各种新生儿期的不成熟电活动消失。6周左右时中央区出现早期的睡眠纺锤,特点为波幅低、持续时间短。2~2.5H的δ波变得明显,并首先在中央区出现4~6Hz的不规则的θ节律。

(3)3~6个月时的EEG:枕部节律开始形成,出现不稳定的4Hz左右的θ节律。睡眠周期开始由新生儿型向成熟型转变,3个月左右时出现12Hz的睡眠纺锤,5~6个月出现顶尖波。

(4)7~12个月时的EEG:枕部以5~7Hz时θ节律为主,调节仍不稳定,到1岁时波幅达到最高。

(5)1~3岁时的EEG:δ波成分逐渐减少,波幅渐降,枕部节律的频率逐渐增加。至3岁时δ波已经很少,枕部开始出现8Hz左右的α节律,睁闭眼反应开始形成。

(6)4~6岁时的EEG:θ波成分逐渐减少,至6岁左右仅见后头位慢波节律或枕部孤立性慢波,枕部出现9~10Hz的α节律。

(7)7~14岁时的EEG:枕部α节律逐渐稳定在10~12Hz,调幅调频功能接近成熟,但仍可混有6Hz左右的θ节律,前头部可有间断的4~7Hz的低-中波幅慢波。10岁以前可有颞区轻度不对称。

(五)和发育有关的正常脑波特点

1. 正常脑电波形

正常脑电波形为正弦形,小儿EEG根据不同的年龄可见到不同频率的正弦样脑波。年龄越小,频率越慢。

2. α节律

见于学龄儿童及成人,正常在清醒闭目状态下出现于双侧枕区,进行睁眼或心算等思维活动时可被抑制。其他部位或其他状态下出现α频段的节律,只能称为"α样节律"。枕区α节律的频率变化称为调频,反映脑波的规律性,一般变化范围不超过1~1.5Hz。正常α节律的波幅呈渐高-渐低的梭形变化,称为调幅,反映脑波的稳定性。年龄越小,稳定性越差。儿童的调频范围较成人宽。

3. 儿童后头部慢波

(1)多位相慢活动:又称幼年后位慢波,为以2~4Hz中-高波幅正相波为主的多位相慢波,反复出现在枕区α节律中。一般从3岁后增多,9~10岁达高峰,13岁后明显减少,在正常儿童中占30%左右。

(2)后头部孤立性慢波:又称后位插入性慢波,为在头后部α节律中插入的单个慢波,有时其前面的α波较为高而尖,容易被误认为棘慢波,应注意鉴别。

(3)后位慢波节律:间断出现在枕区α节律中,为2.5~4.5Hz的中-高波幅慢活动,持续1~3s或更长时间,非恒定地出现于某一侧,通常以右侧为著,高峰年龄为4~7岁,可持续到11~12岁。

(4)λ波:多出现于持续扫视复杂图形时,为枕区3~5Hz、10~40uV的正相尖波,见于2~15岁儿童。闭目或在黑暗环境中消失,闪光刺激时常出现节律同化。常规EEG记录中λ波罕见,长程监测EEG中睁眼时可见到。

(5)Kappa节律:在精神活动,如记忆、心算时,双侧额、颞区的10~40uV、6~14Hz节律。常规EEG记录中罕见。可见于30%正常人。

(6)思睡期慢活动:在思睡期出现的持续性或阵发性同步化中-高波幅慢波节律,婴儿期为3~4Hz,幼儿期后为4~5Hz,少数频率更慢,有时可呈极高波幅爆发出现。思睡期慢活动分为两种情况:①持续性超同步化,在健康儿童的出现率为30%,出现于3个月左右,1岁前表现最明显,可持续到10岁以后;②阵发性超同步化慢波爆发,在4~9岁最明显。当某些背景快活动重叠在超同步化的慢波节律中时,易被误认为是棘慢波,区别点为此种慢活动仅出现在思睡期,类棘(尖)波成分波幅很低。

(7)睡眠中枕区一过性正相尖波(POSTS):为睡眠中出现于枕区的单个或连续的4~5Hz正相尖波,波幅20~80uV,可两侧同步或不对称。单极导联时最明显。出现于NREM睡眠各期,Ⅱ、Ⅲ期多于Ⅰ、Ⅳ期,REM期消失。POSTS最多见于青少年及成年人(15~35岁),常伴有成人EEG图形,但亦可早至4岁即出现。由于POSTS有时波形较尖,不对称,易在睡眠中重复出现,可被视为痫性放电。区别特征为POSTS为正相,波幅低,波形单一,仅出现在NREM睡眠期;痫性放电正相波较少见,且各期均可出现。

(8)顶尖波:又称驼峰波,为NREM睡眠Ⅰ期的标志、在浅睡期(NREMⅠ~Ⅱ期)出现于双侧中央、顶区的高波幅负相尖波,可一侧或双侧呈单个、成对或连续出现。小儿的顶尖波可以非常高或非常尖,酷似异常尖波。

(9)睡眠纺锤:又称σ节律,为NREM睡眠Ⅱ期标志。出现于NREMⅡ~Ⅲ期,为双侧额、中央区为主的12~14Hz梭形节律,小儿多为12Hz。最早可见于出生后6周的婴儿,一般在出生3个月后的婴儿睡眠中均应出现。睡眠纺锤在小儿可左右不同步或不对称出现,并可波及各个导联。婴幼儿睡眠纺锤只要不是恒定地在一侧消失,即可视为正常。小儿纺锤有时很尖,应与异常波区分。

(10)K-综合波:出现于NREMⅡ~Ⅲ期,可自发出现,亦可由外界声音等刺激诱发。K-综合波在5~6个月时为低-中波幅负-正双相波,顶部为主;1岁半或2岁后为双相或三相的顶尖波,或巨大慢波后紧跟着出现一串12~14Hz睡眠纺锤波,以中央、顶区为主,也可为广泛性。可连续重复出现。

(11)觉醒反应:又称觉醒过度同步化。幼儿及学龄儿童从 NREM 睡眠Ⅰ期以外的任一睡眠期觉醒时,在额、中央区出现阵发性高波幅 θ 节律或 δ 节律,并向后头部扩散,频率渐慢,波幅渐低,持续3~8 s,常伴有较多肌电活动。觉醒反应后可出现觉醒 EEG 并临床觉醒,也可再次进入 NREM Ⅰ~Ⅱ期或转入 REM 睡眠期,为不完全觉醒反应。

(六)异常脑波特点

1. 棘、尖波

典型的棘波时限为20~70ms,尖波时限为70~200ms。棘、尖波代表大脑皮层神经元的一过性超同步化放电,常见于各种类型的癫痫。在新生儿不成熟的大脑,由于髓鞘化过程未完成,神经元群的同步化程度低,尖波时限可能超过200ms,形成基底宽而波峰钝的宽大尖波,也称尖形 θ 或 δ 波。这种波形如果呈节律出现,也属于惊厥性电发作。另一方面,新生儿时限较短的散发性棘、尖波在常与惊厥发作无关,而是一种发育性 EEG 图形。

2. 尖慢波或棘慢波

尖波或棘波后面紧跟一个慢波时称为尖慢波或棘慢波,见于癫痫全身性发作和局灶性发作。双侧对称、同步的3Hz 棘慢波是典型失神发作的 EEG 表现,而0.5~2.5Hz尖慢波往往为不典型失神的 EEG 表现。不同的癫痫发作类型,可表现为不同时程的慢的棘慢波和快的棘慢波。

3. 多棘波或多棘慢波

多棘波指2个以上棘波组成的棘波群,可见于强直发作;多棘慢波指2个以上棘波后部紧跟着一个慢波的复合波,多见于肌阵挛性发作。

4. 单一节律发放

指某一频率的节律突然出现、突然终止,明显突出于背景活动。爆发波的频率可以是 θ 或 δ 频段的慢节律,也可以是 α 或 β 频段的快节律,其波幅可以明显高于背景活动,也可以表现为波幅突然降低,或仅有频率的改变而波幅的变化不明显。单一节律爆发常见于新生儿和小婴儿惊厥,多为局部放电,常见于中央区或颞区,可伴有临床发作,也可仅为电发作。

5. 高峰节律紊乱

表现为不规则持续性高-极高波幅慢波中,夹杂各种不同步、不对称的棘波、尖波及多棘波。高峰节律紊乱多为弥漫性，但亦可有一侧性或限局性，常见于一侧大脑半球的先天性畸形。有些高峰节律紊乱有假周期性放电，多在睡眠中出现。高峰节律紊乱主要见于婴儿痉挛症及其他婴儿早期癫痫性脑病。

6. 周期性放电

为某种突出于背景的脑波以近乎相同的间隔反复出现，周期性波形可为尖波、棘波、慢波或三相波等。周期波的持续时间及间隔时间在不同的疾病或病程的不同阶段有所不同。周期性发放可为广泛性，亦可为一侧性或限局性。周期性波多见于亚急性硬化性全脑炎、亚急性海绵样脑病、单纯疱疹病毒性脑炎等，是脑功能严重受损的表现。在各种小儿癫痫性脑病时，可见到癫痫样波每隔 2~10 s 反复爆发，间隔时间大致相同，称为周期样发放，多见于婴幼儿癫痫性脑病。一侧性周期性癫痫样放电，表现为一侧半球高大尖波的周期性发放，见于脑血管病或新生儿严重颅内出血的急性期，常为一过性图形，多在 1~2d 内转变为其他异常。

7. 爆发 - 抑制

为高波幅的爆发性活动与低波幅的电抑制状态交替出现。爆发成分为高波幅的 θ 波或 δ 波，有时复合棘波、尖波及快波、爆发之间为持续 5~20 s 的电抑制期，波幅低于 5~10uV。爆发 - 抑制是大脑皮层和皮层下广泛损伤的表现，可见于新生儿重度脑损伤、早期婴儿癫痫性脑病、早期肌阵挛性脑病等，亦可见于深度麻醉状态。

8. 低电压

在电极间距 10cm 左右时，电压低于 5uV 为低电压。新生儿的清醒及 AS 期电压低于 5~15uV，QS 期低于 10~25uV 为低电压，但在早产儿不可靠。低电压一般表明脑功能受损严重，亦可见于麻醉状态。

9. 电静息

在电极间距 10cm 左右时，电压低于 2uV 或呈等电位线为电静息，见于脑严重损伤、深昏迷及脑死亡患者。

(七) EEG 的诱发试验

EEG 诱发试验的目的是通过非生理性的方式诱发异常波的出现，提高 EEG 的阳性率。儿科常用的诱发试验有下列数种。

1. 睁 - 闭眼试验

又称视反应，是脑发育过程中的正常反应。一般睁眼后经过不足 1 s 的潜伏期,枕区的优势节律受到抑制,称为α节律抑制或枕区节律抑制;闭眼 1~1.5 s 后枕区节律恢复。小儿的枕区节律抑制现象在 5~6 个月时开始出现,随年龄的增长而变得明显,3 岁时出现部分抑制,6~10 岁完全抑制。枕区节律抑制不完全或完全不抑制见于视力障碍或枕叶病变,一侧性改变更有意义,有些棘波、棘慢波可因睁眼或闭眼而活化。

2. 闪光刺激

被检查者闭目,闪光刺激频率在 1~50Hz 之间并可调,以持续时间 10 s 的不同频率闪光对患者进行光刺激,此时光刺激频率常以相同的频率"驱动"大脑,称为光驱动反应,又称枕区节律同化。任何以基波(脑波频率等于刺激频率)、谐波(刺激频率等于脑波频率的倍数)、次谐波(脑波频率等于刺激频率的倍数)出现的枕区节律同化均属正常。小儿对低频率闪光刺激易出现节律同化。约 1/3 的患者不出现光驱动反应。在闪光刺激中,出现 α 抑制也无诊断价值。

闪光刺激的异常反应有:①广泛的极高波幅节律同化或明显不对称的节律同化;②诱发出棘波、棘慢波或多棘慢波,伴有或不伴有临床发作。

3. 过度换气

在安静闭目时以 20~25 次/分的频率持续深呼吸 3min,小儿不合作时可令其做连续吹纸动作,一般 3 岁以上小儿均能完成。对颅压高者,特别是后颅凹占位者,不宜做过度换气。

过度换气的正常反应为脑波频率逐渐变慢,波幅增高,出现两侧对称的 θ 或 δ 节律,称为慢波反应或慢波建立。慢波反应多在过度换气开始 30 s 后出现,在过度换气停止后 30 s 内消失。过度换气尚可诱发高至极高波幅的 θ 或 δ 节律爆发。

小儿过度换气的异常反应有:①双侧同步对称的 3Hz 棘慢波综合爆发,并常伴有失神发作;②限局性或广泛性棘、尖慢波;③明显不对称的慢波;④在过度换气结束后若慢波再度增多,是具有诊断价值的小儿烟雾病脑电图表现。

4. 睡眠诱发

睡眠诱发 EEG 主要用于提高癫痫患者 EEG 的阳性率。最好选择自然睡眠或部分剥夺睡眠后诱发睡眠,尽量避免使用影响背景或抑制放电的药物诱导睡眠。不能自然睡眠者,也可用水合氯醛药物睡眠。检查时应尽可能先完成清醒时的及必要的诱发试验,记录完整的觉醒-睡眠周期,特别是在思睡、浅睡中期时最易诱发癫痫波。许多癫痫的异常电活动可被睡眠激发或增多,如儿童良性部分性癫痫、额叶癫痫、颞叶癫痫、获得性失语性癫痫、Lennox-Gastaut 综合征等。失神发作的 3Hz 棘慢波亦在睡眠时增多,但随睡眠时相加深,3Hz 的慢波形态有所畸变而且变慢。有的 WEST 综合征患儿清醒描记时 EEG 阴性,而在睡眠描记中 EEG 阳性。

5. 其他诱发方式

根据患者习惯性发作的特点,设计特殊的诱发方式。

(1)突然拍打或声音刺激(惊跳反应和惊吓引起的反射性癫痫)。

(2)观看快速切换的黑白或彩色几何图形(图形刺激诱发的癫痫)。

(3)看画面快速切换的电视卡通片或玩电脑游戏(电视性癫痫)。

(4)阅读或朗诵(阅读性癫痫)。

(5)电静态转为突然运动(鉴别运动诱发的反射性癫痫和阵发性肌张力不全)。

(6)在鉴别晕厥和癫痫时,应同时记录 EEG 和 EKG,并采用变换体位、排尿、暗示刺激等方式诱发。

(八)脑电波监测方法

1. 便携式 EEG 监测(AEEG)

又称 24 小时 EEG 监测、动态 EEG 监测或脑电 Holter 等。AEEG 的优点是记录时间长,可连续 24 小时记录,必要时只需要更换电池,即可连续记录几天。由于记录时间长,所以 EEG 阳性率高。在记录期间患者可相对自由地活动,不影响自然生物周期和发作规律。AEEG 的缺点是因监测期间患者活动多、环境复杂,造成干扰多、干扰来源不易判断,不能及时修理接触不良的电极,不能观察发作时的临床表现,亦不能准确掌握患者在各时间段的活动状态,患者或家长记录的发作及各种活动的时间不能与 EEG 准确同步。

AEEG 适用于鉴别发作性质,协助诊断发作类型及起源部位,特别适用于发作稀少或以主观感觉为主要症状的发作;在癫痫术前监测时,可连续检测数天,以捕捉多次发作。

2. 录像 EEG 监测(VEEG)

又称视频 EEG 监测,是在长程 EEG 监测的基础上增加 1~2 个摄像镜头,同步拍摄患者的临床情况。AEEG 的最大优点是可观察发作时的临床表现,与同步 EEG 记录对照分析,更准确地判断发作性质和发作类型;同时,可准确掌握患者在各时间段的活动状态和相应的 EEG 变化,及时发现并排除各种干扰、伪差及电极

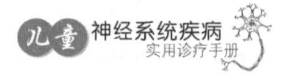

故障。VEEG 的缺点是有电缆线与 EEG 主机连接,患者活动不方便(无线遥控监测可解决此问题,但尚未广泛应用于临床);摄像镜头监测范围有限,患者活动不能超出镜头拍摄的范围,患儿常难以耐受长时间的监测;监测需在医院内完成,受监测时间和环境的限制,影响患者的正常生物周期和发作规律。

VEEG 适用于各种发作性症状,鉴别癫痫与非癫痫发作,确定发作类型,判断发作起源部位,特别适用于发作比较频繁的患者。监测时间可根据患者情况、监测目的灵活掌握。

三、神经肌电图

临床神经肌电图学是利用电子仪器观察神经肌肉的生物电活动,通过分析这些生物电活动的变化,诊断神经肌肉疾病、判断疗效和预后。人体运动系统包括上运动神经元(皮质和脊髓)、下运动神经元(前角细胞和轴索)、神经肌肉接头部及肌肉。由一个运动神经元及其所支配的全部肌纤维构成一个运动单位(MU)。MU 是肌肉活动的最小功能单位。

肌电图(EMG)和神经电图(ENG)记录的是肌肉与周围神经的电活动,反映了包括脊髓前角运动神经元、周围神经、神经肌肉接头部位及肌肉本身的功能状态,并可间接或部分反映上运动神经元的影响。

(一)正常肌电图

1. 插入电位

在肌肉完全放松时,由针直接插入或移动引起的干扰电位群,持续时间短,扩音器中可听到清脆的响声。当针电极在终板区刺激到肌肉内的神经末梢时,可出现低波幅的终板噪声,扩音器中如海啸声。这时受试者会感到疼痛,只需轻轻退针,这种疼痛即可消失。

2. 电静息

神经支配正常的肌肉,在完全松弛的状态下无肌电活动,肌电图呈一条平线,称电静息。

3. 运动单位电位(MUP)

在轻微收缩时,一个运动神经元的一次冲动引起它所支配的 MU 的同步兴奋,从而引发一个 MUP。MUP 为一个单相、双相或三相波,波幅取决于针尖附近少数肌纤维的去极化程度,波形取决于针电极与各肌纤维之间的空间关系,波的上升时间反映针电极与发放冲动的 MU 之间的距离，时限代表不同肌纤维兴奋的同步化程度，多相位（四相以上）表明 MU 内同步化程度不好。正常以单相、双相或三相多见，占 80% 以上，多相电位不超过 20%。

4. MU 募集类型

肌肉收缩时，随着收缩力量的增加，可募集越来越多的运动神经元，并使已兴奋的 MU 以更快的频率发放冲动，从而出现不同募集类型的 MUP。

(1) 单纯相：肌肉轻度收缩时，可引起一个或几个 MU 以 5~7Hz 的频率发放。

(2) 混合相：肌肉中度收缩时、原已兴奋的 MU 发放频率加快，并募集更多的 MU 兴奋，此时多个 MU 混合在一起，但尚能互相区分开来。

(3) 干扰相：当肌肉大力收缩时，需募集足够的 MU 发放并使发放频率加快，此时各 MUP 相互重叠，难以区分。

(二) 异常肌电图

1. 插入电位延长或消失

在有严重肌萎缩或肌纤维化导致肌纤维数量减少时，可出现插入电位明显减少或消失。插入电位延长见于失神经支配的肌纤维、肌强直或多发性肌炎，表明肌肉易激惹或肌膜不稳定。

2. 自发电位异常

肌纤维在失神经支配后对乙酰胆碱敏感性增加，以及各种代谢原因导致膜电位改变，膜应激性增加，是产生各种自发电位的主要原因。

(1) 纤颤电位：为肌纤维的自发性放电，为三相电位，起始为正相，出现于非终板区才有意义。常见于失神经性肌肉，一般在神经损伤后 2~3 周出现；但在某些原发性肌肉病中，也可因继发性失神经而出现纤颤电位。

(2) 正锐波：可自发产生或在插入电位后出现，波形多为正-负-正相。如负波不出现，说明针电极接近损伤部位。纤颤电位和正锐波常同时出现，但因为正锐波可以尾随插入电位出现，所以常被首先发现。其意义同纤颤电位。

(3) 束颤电位：为一组 MU 的自发放电，浅表肌肉的束颤肉眼即可看到。典型的束颤多在前角细胞病变时出现，但在神经根病、嵌压性周围神经病中也可出现。这种束颤电位在正常肌肉中也可出现，因此单纯有束颤电位不能确定为异常，只有当合并纤颤电位或正锐波时才有肯定的临床意义。

(4) 肌强直电位：在主动收缩或被刺激时，肌肉不自主地强直性收缩。波幅和频率时大时小不稳定,因此,它伴有一种典型的轰炸机俯冲的声音,也有人认为更像一种正在减速的摩托车发出的声音。肌强直放电不一定均伴有临床上的肌强直,临床可见于先天性肌强直、萎缩性肌强直、副肌强直,也可见于高钾性周期性麻痹、多发性肌炎、Ⅱ型糖原贮积症等。

(5)复合性重复性放电(肌强直样放电):又称假性肌强直或奇异重复放电。放电突发突止,且在每次重复中保持一致,无时大时小现象。此电位最多见于假性肥大型进行性肌营养不良、脊肌萎缩症等。

3. 运动单位电位异常

分析 MUP 异常可鉴别神经源性损伤及肌源性损伤。分析内容包括波幅、时限、多相波百分比等。

(1)神经源性损伤时,附近正常的神经轴索通过侧支芽生长过程,使部分失神经支配的肌纤维加入到其他 MU 中,MU 范围增大,导致 MUP 波幅增高、时限增宽且多相波的百分比增加,见于运动神经元病、脊髓灰质炎及周围神经病等。另一种情况是在神经断伤后,断端神经在再生过程中新生的神经末梢错行支配了广泛的肌肉,使 MU 范围异常增多且传导减慢,晚发电位成分增多,形成宽大的再生电位。

(2)肌源性损伤时,MU 的部分纤维脱失或失去功能,此时 MUP 波幅低且时限短,严重时可类似单纤维肌电位。见于进行性肌营养不良、先天性肌病、肌炎、神经肌肉接头病晚期等。

尽管上述 MUP 特征可用于鉴别神经源性和肌源性损伤,但临床上两种损伤的 NUP 现象可有一些交叉。如在失神经早期,其仍可支配少数几根肌纤维,此时 MUP 时限短且波幅低,类似肌源性损伤所见;而肌源性损伤在修复过程中,肌纤维密度增加,并可有不同程度的传导障碍,可形成类似神经源的高幅宽大多相波。因此,对异常 NUP 所见应结合临床特征仔细分析,并在多块肌肉或一块肌肉的多处进行定位,避免做出错误的解释。

4. 募集肌电异常

募集电位取决于用力收缩时参与的 MU 数量及发放频率。

(1)单纯相:是神经性损害的主要表现之一,因运动单位缺失致募集肌电位减少。

(2)病理干扰相:是肌肉疾病的表现。尽管肌肉萎缩和肌力减退,但肌电位却丰富和密集,肌电压很低。这是由于肌纤维变性坏死,每个轴突支配的肌纤维数目减少,但总的运动单位数量是正常的。

(三)神经电图

1. 神经传导速度测定(NCV)

正常神经根据传导速度的不同,分为 A、B、C 类纤维,其中 A 纤维为有髓鞘纤维,主要为躯体的传入或传出纤维。根据传导速度的快慢又将 A 纤维分为 α、β、γ、δ 四型,A-α 纤维传导速度最快。C 纤维为无髓鞘纤维,传导速度最慢。

神经或肌肉动作电位的波幅反映参与的 MU 数或神经纤维数,潜伏期的起始部代表传导最快的神经纤维的传导速度,当传导速度快慢差别较大的神经纤维混合时,将造成动作电位波幅降低、波形离散及时限延长。

由外伤、缺血、压迫、炎症或变性引起的周围神经损害,均会出现以下一种或多种病理生理改变:

(1)轴索退行性变,传导纤维数量减少,导致动作电位波幅下降,EMG 的 MUP 募集性差,同时可引起一定程度的传导速度减慢。慢性期可有失神经样 EMG 改变。多见于酒精中毒、尿毒症、糖尿病、卟啉病、遗传性感觉运动神经病 II 型、Fredreich 共济失调及各种中毒性神经病。

(2)节段性脱髓鞘,为许旺氏细胞病变,主要引起节段性传导速度减慢,传导速度分离,引起动作电位波形离散,波幅下降。MUP 正常,但募集数量减少。可见于格林-巴利综合征、遗传性感觉运动神经病 I 型、慢性炎性脱髓鞘多发性神经根神经病等。

NCV 可了解周围神经病变的程度和范围,并帮助鉴别损伤性质。临床上轴索和髓鞘损伤常合并存在,可能以某一种损伤为主,但很少有单纯型。

(1)运动神经传导速度(MCV):对肢体近神经干的两点分别给予超强电刺激,以保证全部神经充分兴奋,同时记录在肢体远端的肌肉动作电位,测量两刺激点所引出的动作电位的潜伏期(ms)及两点间距离(mm),即可计算出 MCV(m/s)。如 MCV 潜伏期正常而波幅下降,表明跨病灶远端有轴索断裂或神经失用。如波幅正常而潜伏期延长,则提示有节段性脱髓鞘改变。

(2)感觉神经传导速度(SCV):刺激电极位于指(趾)末梢,记录电极置于肢体神经干的不同位置,测量由刺激至各记录电位的潜伏期。其计算及结果分析与 MCV 相同。

在测量 MCV 和 SCV 时,应注意跨神经损伤区的两刺激点之间或两记录点之间的位置及距离。两点间距离过近容易影响计算的准确性,一般应不少于 10cm;

距离过远时,在计算中又可使损伤区的异常传导被非损伤区的正常传导掩盖。

影响 NCV 的因素有:①刺激电极与记录电极的位置、记录及测量误差。在小儿,身高和肢长对 NCV 结果有明显影响,应特别注意测量精确。②肢体温度降低时 NCV 减慢,肢温增高时则增加,故检测时应保持室内温暖。③长神经纤维的传导速度相对慢,故下肢的 NCV 较上肢慢。④年龄。出生后 NCV 随年龄增加而加快,足月儿时为成人的一半,至 3~5 岁时接近成人水平。

2. F 波

NCV 主要反映神经干中、远端的传导速度,但难以反映近端的运动神经传导速度。临床上有些病变主要影响近端或神经根,F 波测定可弥补这一不足。

测定 F 波时,记录电极置于肢体远端,用于记录肌肉兴奋时的动作电位,刺激电极放置于肢体的神经干上。由于在神经纤维中兴奋是双相传导的,所以每一刺激可顺向传导引起一个肌肉动作电位(M 波),同时向上逆传导兴奋至脊髓前角细胞,然后再由前角细胞回返至远端记录的肌肉上,引起第 2 个动作电位,即 F 波。由此可以计算出近端(中枢段)的传导时间(FwCV)。

在 F 波的形成中,冲动的传入与传出均由 α 运动神经纤维完成。前根病变时 F 波消失和潜伏期延迟。

3. H 反射

刺激某些外周神经,引起脊髓的单突触反射,从而导致所支配的肌肉收缩,即为 H 反射。H 反射包含了感觉、运动神经传导以及脊髓神经元兴奋性的完整信息。引起 H 反射的最佳刺激条件是既能最大限度兴奋传入纤维,同时又不兴奋运动纤维。由 H 反射可计算近端混合神经的传导速度。

在 H 反射中,冲动沿感觉神经 Ia 纤维传入,经同节脊髓前角细胞换元,由 α 运动纤维传出,构成典型的单突触反射弧。H 反射是检测多发性神经病的一种敏感方法,可确定近端神经受损,甚至在远端段神经异常不明显时即可显示。胫神经 H 反射消失或潜伏期延长,可反映 L4、L5 神经根损害。

4. 重复神经刺激

以不同频率刺激神经,记录在肌肉终板处的电位活动。给予 1~5Hz 的低频重复神经刺激,正常时可引出连续的动作电位,波幅无明显降低。在重症肌无力患者,由于突触后膜受体数量及功能异常,一般从第 2 个电位便开始下降,到第 4~5 个波时下降最明显,随后可稍有回升。使用腾喜龙或新斯的明,可使原有的波幅递减恢复正常。在肌肉重复收缩后再进行低频重复刺激,更容易引起波幅递减。

在给予 20~30Hz 的高频刺激时,由于一开始便激发了全部的肌纤维活动,因而即使持续刺激亦不能使电位进一步增大,而是保持在一个稳定的水平。Lambert-Eaton 肌无力综合征时,主要异常为突触前膜乙酰胆碱释放量减少,因而在首次刺激时不能释放足够的乙酰胆碱使动作电位达到最高水平;在高频重复刺激作用下,乙酰胆碱释放增加,从而出现动作电位的递增现象。连续刺激 1min 后,常可得到比首波高出很多倍的动作电位。在肉毒毒素中毒时,亦可出现高频刺激波幅递增现象,但不如肌无力综合征明显。

四、诱发电位

分别经听觉、视觉和躯体感觉通路、刺激中枢神经诱发相应传导通路的反应电位。

1. 脑干听觉诱发电位(BAEP)

于听觉刺激后 1~10ms 潜伏期内出现的一列头皮电位,由 7 个正向波组成,用于检测听神经-脑桥-中脑传导通路上的病损。Ⅰ、Ⅲ、Ⅴ 波为其主要波形,Ⅰ 波代表听神经,Ⅲ 波代表脑桥,Ⅴ 波代表中脑。检查时以耳机声刺激诱发,不受镇静剂、睡眠和意识障碍等因素影响,可用于包括新生儿在内任何不合作儿童的听力筛查,以及昏迷患儿脑干功能评价。

2. 视觉诱发电位(VEP)

婴幼儿一般用闪光刺激诱发,称 FVEP,但特异性较差。较大儿童以图像视觉刺激诱发,称 PVEP,可分别检出单眼视网膜、视神经、视交叉、视交叉后和枕叶视皮层间视通路各段的损害。P100 潜伏期为临床评价的主要指标。

3. 体感诱发电位(SEP)

以脉冲电流刺激肢体混合神经,沿体表记录感觉传入通路反应电位。脊神经根、脊髓和脑内病变者可出现异常。

五、神经系统影像学检查

影像学检查在神经系统疾病的诊断与治疗中占有重要的地位,随着 CT、MRI、ECT 的广泛应用及在此基础上发展的各种新技术的飞速发展,影像学检查越来越重要,现仅做简介。

1. X线检查

伦琴在1895年发现X线后,头颅X线平片即用于中枢神经系统疾病的诊断。X线脑室造影术、气脑造影术,以及使用碘化钠作为造影剂的X线脑/脊髓血管造影、椎管内脊髓造影陆续出现。X线平片仅可显示骨质结构的改变,现在主要用于外伤后骨折和颅骨本身疾病的观察。X线脑室造影、气脑造影、脑血管造影和脊髓造影、数字减影(DSA)均为创伤性检查,而且不能直接显示脑和脊髓的内部结构,其临床应用受到较大限制。随着磁共振技术的发展,特别是磁共振血管检查(MRA)日益成熟,已基本代替以上检查。

2. CT(计算机体层摄影)

20世纪70年代CT的发明,是划时代的进步。CT可直接显示脑实质、脑室和顶骨等结构及颅脑的异常改变,还可用于脊柱骨性病变和椎间盘病变。CT脊髓造影,用于检查椎管内病变,CT脑池造影可用于评价脑脊液循环通路的阻塞性病变和脑脊液漏。

螺旋CT扫描、CT强化、图像后处理技术、灌注成像等技术,提高了扫描的速度,改善了病变组织的对比度,而且可以利用螺旋扫描三维采样的优势,进行无法直接扫描的冠状位、矢状位、斜位和曲面重组,扩大了应用范围,目前临床广泛应用。

3. MRI(磁共振成像)

检查20世纪80年代初MRI的问世,使神经影像专业得到更迅猛的发展。MRI具有软组织对比度高、可任意角度成像、无创伤、无射线损伤和成像参数多等特点,在所有医学影像学技术中显示脑脊髓解剖结构最清晰,其图像质量可与大体解剖的脑切片相媲美。MRI对中枢神经系统疾病的诊断效果优于CT。MRI几乎可用于所有颅脑、脊髓、脊柱和椎间盘病变的诊断。MRI扫描还可同时行MRI血管造影(MRA)检查,直接显示脑动、静脉的血流。

液体吸收反转恢复(FLAIR)、MRI弥散加权像(DWI)、MRI灌注加权像(PWI)、磁共振功能成像(fMRI)、活体定域脑组织的MR波谱(MRS)检查等新技术层出不穷,使临床应用范围不断扩大。

六、颅脑超声检查

(一)新生儿颅脑B超

B超是一种无创伤性检查方法。超声波经在不同组织中传布与反射,通过超声显像技术,可显示体内多种器官的结构及病变。颅脑 B 超的特殊性在于脑组织位于颅腔内,而颅骨对声能的衰减比软组织大 10～20 倍,比水大 9000 多倍,因而超声波很难透过颅骨获得脑结构的理想影像。而小儿的囟门未闭合之前,为 B 超检查提供了良好的声窗,故目前临床 B 超主要用于新生儿及囟门未闭合的婴儿,少数情况下也可通过异常颅骨缺损区(如颅脑手术后),对较大儿童及成人进行颅脑 B 超检查。

颅脑 B 超的主要优点为可无创伤性地适时探查颅内结构性病变,检查时一般不需镇静剂,并可根据需要在短时间内多次重复检查,动态观察病变过程。有条件时还可进行床旁检查,因而特别适用于重症监护病房内无法接受颅脑 CT、MRI 检查的危重新生儿。颅脑 B 超在儿科的主要适应证为新生儿及婴儿的头围异常增大、惊厥、颅内出血及有颅内出血危险、颅内感染、先天性畸形、缺血缺氧性脑病等疾病的诊断、治疗指导、预后估价及早期干预。

新生儿颅脑 B 超检查的关键在于选择合适的探头。由于囟门声窗较小,应使用直径较小的扇扫探头。探头频率的选择视患儿头围的大小及重点检测要求而定,一般新生儿可使用 5～5.5MHz 的探头;探测表浅部位,如硬膜下腔、蛛网膜下腔可使用 7MHz 的探头,探测后颅凹深部结构或较大婴儿,可选用 3.5MHz 的探头,但分辨率明显降低。

在颅脑 B 超图像中,脑室系统及其他含有液体的腔、池等表现为无回声暗区,脑回、脉络丛及血管的回声较高,脑实质则为均匀的中－低回声,白质的回声略高于灰质和丘脑。检查时应注意脑成熟度的影响,早产儿脑组织含水量多,反射回声的界面增加,呈普遍性回声偏高,并可见较大透明隔腔。出生后 2～6 个月时,由于颅骨生长速度略快于脑生长,可见蛛网膜下腔略增宽,纵裂增宽。检查者应熟悉这些年龄相关性变化,不应将其视为"脑积水""脑萎缩"等异常。

经前囟颅脑 B 超对前、中颅凹的中线结构、脑室系统及脑室周围病变显示较清楚,对出血性病变及囊性病变分辨率高。后颅凹因与探头距离较远,分辨率较低。接近颅骨的大脑半球凸面位于声束探测的死角,因而 B 超难以显示探头附近的蛛网膜下腔、硬膜下腔等结构。常规检查在冠状、矢状面进行扫描。

(二)经颅多普勒超声

经颅多普勒超声技术(TCD)是探查颅内血管血流速的非创伤性检查方法。由于儿童、成人的颞骨和婴儿的额骨上部大孔视神经孔和婴儿的前囟门为天然骨孔,均有利于超声穿透,故颞部、枕下部、眼眶部,婴儿的额骨上部、前囟门均属超声敏感区,分别称为颞窗、枕骨大孔窗、眶窗、额上窗和前囟窗,额上窗和前囟窗仅适用于新生儿和婴儿。由于颅骨透声窗的限制,TCD主要用于检查脑底动脉,通常指位于脑腹侧面的颈内动脉和椎-基底动脉及其主要分支。探头放在颞窗,可得到大脑前、中、后动脉的血流信号;探头放在枕窗,可得到椎动脉和基底动脉血流信号;探头放在眶窗,可得到眼动脉和颈内动脉颅内段的血流信号。在经颅检测脑底动脉之前还应常规检测颅外颈动脉,以了解颅外动脉有无狭窄性或闭塞性病理改变,正确评价颅外血管病变对颅内循环的影响。

异常TCD表现主要有以下几种:①脑底动脉血流信号消失;②血流速度增加;③血流速度减低;④两侧血流速不对称;⑤脉动参数增高或减低;⑥血流方向异常;⑦音频信号异常;⑧频谱图形异常;⑨特殊异常图形。小儿TCD血流速度和脉动参数,明显受年龄、分娩体重和胎龄、觉醒和睡眠变化、血细胞比容、动脉血压和动脉血二氧化碳分压等诸多因素的影响。因此,小儿TCD应特别注意年龄特点和生理上的变化。

TCD对于小儿神经系统多种疾病,如脑血管畸形、脑血管痉挛、偏头痛、颅高压、判断脑死亡等,均有参考价值。

七、脑神经肌肉活组织检查

脑神经肌肉活组织检查是一种诊断神经系统疾病的辅助检查手段,对活组织可进行光镜、电镜、生化、组织化学与病毒学检查。

1.肌肉活组织检查

是肌病最重要且最具特异性的实验室检查。对某些神经源性肌无力,如婴儿型脊髓肌肉萎缩症等也有重要意义。肌肉活组织检查不仅能很好区分周围神经病和肌病,还可对肌病进行组织学分类,对代谢性肌病明确其特异性肌酶缺陷。通常选择股四头肌的外直肌切取活检标本。由于正常三角肌中以Ⅰ型肌纤维占绝对优势,达60%~80%,不宜作为活检对象,否则在判断有无先天性肌纤维比例失调性肌病时会感到困惑。肌活检手术通常在局麻下即可完成。条件允许时,应尽可能同时行肌肉冰冻切片检查,以便完成多种酶学或特殊染色检查。这对儿科患者尤其重要,因为仅做石蜡切片检查和常规组织学染色是无法对许多先天性或代谢性肌病确立诊断的。需要时,还可应用电镜观察肌细胞超微结构或组织,以满足特殊需要。

2. 神经活组织检查

有助于对周围神经病的定位诊断,尤其对慢性周围神经病有诊断价值。一般取易于寻找、后遗症轻微的神经进行活检,如腓肠神经、会阴神经、前臂外侧皮神经、枕神经等。通过长期临床实践,目前一致推荐取腓肠神经做活检。腓肠神经是由单纯感觉神经纤维组成的浅表神经,仅负责足背外侧缘小块区域的皮肤浅感觉。当从外踝后面将该神经切取一小段(约3cm)做活检后,不会影响足的正常功能。据观察,一般在术后1~3年内,借助切断神经的再生和其他神经的代偿机制,足背外侧缘皮肤浅感觉均能逐渐复原。而且大多数周围神经病,即使临床以运动功能障碍为主的神经病,其腓肠神经往往存在相同的病理变化。

神经活检一般应从周围神经电测定肯定异常的患儿中选择。手术操作力求轻柔,否则极易损伤活检标本而影响对结果的判断。取下的神经应送实验室做神经束半薄横切片(甲苯胺蓝染色)、原纤维分离及电镜超微结构检查,需要时同时送石蜡包埋切片做HE或特殊染色,以协助观察代谢产物、炎症或肿瘤细胞等。

3. 脑活组织检查

主要用于疑诊亚急性硬化性全脑炎、脂质沉积病、脑白质营养不良等疾病的诊断检查,在数小时内即可得出诊断。如进行病毒分离,则脑活检标本采集愈早愈好。

第二章

神经系统疾病的诊断原则

小儿神经系统疾病根据病史、一般体格检查、神经系统检查的结果,结合必要的实验室及辅助检查的发现,进行综合分析,可做出初步诊断。神经系统疾病的诊断包括定位及定性两个方面。定位诊断是通过系统的神经系统查体,结合神经解剖生理知识,做出病灶的解剖学诊断,即确定病变的部位;定性诊断是确定病变的性质,即根据病史及其他检查进行综合分析,做出病因和病理性质的诊断。

第一节　神经系统解剖生理

一、神经系统主要传导通路

(一)运动系统

人类一切有目的的运动均由大脑通过一定的传导系统支配肌肉运动来完成,这种运动受人的意志控制,故称为随意运动。支配随意运动的神经传导通路称为锥体系,由上、下两级神经元组成。下行至脊髓的纤维束称皮质脊髓束,止于脑干脑神经运动核的纤维束称皮质脑干束。

1. 皮质脊髓束

由中央前回运动区下行经内囊后肢前2/3、大脑脚中3/5、脑桥基底部至延髓锥体,80%~85%的纤维交叉至对侧,形成锥体交叉后至对侧脊髓侧索内(皮质脊髓侧束)下行,沿途发出纤维止于相应前角细胞,支配相应的四肢肌肉;少数不交叉的纤维沿脊髓前索(皮质脊髓前束)下行,至脊髓前角细胞,支配相应的躯干肌肉。

一侧皮质脊髓束在锥体交叉前受损,主要引起对侧肢体瘫痪;锥体交叉后受损,主要引起同侧肢体瘫痪。

2. 皮质脑干束

由中央前回运动区下行经内囊膝部,沿脑干下行终止于脑神经运动核,支配眼外肌、咀嚼肌、面上部表情肌、胸锁乳突肌、斜方肌和咽喉肌。只有面神经核下部(支配面下部肌)和舌下神经核为单侧(对侧)支配,其他脑神经运动核均接受双侧皮质核束的纤维。

一侧上运动神经元受损，可产生对侧眼裂以下的面肌和对侧舌肌瘫痪，表现为病灶对侧鼻唇沟消失、口角低垂并向病灶侧偏斜、流涎、不能做鼓腮、露齿等动作，伸舌时舌尖偏向病灶对侧。

一侧面神经下运动神经元受损，可致病灶侧所有面肌瘫痪，表现为额横纹消失、眼睑闭合障碍、口角下垂、鼻唇沟消失等。一侧舌下神经下运动神经元受损，可致病灶侧全部舌肌瘫痪，表现为伸舌时舌尖偏向病灶侧。

锥体系的任何部位损伤都可引起其支配区的随意运动障碍，可分上、下运动神经元性瘫痪2类。上运动神经元损伤（核上瘫）系指脊髓前角细胞或/和脑神经运动核以上的锥体系损伤，下运动神经元损伤（核下瘫）系指脊髓前角细胞和脑神经运动核以下的锥体系损伤。

（二）感觉系统

1. 痛、温觉传导通路

本通路又称浅感觉传导通路，由3级神经元组成。

躯干、四肢皮肤内的感受器→脊神经节细胞（第1级神经元）→中枢突经后根进入脊髓→终止于第2级神经元→发出纤维→对侧的外侧索和前索内上行→组成脊髓丘脑侧束及前束→丘脑腹后外侧核（第3级神经元）→发出纤维经内囊后肢后1/3→中央后回。

此通路损伤时产生相应部位的痛、温觉障碍。

2. 深感觉（精细触觉同深感觉）传导通路

所谓深感觉是指肌腱、关节等运动器官本身在运动或静止不同状态时产生的感觉（如人在闭眼时能感知身体各部的位置），此处主要述及躯干和四肢的本体感觉传导通路。

分布于肌腱、关节等处本体觉感受器→脊神经节细胞（第1级神经元）→进入脊髓后索→形成薄束和楔束上行→分别止于延髓的薄束核和楔束核（第2级神经元）→由此发出的纤维交叉至对侧，形成内侧丘系，交叉后的纤维上行→止于丘脑的腹后外侧核（第3级神经元）→发出纤维经内囊后肢后1/3→中央后回。

此通路若在不同部位（脊髓或脑干）损伤，则患者在闭眼时不能确定相应部位各关节的位置和运动方向以及两点间的距离，闭目难立征阳性，但可视力纠正。

二、颅神经

颅神经共 12 对,第 Ⅰ、Ⅱ 对与大脑半球联系,其他 10 对与脑干联系。其中,第 Ⅲ、Ⅳ 对颅神经位于中脑,第 Ⅴ、Ⅵ、Ⅶ、Ⅷ 对颅神经位于脑桥,第 Ⅸ、Ⅹ、Ⅺ、Ⅻ 对颅神经位于延髓。

(一)嗅神经

由上鼻甲上部和鼻中隔上部黏膜内的嗅细胞中枢突聚集而成嗅丝(即嗅神经),入颅后进入嗅球,传导嗅觉。

(二)视神经

1. 视觉传导通路

在视网膜内的视锥细胞和视杆细胞(视觉感受器)→双极细胞(为第 1 级神经元)→节细胞(为第 2 级神经元)→轴突集合成视神经入颅→形成视交叉→视束→视束绕大脑脚向后→终止于外侧膝状体(第 3 级神经元)→发出纤维组成视辐射→内囊后肢后 1/3→枕叶距状裂皮质。

在视交叉处,两眼视网膜鼻侧半的纤维交叉后加入对侧视束;视网膜颞侧半的纤维不交叉,进入同侧视束。因此,左侧视束含有来自两眼视网膜左侧半的纤维,右侧视束含有来自两眼视网膜右侧半的纤维。

2. 视力障碍及视野缺损

当视觉传导通路在不同部位受损时,可引起不同的视野缺损。

(1)一侧视神经损伤可致该侧视野全盲。

(2)视交叉中的交叉纤维损伤可致双眼视野颞侧半偏盲。

(3)一侧视交叉外侧部受损,致同侧鼻侧偏盲。

(4)一侧视束以后的部位(视辐射,视区皮质)受损,可致双眼对侧视野同向性偏盲(如右侧受损则右眼视野鼻侧半和左眼视野颞侧半偏盲)。

3. 瞳孔对光反射通路

照射一侧瞳孔,引起双眼瞳孔缩小的反应称为瞳孔对光反射。照射侧的反应称直接对光反射,未照射侧的反应称间接对光反射。

瞳孔对光反射的通路:视网膜→视神经→视交叉→视束→两侧动眼神经 E-W 核→动眼神经→瞳孔括约肌收缩→两侧瞳孔缩小。

(1)一侧视神经受损时,照射患侧瞳孔,两侧瞳孔均不缩小;但照射健侧瞳孔,则两眼对光反射均存在(即患侧直接对光反射消失,间接对光反射存在)。

(2)一侧动眼神经受损时,由于传出信息中断,无论照射哪侧瞳孔,患侧对光反射都消失(患侧直接及间接对光反射消失),但健侧直接、间接对光反射存在。

(三)动眼神经、滑车神经、外展神经

1. 动眼神经

起于中脑动眼神经核→自脚间窝出脑→经眶上裂出颅→支配上睑提肌、上直肌、下直肌、内直肌和下斜肌。

动眼神经 E-W 核发出副交感纤维进入睫状神经节交换神经元后,分布于睫状肌和瞳孔括约肌,参与瞳孔对光反射和调节反射。

动眼神经损伤,可致上睑提肌、上直肌、下直肌、内直肌及下斜肌瘫痪,出现上睑下垂,眼球斜向外下方以及瞳孔对光反射消失、瞳孔散大等症状。

2. 滑车神经

起于中脑滑车神经核→由中脑的下丘下方出脑后,绕大脑脚外侧前行→经眶上裂入眶→支配上斜肌。损伤后表现为眼球向外下运动困难。

3. 外展神经

起于展神经核→从延髓脑桥沟中部出脑,经眶上裂入眶→支配外直肌。展神经损伤可引起外直肌瘫痪,眼球向外侧运动受限,产生内斜视。

(四)三叉神经

三叉神经运动核发出神经纤维→三叉神经→由脑桥臂出脑→经卵圆孔出颅→分布于咀嚼肌等。

三叉神经半月节周围支(分为眼神经、上颌神经和下颌神经3支分别穿过眶上裂、圆孔及卵圆孔)接受面部的皮肤、眼、口腔、鼻腔、牙齿、脑膜等的冲动,中枢突传导痛、温、触等多种感觉→脑桥三叉神经脊束核及三叉神经感觉主核→发出纤维→丘脑副后内侧核→中央后回。

受损时表现为相应面部支配区感觉障碍及咀嚼无力。

(五)面神经

运动纤维起于面神经核→面神经管→由茎乳孔出颅→主要支配面部表情肌的运动。

特殊内脏感觉纤维支配舌前 2/3 味觉,舌下腺、颌下腺及泪腺分泌。

面肌瘫痪可分为中枢性面瘫及周围性面瘫。

1. 中枢性面瘫

即核上性损害,相当于肢体的上运动神经元性瘫痪,表现为病灶对侧眼裂以下面肌瘫痪、口角下垂、鼻唇沟变浅、示齿口角歪向健侧、鼓腮及吹口哨不能等,但可皱眉,眼睑正常闭合。

2. 周围性面瘫

即核下性损害,相当于肢体的下运动神经元性瘫痪。除同侧眼裂以下面肌瘫痪外,还有眼裂以上面肌瘫痪,如抬额不能、额纹消失、眼睑闭合不全等。

(六)听神经

听神经分为蜗神经及前庭神经两部分。

1. 蜗神经

内耳螺旋神经节周围支终止于螺旋器,中枢支进入内听道组成蜗神经→脑桥蜗神经核→内侧膝状体→内囊后肢后 1/3→听辐射→颞叶听觉中枢。蜗神经受损时产生耳聋及耳鸣。

2. 前庭神经

前庭神经节的双极细胞的周围支接受来自 3 个半规管的兴奋冲动,中枢支形成前庭神经,与蜗神经一起经内耳孔进入颅腔→脑桥→止于前庭核,发出纤维于小脑、脊髓前角等联系。受损时主要表现为眩晕、平衡障碍及眼球震颤。

(七)舌咽神经、迷走神经

主要支配茎突咽肌及咽喉肌,受损后表现为声音小、构音不清、饮水呛咳、吞咽困难、软腭下垂、咽反射消失等。

(八)副神经

主要支配胸锁乳突肌和斜方肌,受损后表现为转头不能及耸肩无力。

(九)舌下神经

由舌下神经核发出→自延髓的前外侧沟出脑→经舌下神经管出颅→支配全部舌内肌和舌外肌。舌下神经瘫痪可分为中枢性及周围性,前者为皮质脑干束受累所致,后者为舌下神经受累所致。

当舌咽神经、迷走神经、副神经、舌下神经通路受损而出现构音、发声及吞咽障碍时,称之"球麻痹"。

1. 真性球麻痹

为一侧或双侧延髓病变或舌咽、迷走与舌下神经病变所致,表现为声音嘶哑、构音不清、吞咽困难、软腭下垂、咽反射消失、伸舌偏斜或不能、舌肌萎缩并有肌纤维震颤。

2. 假性球麻痹

为双侧皮质运动区或皮质脑干束损害所致,因疑核受双皮质侧束支配,一侧病变时不发生症状。除构音、发声及吞咽障碍外,与真性球麻痹不同处为咽反射存在,无舌肌萎缩及震颤,且常伴有双侧锥体束征。

第二节　神经系统疾病定位诊断

进行诊断时应注意以下特点:

第一,原发病变部位与症状发生的先后次序有密切关系。首发症状可能直接与原发病灶有关,症状的演变过程可能与病变扩展的方式及范围有关。

第二,应明确神经系统病变范围,可分为局灶性、多灶性、弥漫性和系统性。局灶性病变是神经系统某一局限部位的损害,如面神经麻痹、横贯性脊髓炎等;多灶性病变是神经系统内2个或2个以上部位的损害,如多发性硬化具有中枢神经系统多处分散病灶,视神经脊髓炎既侵犯视神经又侵犯脊髓;弥漫性病变是比较弥漫地、对称地或不对称地侵犯两侧周围神经或脑组织,如急性感染性多发性神经根神经炎、病毒性脑炎、中毒性脑病等;系统性病变是指病变选择性损害某些功能系统或传导束,如运动神经元病、亚急性联合变性等。原则上尽量用一个局灶性病变来解释,如无法解释,则考虑病变为多灶性或弥漫性分布。

第三,应明确神经系统损害的水平,判断病变是中枢性(脊髓或脑部病变)还是周围性(肌肉或周围神经病变)。若确定为脑部病变,要进一步明确病变在大脑、小脑还是脑干,在左侧还是在右侧等。

神经系统分中枢神经系统(CNS)和周围神经系统(PNS),CNS包括脑和脊髓,PNS包括颅神经核、脊髓前角细胞、颅神经、脊神经。脑又包括大脑、间脑、小脑、脑干。

一、中枢神经系统

(一) 大脑

大脑半球的表面为皮质覆盖,在脑表面形成脑回和脑沟,内部为白质、基底节和双侧脑室。大脑半球间裂将大脑分为两半球,两半球有优势半球和非优势半球之分。左半球具有语言、计算、逻辑、推理、抽象及行为的能力,多数人左半球为优势半球,小儿7岁以后才逐渐形成。右半球有音乐、理解、空间知觉、情感控制的能力。大脑划分为5个叶:额叶、顶叶、颞叶、枕叶及岛叶。常见疾病有脑血管病、肿瘤、感染、颅脑外伤等。各部分损害的主要表现如下:

1. 额叶

主要为随意运动障碍、局灶性癫痫发作、运动性失语及精神障碍(智能障碍为主)等方面症状。

2. 顶叶

受损以感觉症状为主,刺激性病变出现对侧感觉性癫痫发作,破坏性病变引起精细感觉障碍。可出现失读、失用、失写、失算、上下左右倒错、迷失方向、地址障碍等。

3. 颞叶

出现精神运动性癫痫,并可有定向力、记忆力障碍,嗅觉异常,幻觉,错觉,发作性自动症,对环境、人物有熟悉感或生疏感等。一侧颞叶的局部症状(尤其右侧)常较轻;双侧颞叶损害引起严重的记忆缺损,见于脑炎后遗症、脑变性病。

4. 枕叶

枕叶病变主要引起视觉障碍。根据视辐射损害范围的大小,可表现为对侧视野的同向偏盲。一侧视觉中枢损害引起的偏盲不影响黄斑区视觉,对光反射不消失。视中枢刺激性病变引起不成形幻视发作(闪光、暗影、色彩感异常等),可继以癫痫全身性发作。

5. 内囊

位于豆状核、尾状核、丘脑之间的白质结构,锥体束在此高度集中,故内囊损害极易引起对侧完全性偏瘫。内囊病变主要出现"三偏"综合征,即对侧偏瘫(完全性上下肢硬瘫、下部面瘫、舌肌瘫)、对侧偏身感觉障碍、对侧同向偏盲。

6. 基底节

基底节为锥体外系的主要中继核,主要由纹状体、丘脑下核、红核和黑质构成,纹状体包括尾状核及豆状核,后者又分为壳核和苍白球。尾状核和壳核称为新纹状体,苍白球称为旧纹状体。

纹状体通过网状脊髓束、红核脊髓束,影响脊髓前角细胞的运动功能。丘脑下核、黑质有纤维质红核,再作用于脊髓。其功能为维持及调节身体的姿势,协调锥体束随意运动,并担负半自动性的、刻板的及反射性的运动,如走路时两臂摇摆等联合运动、表情运动、防御反应、饮食动作等。确切定位较困难,因为疾病时侵犯区域较广泛。一般而言,苍白球、黑质病变产生肌张力增高及运动减少,并可出现静止性震颤(如帕金森综合征);新纹状体即尾状核、壳核病变出现舞蹈症、手足徐动症、扭转痉挛等。

(二)间脑

间脑包括丘脑和下丘脑,位于大脑和脑干之间,间脑之间为第三脑室。

1. 丘脑

丘脑是皮质下的高级感觉中枢。丘脑病变出现丘脑综合征,即病变对侧偏身感觉减退、偏身共济失调、偏身自发性疼痛、轻偏瘫和情绪不稳、强制性哭笑等;丘脑内侧部肿瘤表现为进行性精神障碍;丘脑外侧部肿瘤除精神症状外,可出现其外侧内囊受压引起的三偏综合征。

2. 下丘脑

是皮质下的植物神经中枢。下丘脑病变时出现体温、摄食、代谢、内分泌等多方面的异常。下丘脑前部有散热中枢,后部有产热中枢,病变时出现体温调节障碍。此外,后部有循环中枢,病变时有心脏节律和血压改变。下丘脑饮食中枢病变时,可致胰腺β细胞分泌胰岛素增加,食欲增加,发生肥胖;也可致α细胞分泌胰高血糖素增加,食欲减少,发生消瘦。下丘脑病变时可出现性早熟,睡眠障碍,内脏病变等。常见的病因是颅脑创伤、肿瘤(如耳咽管瘤、神经胶质瘤、松果体瘤、垂体瘤等)。

(三)小脑

小脑位于后颅窝,在脑桥和延髓背侧,其间为第四脑室,经上、中、下小脑脚与中脑、脑桥、延髓联系。小脑的功能主要是协调骨骼肌的活动和张力,维持身体的平衡和姿势。

小脑中间为小脑蚓部,两侧为小脑半球。

1. 小脑中线(蚓部)病变

临床表现为躯干及双下肢的共济失调,站立不稳,两脚分开宽,步态蹒跚,易于倾倒,称醉汉步态或共济失调性步态。上蚓部病变出现向前倾倒,下蚓部病变向后倾倒,同时有姿势性震颤和构音不清。上肢共济失调不明显,无眼球震颤,肌张力可下降,多见于小脑蚓部的髓母细胞瘤。

2. 小脑半球病变

出现躯体随意运动障碍,形成运动性共济失调。有视觉不能代偿的患侧运动协调不能,意向性震颤(与苍白球病变相反),辨距不良,动作过远,轮替运动障碍,眼球震颤(水平性或旋转性),构音不良,吟诗式或暴发语言,沿直线和跟－趾步伐困难,指鼻、跟膝胫试验阳性,字越写越大,肌张力降低(关节过伸等)。一般上肢及手比下肢及足的共济失调严重,对精细动作比粗糙动作影响显著。常见于一侧小脑半球的肿瘤。

3. 慢性弥漫性小脑病变

蚓部和半球同时损害,但临床上主要表现为躯干和言语的共济失调,四肢的障碍不明显,这是由于小脑半球的代偿作用较强。急性病变则缺乏这种代偿作用。

(四)脑干

是中脑、脑桥和延髓的总称,位于后颅窝。脑干是连接大脑、间脑、小脑和脊髓的枢纽,运动神经核靠中线,感觉神经核靠外侧。

脑干病变的特点是交叉性瘫痪,即引起对侧的中枢性瘫痪(有定位意义)和同侧颅神经核性、核下性麻痹(可定损害水平)。脑干病变的具体定位依据受损颅神经的平面来推断,如动眼神经受累提示病变在中脑;伴有嗅、视神经症状时,提示病变在中脑以上;伴三叉神经、展神经、面神经的瘫痪,提示病变在脑桥;伴舌咽神经、迷走神经、副神经、舌下神经的交叉性瘫痪,提示病变在延髓。脑干病变累及小脑脚时,则脑神经瘫痪和小脑症状均在患侧。脑干的多灶性或弥漫性病变往往引起双侧多数颅神经和双侧传导束性症状。脑干网状结构病变常引起意识障碍。

二、周围神经系统

周围神经由感觉、运动和自主神经纤维混合组成,并参与组成各反射弧。因此，其病变表现主要是感觉、运动、自主神经功能及反射的异常，可出现某些功能的减退、消失和/或功能的倒错。功能减退或消失是由于传导障碍或中断，而功能的倒错可由病变刺激引起。运动障碍的特点是下运动神经元瘫痪。感觉障碍的范围与受损的周围神经支配区一致，但由于周围神经的皮肤支配范围互相有重叠，故常比解剖学上支配区略小。在神经损害的早期，可以出现有关的深反射或浅反射减低或消失，且可持续一段时期。

三、感觉障碍的定位诊断

感觉通路的受损部位不同，导致临床表现不同，可因此进行定位诊断。

1. 周围神经

周围神经受损时所支配的皮肤区出现感觉障碍，如桡神经、尺神经、腓总神经、股外侧皮神经损害。神经干或神经丛受损时，则引起一个肢体多数周围神经的各种感觉障碍。多发性神经病发生时，因病变侵犯周围神经的远端部分，故感觉障碍呈袜状或手套状分布。

2. 后根

脊髓后根受损时常有相应后根的放射性疼痛，称根性疼痛。脊髓后角损害时产生节段性分布的感觉障碍，但只影响痛、温觉、触觉和深感觉仍保留。这是因为痛、温觉纤维进入后角，而一部分触觉和深感觉纤维直接进入后索。后角损害见于脊髓空洞症、脊髓外伤等。

3. 脊髓

横贯性脊髓病变导致病变平面以下的全部感觉丧失，同时有截瘫或四肢瘫、大小便功能障碍。脊髓半切综合征见于外伤，髓外肿瘤早期表现为病变平面以下同侧上运动神经元瘫痪及深感觉丧失，对侧的痛、温觉丧失。脊髓中央部病变由于损害了前联合，引起病变节段支配区的感觉分离性障碍，即痛、温觉丧失而触觉保存。

4. 脑干

延髓外侧病变由于损害了脊髓丘脑侧束及三叉神经脊束核，产生交叉性感觉障碍，对侧身体和同侧面部痛、温觉丧失，一侧脑桥和中脑病变引起对侧偏身和面部的感觉障碍，但多有受损平面的同侧颅神经下运动神经元性瘫痪。

5. 丘脑

丘脑病变引起对侧偏身感觉减退或消失,痛觉减退较触觉和深感觉障碍轻,但可伴有较严重的偏身自发性疼痛和感觉过度。

6. 内囊

内囊受损时对侧偏身(包括面部)感觉减退或消失,常伴有偏瘫和偏盲。

7. 大脑皮质

皮质性感觉障碍的特点是出现精细性感觉(复合感觉)的障碍,如实体觉、图形觉、两点辨别觉、定位觉、对各种感觉强度的比较等的障碍。因皮质感觉区范围广,病变只损害其中一部分,故常表现为对侧的一个上肢或一个下肢分布的感觉减退或缺失,称单肢感觉减退或缺失。

四、运动障碍的定位诊断

(一)下运动神经元瘫痪的定位诊断

1. 脊髓前角

局限于前角细胞的病变为弛缓性瘫,而无感觉障碍,瘫痪分布呈节段性,如颈5前角损害引起三角肌瘫痪和萎缩,颈8~胸1损害引起手部小肌肉萎缩,腰3损害使股四头肌萎缩无力,腰5损害使踝关节和足趾不能背曲。急性起病见于脊髓前角灰质炎,慢性起病见于脊肌萎缩症。

2. 前根

瘫痪分布也呈节段性,前根损害见于髓外肿瘤的压迫,脊髓膜炎症或脊椎骨病变,因后根常同时受侵犯而伴有根性疼痛和节段性感觉障碍。

3. 神经丛

损害常引起一个肢体的多数周围神经的瘫痪和感觉障碍。

4. 周围神经

瘫痪及感觉障碍的分布同每个周围神经的支配关系一致。

(二)上运动神经元瘫痪的定位诊断

1. 皮质

局限性病变仅损伤皮质运动区的一部分,因此多表现为单一上肢、下肢和面部的瘫痪,称单瘫。当病变为刺激性时,对侧肢体有关部位可出现局限性的阵发性抽搐。

2. 内囊

锥体束纤维在内囊部最为集中,病变可使一侧锥体束全部受损而引起对侧完全的偏瘫。内囊后肢锥体束后为传导对侧半身感觉的丘脑辐射及视辐射,因此该处病变还可引起对侧偏身感觉减退和对侧同向偏盲。内囊病变多见于脑血管意外。

3. 脑干

一侧脑干病变既累及同侧病变平面的颅神经运动核,又累及尚未交叉到对侧的皮质脊髓束和皮质延髓束,因此引起交叉性瘫痪,即病变同侧同平面的颅神经下运动神经元性瘫痪以及对侧身体的上运动神经元瘫痪。

4. 脊髓

脊髓病变常损伤双侧锥体束,产生两侧肢体瘫痪,病变在胸髓则引起受损平面以下两下肢痉挛性截瘫,病变在颈膨大以上引起四肢及躯干的痉挛性瘫痪。

三、上、下运动神经元瘫痪的鉴别诊断

上、下运动神经元性瘫痪如表2-1所示。

表2-1 上、下运动神经元性瘫痪的鉴别诊断

	上运动神经元性瘫痪 (中枢性瘫痪或硬瘫)	下运动神经元性瘫痪 (周围性瘫痪或软瘫)
损害部位	皮质运动区及锥体束	脊髓前角细胞和脑神经运动核及纤维
瘫痪范围	较广泛,常以肢体为主	常为局限,以个别肌肉或肌群为主
肌张力	增高,常呈折刀样	减低
肌萎缩	无或有失用性肌萎缩	明显,早期就会出现
肌纤维颤动	无	可有
反射	腱反射亢进,浅反射减弱或消失	腱反射减弱或消失
病理反射	有	无
电生理	神经传导正常,无失神经电位	神经传导异常,有失神经电位

第三节 神经系统疾病定性诊断

神经系统疾病病变部位确定后,应进一步明确疾病性质。常见神经系统疾病分为炎症、外伤、血管性疾病、肿瘤、遗传性疾病、代谢性疾病、先天畸形、脱髓鞘疾病和变性疾病。这些疾病的起病缓急和病程均有特点,应同时进行影像学检查和实验室检查协助诊断。对怀疑为继发性的神经系统病变,需要进一步寻找基础疾病。

一、炎症

见于由某些病原体包括细菌、病毒、螺旋体及寄生虫或其他非感染性因素,如化学性刺激、毒素、过敏反应等引起的炎症反应。例如,各种原因的脑炎、脑膜炎、脑脓肿、脑囊虫病、中毒性脑病、结缔组织病等的神经系统损害等。多为急性或亚急性起病,于数日内(少数周)发展至高峰,一般有发热感染史。辅助检查包括:

(1)血常规检查:细菌感染可出现白细胞增高。

(2)脑脊液检查:根据不同病原体如细菌、病毒、结核分枝杆菌、隐球菌等,脑脊液有不同的表现。

(3)CT 和 MRI 检查:可发现脑实质炎性病灶、脑脓肿、结核球及脑寄生虫感染征象、硬膜下积液及脑积水等并发症表现,若行强化检查可见脑膜充血、水肿表现。

(4)还可针对性地进行微生物学、血清学、寄生虫学、免疫学等有关检查,以明确病因和确定病原体。一般病情达最高峰后经治疗即逐渐好转恢复或留有后遗症。

二、外伤

多有明显的外伤史,起病急,一般外伤后即出现临床症状,如头痛、头晕、呕吐、嗜睡、神志不清,甚至昏迷。如脑挫裂伤、颅内出血等,X 线、CT、MRI 检查可帮助发现颅骨骨折和脑组织、椎骨、脊髓的损伤和出血。亦有神经系外伤后一定时间后发病者,如慢性硬膜下血肿、外伤性癫痫等。

三、血管性疾病

儿童脑血管病多见于先天性血管畸形、感染、栓塞或其他原因所致的脉管炎等，可分为原发或继发，是动脉血供应或静脉的血流通路发生故障，使神经系统受到损害而出现的疾病。急性起病者，可在数秒或数小时或数天内达高峰。血管性疾病可为全身疾病的一部分，须注意心血管系统和其他系统有关疾病，如血液病、结缔组织病、亚急性感染性心内膜炎、先天性心脏病等。新生儿常见缺氧缺血性脑病和颅内出血，晚发性维生素K缺乏所致颅内出血多见于小婴儿。钩端螺旋体感染可伴本病引起的脑血管病，血清凝集试验阳性可帮助诊断。脑血管造影、数字减影血管造影、CT、MRI等检查，使脑血管疾病的诊断明显提高。

四、肿瘤

起病多较缓慢，症状逐渐进展和加重，常有头痛、呕吐、视盘水肿。婴幼儿有前囟隆起、颅缝裂开等颅内高压和局灶性神经系统受损的体征。小儿脑肿瘤好发于中线上，多发生在后颅窝或小脑幕下，容易造成脑脊液循环障碍，常在颅内压增高症状持续一定时间之后才出现可疑的脑肿瘤病灶症状。大多是原发性肿瘤，转移瘤很少。脊髓肿瘤有脊髓压迫征及脑脊液蛋白增高。CT和MRI尤其是强化检查，可确定占位位置并了解占位性质。

五、遗传性疾病

儿童及青壮年起病，可有家族史。多侵犯神经组织的某一系统，如周围神经、脊髓前角、脊髓侧索、小脑系统、基底节或血管、肌肉等。属常染色体显性遗传疾病的有结节性硬化、神经纤维瘤病、脑面血管瘤病、腓骨肌萎缩征、面肩肱型肌营养不良症、先天性肌强直等。属常染色体隐性遗传疾病的有肝豆状核变性、遗传性共济失调、异染型脑白质营养不良等。应根据不同临床表现进一步完善辅助检查以协助诊断。

六、代谢性疾病

机体物质代谢过程中，由于基因缺陷不能合成正常的酶、受体、载体等，导致代谢途径不能正常运转，造成具有不同临床表现的代谢性疾病，绝大多数为常染色体隐性遗传性单基因疾病。随着各种检查水平的不断提高，越来越多的代谢性疾病得以诊断。这类疾病虽较少见，但早期即累及神经系统，预后差，应早期诊断，早期干预以提高人口素质。包括氨基酸、有机酸、糖类、脂类等代谢障碍，以及过氧化酶体病、线粒体脑肌病等。部分严重疾病新生儿期即出现临床症状，喂奶后立即或逐渐出现神经系统、消化系统和代谢紊乱症状,并迅速恶化,发生严重代谢性酸(酮)中毒、低血糖、高氨血症等,此类患儿易误诊为缺血缺氧性脑病。部分患儿数月、数年后发病,感染发热,大量蛋白质饮食可能为发病诱因,表现为惊厥、昏迷、共济失调发作、代谢性酸中毒、高乳酸血症、低血糖等。

代谢性疾病的诊断依赖于实验室检查。目前检查包括尿液与血液的简单试验,如(尿)色泽、气味、尿液还原物试验,遗传代谢性缺陷的尿筛查试验,血生化检查,血、尿氨基酸分析,血、尿、脑脊液的有机酸分析,酶学检查及DNA分析等。

七、先天性畸形

是出生前或胚胎期致病因素所致的神经系统在发生或发育上的缺陷,导致生后神经组织及其覆盖的被膜和颅骨的各种畸形或功能异常。有些疾病在出生时已很明显,如脑脊膜膨出、脊柱纵裂等。有些疾病病理过程在胎儿期已发生,但在幼年或成年后才出现症状,随着年龄的增长病情逐渐达到高峰,症状明显后则有停止的趋势,如小脑畸形、枕颈部畸形等。CT和MRI可确诊。

八、脱髓鞘疾病

是具有共同的脱髓鞘的病理特征的获得性疾病。起病较急,呈多灶性改变,部分患者病程中常有缓解和复发,临床表现为分布广泛的神经系统功能缺失,常见有多发性硬化、急性播散性脑脊髓炎、视神经脊髓炎、格林-巴利综合征等。脑脊液检查可见蛋白升高,视觉、听觉诱发电位异常,CT和MRI可见蛋白质为主的炎性病灶。糖皮质激素、静脉用免疫球蛋白及血浆置换等有效。

九、变性疾病

以往曾将多种不明原因的神经系统慢性进行性疾病列入变性病一类,但其中许多逐渐确定与遗传、代谢、免疫、病毒感染等有关。因此,神经系统变性病余下的已不多。本类疾病病因未明,为神经系统退行性疾病,特点为起病隐匿,进展缓慢,选择性侵犯脑与脊髓的某些部位而出现对应的症状,体征多呈对称性,基本无特效治疗,有些有家族史。包括运动神经元病(肌萎缩性侧束硬化等)、帕金森病等。脑脊液偶见蛋白轻度升高。有关营养、代谢、中毒、免疫方面的检查常无阴性发现。

第三章

小儿癫痫

第一节 概述

癫痫是脑内神经元群过度放电所引起的阵发性脑功能障碍,是由多种病因引起的、以急性发作为特征的慢性脑功能障碍综合征,是临床儿科常见的神经系统疾患。反复、长期的痫性发作会导致脑损伤,甚至出现持久性神经精神障碍。各国临床研究表明,新诊断的癫痫患者,如果接受规范、合理的 ASM 治疗,70%~80% 患者的发作是可以控制的,其中 60%~70% 的患者经 2~5 年的治疗可以停药。

一、基本概念

(一)癫痫发作

癫痫发作是指脑神经元异常过度、同步化放电活动所造成的短暂、一过性临床表现。

癫痫发作具有 3 个要素:

1. 临床表现

癫痫发作必须有临床表现(症状和/或体征)。临床表现可多种多样,如感觉、运动、自主神经、知觉、情感、认知及行为等障碍。

2. 起始和终止的形式

癫痫发作一般具有突发突止、短暂一过性、自限性的共同特点。通常可以根据行为表现或脑电图改变来判断癫痫发作的起始和终止。癫痫持续状态是一种表现为持续或反复发作的特殊情况。

3. 脑部异常

过度同步化放电要通过脑电图检查才能证实。这是癫痫发作区别于其他发作性症状的最本质的特征。

按照有无急性诱因,癫痫发作大体上可分为诱发性发作和非诱发性发作。诱发性发作最常见于中枢神经系统疾病(感染/卒中等)或全身系统性疾病(血糖异常/电解质紊乱/中毒/发热等)的急性期,是一种急性症状性发作。这种发作仅代表疾病急性期的一种症状,不意味急性期过后一定反复出现癫痫发作。非诱发性发作则没有明确的急性诱因。例如,病毒性脑炎急性期出现的癫痫发作是诱发性发作,而脑炎数年后出现的癫痫发作则为非诱发性发作。

(二)癫痫

癫痫是一种以具有持久性的致痫倾向为特征的脑部疾病。癫痫不是单一的疾病实体,而是一种有着不同病因基础、临床表现各异但以反复癫痫发作为共同特征的慢性脑部疾病状态。

(三)癫痫综合征

癫痫综合征指由一组特定的临床表现和脑电图改变组成的癫痫疾患(即脑电-临床综合征)。

临床上常结合发病年龄、发作类型、病因学、解剖基础、发作时间规律、诱发因素、发作严重程度、其他伴随症状、脑电图及影像学结果、既往史、家族史、对药物的反应及转归等资料,做出某种癫痫综合征的诊断。诊断癫痫综合征对于治疗选择、判断预后等方面具有一定指导意义。

(四)癫痫相关脑病

癫痫患者除了癫痫性异常,还可以出现不同程度的以神经精神功能障碍或退化为特征的脑病表现,包括认知、语言、感觉、运动及行为等方面。脑病表现可为全面性或具有选择性。根据患者脑病与癫痫的关系,可以分为3类:

第1类:由于癫痫性异常本身(即频繁癫痫发作和/或癫痫样放电)造成的脑病,称为癫痫性脑病。

第2类:如果癫痫患者伴有由于潜在发育性异常病因所致的脑病,癫痫发作本身对于脑病没有或者不起主要的作用,则称为癫痫伴发育性脑病。

第3类:癫痫患者的脑病状态是由潜在发育性异常病因和癫痫性异常双重作用导致的,此时称为发育性癫痫性脑病,本组疾患大多为新生儿、婴幼儿或儿童期发病,脑电图明显异常,药物治疗效果差。

二、癫痫诊断的原则、流程、标准和方法

(一)癫痫诊断的原则及流程

癫痫诊断的原则和完整流程可分为5个步骤:①确定发作性事件是否为癫痫

发作；②确定癫痫发作的类型，按照 ILAE 癫痫发作分类来确定；③确定癫痫及癫痫综合征的类型，按照 ILAE 癫痫及癫痫综合征分类系统来确定；④确定病因；⑤确定残障和共患病。

(二)癫痫诊断的标准

传统上，临床出现 2 次(间隔至少 24 小时)非诱发性癫痫发作时就可诊断癫痫。这是目前普遍采用的、具有临床可操作性的诊断标准。

2014 年 ILAE 癫痫临床实用性定义指出，除了上述传统的诊断标准，对于如下 2 种情况也可考虑诊断癫痫：

(1)首次非诱发性(或反射性)发作，并且在未来 10 年内再次发作风险至少达到 60%。这种情况对于首次发作就尽早诊断并控制癫痫具有积极意义，但多数情况下较难确定某个体首次发作后的具体再发风险。目前有限证据提示，能够增加成人首次癫痫发作后再发风险的因素包括：①存在既往脑损伤病史；②脑电图有痫样异常表现；③脑部影像学存在致痫病变；④首次发作为夜间发作。

(2)诊断某种癫痫综合征。

(三)癫痫诊断的方法

临床上完整的癫痫诊断通常需要获得如下信息：

1. 病史资料

完整病史是癫痫诊断中最重要的环节。应包括：现病史(重点是发作史)、出生史、既往史、家族史、疾病的社会心理影响等。

2. 体格检查

应进行全身检查，但重点放在神经系统，包括：意识状态、认知状态、精神状态、局灶体征(偏瘫/偏盲等)、各种反射及病理征等。应注意观察头颅形状和大小、外貌、体重、身体畸形及排查某些神经皮肤综合征。体格检查对癫痫病因诊断有初步提示作用。有些体征则可能提示抗癫痫发作药的不良反应。

3. 辅助检查

1)脑电图(EEG)

癫痫发作最本质的特征是脑神经元异常过度放电，而 EEG 是能够反映脑电活动最直观、便捷的检查方法，是诊断癫痫发作、确定发作和癫痫的类型最重要的辅助手段，为癫痫患者的常规检查。

2）神经影像学

磁共振成像（MRI）对于发现脑部结构性异常有很高的价值。其他影像学检查，如功能磁共振成像（fMRI）、磁共振波谱（MRS）、正电子发射断层成像（PET）等，均不是癫痫患者的常规检查。应注意，影像学发现的病灶与癫痫发作之间不一定存在必然的因果关系。

3）其他辅助检查

应根据患者具体情况进行选择。

(1) 血液检查：包括血常规、血糖、电解质、肝肾功能、血气、丙酮酸、乳酸、抗体等方面的检查，能够帮助查找病因。

(2) 尿液检查：包括尿常规及遗传代谢病的筛查。

(3) 脑脊液检查：主要排除颅内感染或免疫性炎性疾病。

(4) 心电图：对于疑诊癫痫或新诊断的癫痫患者，多主张常规进行心电图检查。这有助于发现容易误诊为癫痫发作的某些心源性发作（如心律失常所致的晕厥发作），还能早期发现某些心律失常（如长 QT 综合征、Brugada 综合征和传导阻滞等），从而避免因使用某些抗癫痫发作药物可能导致的严重后果。

(5) 遗传学检测：临床疑诊癫痫的病因可能与遗传因素相关，可进行遗传学检测。分为下列情况进行：

一代测序（sanger 测序法）：临床诊断明确的特征性很强的癫痫综合征，且单一基因突变可以解释绝大多数患者（>80%），可以用一代 sanger 测序法直接进行致病基因检测，例如 Dravet 综合征，80% 以上是 SCNIA 基因的突变。如果上述均阴性，再进行二代测序。

二代测序遗传检测：包括癫痫靶向基因包、全外显子组、全基因组检测。临床诊断无明显特异性特征的遗传性癫痫，有多个已知的致病基因：如婴儿痉挛症、Lennox – Gastaut 综合征、发育性癫痫性脑病等，建议首选二代测序遗传检测，如果阴性，建议行染色体芯片检测。

染色体芯片分析（CMA）检测：该方法可发现基因组 DNA 拷贝数变异（CNV）。在癫痫发生之前即存在重度神经发育性疾病（智力障碍/发育迟缓，孤独症谱系疾病等）以及多发小畸形等情况下，可首先进行 CMA 检测，但是需要注意的是，有些染色体病相关癫痫，例如环形染色体 20，只能通过染色体核型分析进行诊断，而染色体芯片不能诊断这种染色体变异。

高通量测序检测 CNV：随着高通量测序成本的降低和分析方法的日渐成熟，二代测序方法被越来越多地用于 CNV 的检测。低倍全基因组测序也称为基因组拷贝数变异测序(CNVseq),CNVseq 检测具有低成本、高通量、低 DNA 样本量需求等优势。

(四)解除癫痫诊断的标准

(1)已经超过了某种年龄依赖癫痫综合征的患病年龄。

(2)已经 10 年无发作,并且近 5 年已停用抗癫痫发作药。

三、癫痫的病因

癫痫的病因包括先天遗传因素和后天获得性因素。随着分子遗传学、神经影像学及神经科学的快速发展,近年来癫痫病因学的研究进展很快。目前认为约 30% 的癫痫患者主要由明确的后天获得性因素导致,如围产期脑损伤、中枢神经系统感染、卒中、脑外伤、免疫有关的中枢神经系统疾病(免疫性脑炎、脱髓鞘疾病等)和肿瘤等。约 70% 的癫痫患者中遗传因素起更重要的作用。2017 年 ILAE 提出了新的癫痫分类框架,将癫痫的病因分为六大类,包括结构性、遗传性、感染性、代谢性、免疫性和病因不明。明确癫痫的病因对治疗方案的选择和判断预后有重要意义。

(一)结构性病因

结构性病因指神经影像学可见脑结构性异常,并且结合临床评估与影像学,可以推测该影像学异常很可能就是患儿癫痫发作的直接原因。结构性病因可以是获得性的,如卒中、出血、外伤、肿瘤等,也可以是遗传性的,如皮质发育畸形、结节性硬化。

与结构性病因相关的综合征包括较为常见的伴海马硬化的颞叶内侧癫痫、伴下丘脑错构瘤的发笑发作、Rasmussen 综合征和半侧惊厥 - 偏瘫 - 癫痫。这些结构性病因相关的综合征具有其影像学特征,也提示药物治疗多数难以控制发作,大多数需要手术治疗。

(二)遗传性病因

遗传性癫痫是指癫痫由已知或推论的遗传缺陷直接导致,并且癫痫发作是该疾病的核心症状。如某患者临床表型符合 Dravet 综合征,通过基因检测发现 SCN1A 基因新发杂合致病性变异,即可以确定该患者为遗传性病因;另一种情况,

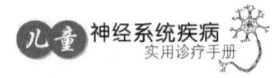

如某患者临床符合儿童失神癫痫(CAE),根据既往家系研究及双生子研究的充分证据,已经公认典型 CAE 的病因为遗传性,因此该 CAE 患儿的病因可推论诊断为遗传性。遗传性病因导致的癫痫并不排除环境因素对临床表型的贡献。

目前强调任何没有找到明确获得性病因的癫痫,均应考虑是否为遗传性癫痫的可能性,对于以下情况尤其需要注意:①新生儿期或婴儿期起病的癫痫(排除获得性病因);②有癫痫家族史;③病因不明的癫痫性脑病;④合并外貌异常、小头畸形、发育迟缓或孤独症表现;⑤皮质发育畸形;⑥病因不明的难治性局灶性癫痫等。

(三)代谢性病因

代谢性病因是癫痫相对少见的病因,但是在婴幼儿期相对常见。代谢性癫痫的定义为已知或推测的代谢性疾病直接导致的癫痫,并且癫痫发作是该疾病的核心症状。代谢性病因是指明确的代谢缺陷伴生化改变,如氨基酸代谢病、有机酸代谢病、吡哆醇依赖症、葡萄糖转运子Ⅰ缺陷等。

(四)感染性病因

感染性病因是指癫痫由已知的感染性事件直接导致,并且癫痫发作是疾病的核心症状。感染性病因不是指发生于急性中枢神经系统感染急性期(如脑膜炎或脑炎急性期)的症状性癫痫发作。有高达 30% 的中枢神经系统感染患者在疾病早期会出现癫痫发作,但这些癫痫发作在过了急性期后有可能完全缓解。癫痫的感染性病因包括脑囊虫病、结核病、人类免疫缺陷病毒(HIV)感染、脑型疟疾、亚急性硬化性全脑炎、脑弓形虫、原虫病以及先天性寨卡病毒和巨细胞病毒感染等,这些感染性病因在非洲以及南美洲的某些地区是导致癫痫的相对常见病因之一。

(五)免疫性病因

免疫性病因导致的癫痫是指癫痫由自身免疫介导的中枢神经系统炎症所导致,而且癫痫发作是疾病的核心症状。近年来在儿童及成人认识到一系列有特殊表型的免疫性癫痫,急性起病的重症或者难治性颞叶癫痫以及符合自身免疫性脑炎临床综合征样表现的癫痫,均应考虑做相关抗体检测。免疫性病因可以通过检测到中枢神经系统的自身免疫性炎症证据(如自身免疫抗体)或者符合具有特征性临床表现的免疫性癫痫诊断标准而确定。由于癫痫与自身免疫异常的研究不断深入,新的抗体不断被发现和可以检测,而且早期识别、早期治疗不仅能改善急性期预后,而且也能减少远期慢性癫痫的发生,因此免疫性病因越来越成为癫痫的重要病因日益受到更多的重视。

(六)病因不明

目前仍有部分癫痫患者的病因不能确定,2017年的国际癫痫分类将这些癫痫归类为病因不明的癫痫。在这一类中,只能根据基本的电临床表现,做出癫痫基本诊断。

总体来说,癫痫患者能找到病因的程度,取决于能用于病因评估资料的程度和评估手段。随着各种诊断技术的不断进步,尤其是头颅影像技术、遗传检测技术及神经免疫学的快速发展,相信越来越多的癫痫患者的病因可以被确定。明确病因才有可能进行精准治疗,因此对于所有癫痫患者,尤其是药物难治性癫痫患者,应该不断努力明确其病因,从而使治疗更有针对性,改善治疗效果和预后。

四、癫痫的预后

影响癫痫的预后因素包括癫痫的自然病史、病因、病情和治疗情况等。总体看来,大多数癫痫患者抗癫痫发作药治疗的预后较好,约2/3病例可获得长期的发作缓解,其中部分患者可完全停药仍长期无发作。

(一)新诊断的癫痫预后

1. 经治疗的新诊断的癫痫预后

通常情况下,在出现2次及以上非诱发性癫痫发作时才能诊断癫痫,并开始药物治疗。在随诊观察10年和20年时经治疗的累积5年发作缓解率分别为58%~65%和70%。对于儿童期发病的癫痫患者,在随诊30年时有64%的病例可以达到5年终点无发作,其中74%的患者停用了药物。

2. 新诊断的癫痫预后的主要影响因素

最主要的影响因素是癫痫的病因。总体上,癫痫早期的发作频率少、全面性强直-阵挛发作、无精神共患病者更容易达到发作缓解。在儿童癫痫中,能找到明确癫痫病因、首次发作年龄小的患者预后相对较差。其他影响癫痫预后的因素有脑电图是否有局灶性慢波或癫痫样放电、首次发作后6个月内出现再次发作的次数等。

3. 癫痫综合征的预后

根据综合征的本身性质和对治疗的反应,癫痫综合征的预后大体上可分为如下4种：

(1) 预后很好：占20%~30%，属良性癫痫。通常发作稀疏，可以自发缓解，不一定需要药物治疗。这类综合征包括新生儿良性发作、自限性局灶性癫痫（儿童良性癫痫伴中央区棘波/儿童良性枕叶癫痫等）、婴儿良性肌阵挛癫痫以及某些由特殊原因促发的癫痫。

(2) 预后较好：占30%~40%。癫痫发作很容易用药控制，癫痫也有自发缓解的可能性。这类综合征包括儿童失神癫痫、仅有全面强直-阵挛性发作的癫痫和某些局灶性癫痫等。

(3) 药物依赖性预后：占10%~20%。抗癫痫发作药能控制发作，但停药后容易复发，这类综合征包括青少年肌阵挛癫痫、大多数局灶性癫痫（结构性或病因不明）。

(4) 不良预后：约占20%。尽管进行了积极的药物治疗，仍有明显的癫痫发作，甚至出现进行性神经精神功能衰退。这类综合征包括各种癫痫性脑病、进行性肌阵挛癫痫和某些症状性、局灶性癫痫。

4.抗癫痫发作药治疗和癫痫发作的预后

目前的证据显示，抗癫痫发作药治疗通常只能控制发作，不能阻止潜在致痫性的形成和进展。如果正确选择抗癫痫发作药，新诊断癫痫患者的无发作率能达到60%~70%。

(二) 停药后癫痫的预后

1.停药后癫痫的复发情况

在减药过程中或停药后，癫痫复发的风险从12%~66%不等。既往荟萃分析显示，停药后1年和2年的复发风险分别为25%和29%。在停药后1年和2年时，保持无发作的患者累积比例在儿童中分别是66%~96%和61%~91%。复发比例在停药后12个月内最高（尤其是前6个月），随后逐渐下降。

2.停药后癫痫复发的预测因素

停药后癫痫复发的预测因素包括：发作完全缓解前癫痫病程较长、停药前发作完全控制时间较短、有热性惊厥史、发作完全缓解前的发作次数较多、非自限性癫痫综合征、发育落后及停药前EEG可见痫样异常。

第二节 癫痫发作的分类及临床表现

一、发作分类

1981年ILAE癫痫发作分类曾是世界范围内应用最为广泛的发作分类并影响至今。2010年ILAE分类工作报告对癫痫发作的概念进行了修订。2017年ILAE推出了最新版本的癫痫发作分类。

(一)1981年ILAE癫痫发作分类

以临床表现和EEG改变(发作间期及发作期)作为分类依据,将癫痫发作分为:

(1)部分性发作:最初的临床发作表现和EEG改变提示"一侧大脑半球内的一组神经元首先受累"。按照有无意识障碍,将部分性发作进一步分为简单部分发作、复杂部分发作和继发全面性发作。

(2)全面性发作:最初的临床发作表现及EEG改变提示"双侧大脑半球同时受累"。

(3)不能分类的发作。

(二)2010年ILAE分类工作报告

此分类报告保留了对发作的"两分法"(即局灶性和全面性),但建议把"部分性"改称为"局灶性",并依据需要可对局灶性发作进行具体描述。较重要的是,此分类报告对癫痫发作的概念进行了修订:

1. 局灶性发作

发作恒定地起源于一侧大脑半球内的、呈局限性或更广泛分布的致病网络,并有着放电的优势传导途径,可以继发累及对侧半球。局灶性发作可以起源于皮质下结构。某些患者可以有多个致病网络和多种发作类型,但每种发作类型的起始部位是恒定的。

2. 全面性发作

发作起源于双侧大脑皮质及皮质下结构所构成的致病网络中的某一点,并快速波及整个网络。每次发作起源点在网络中的位置均不固定。全面性发作时整个皮质未必均被累及,发作可不对称。

(三) 2017 年 ILAE 发作分类

为适应近 30 年来癫痫领域的长足发展和新的认识,ILAE 于 2017 年推出最新版本的癫痫发作分类(表 3-1)。新分类的框架在本质上仍沿用传统的"两分法",在方法上仍主要基于症状学描述,但同时鼓励结合其他辅助检查资料(发作录像、脑电图及影像学等)来进行分类。新的发作分类是一种基于临床的实用性分类,强调可根据临床需求来选择分类的具体细化程度。

表 3-1 2017 年 ILAE 癫痫发作分类(扩展版)

局灶起始		全面性起始	起始不明
知觉保留	知觉障碍	运动症状	运动症状
运动症状起始		强直-阵挛	强直-阵挛
自动症		阵挛	癫痫性痉挛
失张力		强直	非运动症状
阵挛		肌阵挛	行为中止
癫痫性痉挛		肌阵挛-强直-阵挛	不能归类
过度运动		肌阵挛-失张力	
肌阵挛		失张力	
强直		癫痫性痉挛	
非运动症状起始		非运动症状(失神)	
自主神经性		典型失神	
行为中止		不典型失神	
认知性		肌阵挛失神	
情感性		眼睑肌阵挛失神	
感觉性			
局灶进展为双侧强直-阵挛			

二、常见癫痫发作类型及诊断要点

根据 2017 年 ILAE 癫痫发作分类,具体发作类型及诊断要点描述如下:

（一）全面性发作

1. 全面性强直-阵挛发作

是一种表现最明显的发作形式，故既往也称为大发作。以意识丧失、双侧对称强直后紧跟有阵挛动作并通常伴有自主神经受累，表现为主要临床特征。

2. 强直发作

表现为躯体中轴双侧肢体近端或全身肌肉持续性的收缩肌肉僵直。通常持续 2~10 s，偶尔可达数分钟。发作时 EEG 显示双侧性波幅渐增的棘波节律[（20±5）Hz]或低波幅（约10Hz）节律性放电活动。强直发作是 Lennox-Gastaut 综合征的最主要发作类型。

3. 阵挛发作

表现为双侧肢体节律性（13Hz）的抽动，伴有或不伴有意识障碍，多持续数分钟。发作时 EEG 为全面性（多）棘波或（多）棘-慢波综合。

4. 肌阵挛发作

表现为不自主、快速短暂、电击样肌肉抽动，每次抽动历时 10~50 ms，很少超过 100 ms，可累及全身也可限于某局部肌肉或肌群。可非节律性反复出现。发作期典型的 EEG 表现为暴发性全面性多-慢波综合。肌阵挛发作既可见于一些预后较好的特发性癫痫患者（如青少年肌阵挛性癫痫），也可见于一些预后较差的有弥漫性脑损害的癫痫性脑病（如 Dravet 综合征、Lennox-Gastaut 综合征）。

5. 失张力发作

表现为头部、躯干或肢体肌肉张力突然丧失或减低，发作之前没有明显的肌阵挛或强直成分。发作持续 1~2 s 或更长。临床表现轻重不一，轻者可仅有点头动作，重者可导致站立时突然跌倒。发作时 EEG 表现为短暂全面性 2~3Hz（多）棘慢波综合放电或突然电压减低。失张力发作多见于癫痫性脑病，如 Lennox-Gastaut 综合征、多泽（Doose）综合征。

6. 肌阵挛-强直-阵挛发作

表现双侧肢体单次或数次阵挛或肌阵挛性抽动，随后演变为强直-阵挛性发作。这种发作类型多见于青少年肌阵挛性癫痫。

7. 肌阵挛-失张力发作

一种表现为肢体或躯干先出现肌阵挛性抽动，随后出现肌张力降低的发作类型,立位时发作可能导致患者跌倒,曾称为"肌阵挛-站立不能性发作"。这种发作常见于 Doose 综合征。

8. 失神发作

(1)典型失神:发作突发突止,表现为动作突然中止或明显变慢,意识障碍,不伴有或伴有轻微的运动症状(如阵挛/肌阵挛直/自动症等)。发作通常持续5~20 s(<30 s)。发作时 EEG 呈双侧对称同步 3Hz(2.5~4Hz)的棘-慢综合波暴发。约90%的典型失神患者可被过度换气诱发。主要见于儿童和青少年,如儿童失神癫痫和青少年失神癫痫,罕见于成人。

(2)不典型失神:发作起始和结束均较典型失神缓慢,意识障碍程度较轻,伴随的运动症状(如自动症)也较复杂,肌张力通常减低,发作持续可能超过20 s。发作时 EEG 表现为慢的(<2.5Hz))棘-慢综合波节律。主要见于严重神经精神障碍的患者,如 Lennox-Gastaut 综合征。

(3)肌阵挛失神:表现为失神发作的同时,出现肢体节律性2.5~4.5Hz 肌阵挛性动作,并伴有强直成分。发作期 EEG 与典型失神类似。主要见于肌阵挛失神癫痫。

(4)眼睑肌阵挛失神:表现为失神发作的同时,眼睑和/或前额部肌肉出现5~6Hz 肌阵动作。发作期 EEG 显示全面性3~6Hz 多棘-慢综合波,常见于 Jeavons 综合征。

(二)局灶性发作

1. 知觉保留/知觉障碍的局性发作

分别用来描述发作时知觉有保留或知觉有障碍的局灶性发作。此处"知觉"被定义为"感知自我和环境"。如果不能明确局灶性发作时知觉状态,则可简单地描述为"局灶性发作"。

2. 自动症

指的是通常在知觉障碍状态下,患者做出的反复刻板、无目的或似乎有目的、基本协调的不自主动作或行为。常见自动症类型包括口咽自动症、手部自动症、言语性自动症及过度运动性自动症等。

3. 过度运动性发作

是一种主要累及躯干及肢体的近端,动作幅度通常较大、快速剧烈的局灶性运动性发作。例如,上肢快速挥舞样运动或下肢反复蹬踏样动作。

4. 自主神经性发作

指发作时以自主神经功能发生明显改变为主要表现的非运动局灶性发作。自主神经改变可能涉及心肺、瞳孔、胃肠、泌汗、血管舒缩和体温调节等功能,常被描述为心动过速、过度换气、胃气上升、脸红、面色苍白、恶心呕吐及竖毛等。

5. 行为中止性发作

指从发作起始就以动作行为中止为主要表现并贯穿整个发作过程的非运动局灶性发作。

6. 认知性发作

以语言、思维或其他高级皮质功能改变为主要表现的非运动局灶性发作。例如,似曾相识感觉或错觉性发作、失语性发作及强迫思维发作等。

7. 情感性发作

以情绪改变为主要表现的非运动局灶性发作。例如发作性恐惧(害怕)、焦虑、生气、激越、高兴、欣快等。

8. 感觉性发作

指的是非外源性刺激诱发的自我感知体验性发作。临床常见类型包括躯体感觉性、视觉性、听觉性、嗅觉性、味觉性、温度觉性或前庭性发作等。

9. 局灶进展为双侧强直-阵挛发作

是一种局灶起源的运动性或非运动性发作,进而发展为双侧强直-阵挛性发作。该发作类型本质上仍为局灶性发作,既往曾被描述为部分发作继发全面化。

通常情况下,以上各种局灶性发作的发作期 EEG 表现为局灶起始、有演变特征的癫痫活动,具体表现形式可因放电的起始部位、扩散速度和范围等因素的不同而各异。

(三)癫痫性痉挛

最初在 2010 年 ILAE 分类工作报告中明确提出将癫痫性痉挛作为一种发作类型。癫痫性痉挛可以是全面性起源、局灶性起源或起源不明。癫痫性痉挛表现为突然,主要累及躯干中轴和双侧肢体近端肌肉的强直性收缩,历时 0.2~2 s,突发突止。临床可分为屈曲型或伸展型痉挛,以前者多见,表现为发作性点头动作,常在觉醒后成串发作。发作间期 EEG 表现为高度失律或类高度失律,发作期 EEG 表现多样化(电压降低、高幅双相慢波或棘慢波等)。癫痫性痉挛多见于婴幼儿,如West综合征,也可见于其他年龄。

第三节 癫痫及癫痫综合征的分类

1989年ILAE推出《癫痫和癫痫综合征的国际分类》方案,鉴于近20年来陆续发现了一些新的癫痫综合征类型,以及对癫痫及癫痫综合征病因学的深入研究,ILAE一直在尝试对癫痫及癫痫综合征相关术语进行修订和补充,以期建立一个更为完善的分类系统,并于2017年提出了癫痫的最新分类框架。

2017年ILAE分类与命名委员会更新了癫痫的分类框架(图3-1),以反映科学取得巨大进步后对癫痫及其基本机制认识的进步。2017年的癫痫分类框架已在临床得到广泛应用,此分类呈现了3个层次:首先是明确发作类型,明确发作类型后;下一步是诊断癫痫类型,包括局灶性癫痫、全面性癫痫、全面性及局灶性癫痫两者兼有,以及分类不明的癫痫;第三层次是癫痫综合征,此处可以做出特定综合征的诊断。这一新分类强调在每一步诊断时都要考虑癫痫的病因,因为病因将会对治疗产生重要影响。新分类将癫痫病因分为6个亚组(结构性、遗传性、感染性、代谢性、免疫性、未知),是基于其潜在的治疗因果关系。

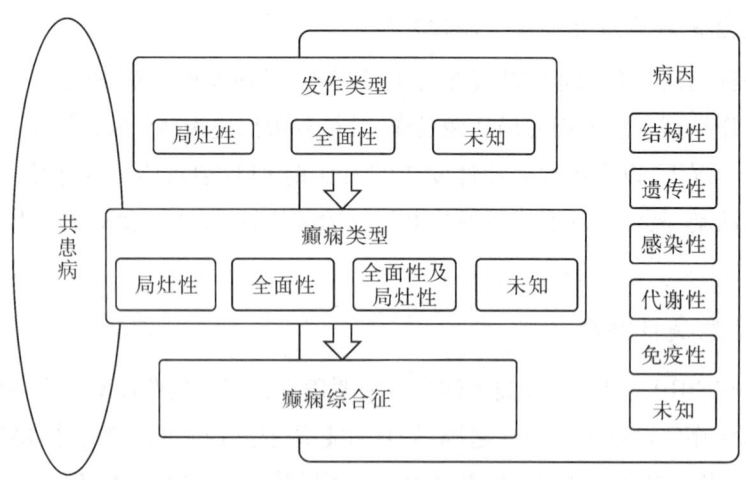

图3-1 2017年ILAE癫痫分类框架

2022年4月ILAE疾病分类与定义工作组对癫痫综合征进行了新的定义和分

类,将癫痫综合征定义为"具有典型临床和脑电特征的一组癫痫疾患,通常由特定的病因所支持,例如:结构、遗传、代谢、免疫和感染性等病因"。癫痫综合征根据年龄分为以下 4 组:①新生儿期和婴儿期起病的癫痫综合征,发病年龄 <2 岁;②儿童期起病的癫痫综合征,发病年龄 2~12 岁;③起病年龄可变的癫痫综合征,儿童期和成年期均可发病;④特发性全面性癫痫综合征,此癫痫综合征分类方案先依据起病年龄将癫痫综合征分组,再结合发作类型、病程和病因将癫痫综合征归类。

癫痫综合征新的定义和分类强调了一组癫痫有类似的病因、相似的发展过程及预后,癫痫综合征的诊断对治疗和预后具有重要指导意义。从预后的角度,癫痫综合征可以分为自限性癫痫综合征、伴发育性和癫痫性脑病(DEE)或神经功能进行性恶化的癫痫综合征,以及预后介于两者之间的其他癫痫综合征。

一、自限性癫痫综合征

自限性癫痫综合征可能存在自发缓解,癫痫发作通常可以通过抗癫痫发作药物(ASM)完全控制,预后相对较好,一般认知正常或仅有轻微认知障碍。自限性癫痫综合征包括自限性(家族性)新生儿癫痫、自限性(家族性)婴儿癫痫、自限性(家族性)新生儿-婴儿癫痫、遗传性癫痫伴热性惊厥附加症、婴儿肌阵挛癫痫、自限性癫痫伴中央颞区棘波(SeLECTS)、自限性癫痫伴自主神经症状(SeLEAS)、儿童枕叶视觉癫痫及光敏性枕叶癫痫等。

1. 自限性(家族性)新生儿癫痫(BFNE)

既往又称良性家族性新生儿惊厥,是一种少见的常染色体显性遗传性疾病。致病基因包括 KCNQ2 和 KCNQ3,以 KCNQ2 变异更常见。KCNQ2 定位于染色体 20q13.33,编码电压门控钾离子通道 KQT 样亚家族成员 2。本病的主要特点是正常足月新生儿出生后不久(多数在 7d 内)出现强直、阵挛性惊厥发作,常合并自主神经症状和运动性自动症,发作频繁、短暂。发作间期患儿一般状态良好,除家族中有类似发作史和脑电图非特异性改变之外,其他病史和检查均正常。预后良好,惊厥发作多于 2~4 周内消失。EEG 发作间期大多正常,部分病例有全面性或局灶性异常。

2. 自限性(家族性)婴儿癫痫

之前称为良性家族性(和非家族性)婴儿癫痫,比较常见,占 2 岁以下所有癫痫幼儿的 7%~9%。发病年龄从 3 个月到 20 个月不等,高峰期为 6 个月。起病时癫痫发作可能比较频繁,未经治疗的病例可能会出现孤立或短暂的丛集性发作,但通常在首次发病后1年内缓解。背景脑电图和发作间期脑电图通常是正常的,发作期脑电图提示颞区或头后部局灶性放电,并可扩散到双侧大脑半球。PRRT2基因突变是最常见的遗传病因。家族性病例表现为常染色体显性遗传伴不完全外显。该基因变异相关者从儿童至成年可能会出现阵发性运动性运动障碍和(或)肌张力障碍。然而,患儿有正常的发育进程。

3. 自限性癫痫伴中央颞区棘波(SeLECTS)

之前称为良性Rolandic癫痫或伴有中央-颞区棘波的良性癫痫,是最常见的自限性癫痫,占学龄儿童癫痫的15%~25%,90%的患儿发病年龄通常在4~10岁。癫痫发作一般对ASM应答较好,发作通常会在青春期中后期缓解,但偶尔也会持续到18岁。患儿即使有活动性癫痫,也很少出现行为及神经心理缺陷,尤其是语言和执行功能。如果患儿有行为及神经心理缺陷,往往随着年龄的增长而改善或恢复正常,到成年期的社会结局相对较好。

4. 自限性癫痫伴自主神经症状(SeLEAS)

之前称为早发性良性枕叶癫痫,在1~14岁的儿童癫痫中占5%,在3~6岁的儿童癫痫中占13%,也是儿童无热性非惊厥性癫痫持续状态的最常见原因。其特征是在患儿早期出现局灶性自主神经性癫痫发作,呕吐是最常见的自主神经表现,其他自主神经表现包括面色苍白、潮红、恶心或腹痛,症状通常持续时间较长,脑电图显示部位不固定的高波幅局灶性棘波,通常在睡眠期活化。癫痫发作频率通常较低,约25%的患儿只有1次发作,大多数不超过5次发作。大约20%的患儿可能演变为其他自限性局灶性癫痫,最常见的是伴有中央颞叶棘波的自限性癫痫,罕见的情况可能演变为癫痫性脑病伴睡眠期棘慢波活化。癫痫发作通常在1~2年内缓解,神经发育正常。

5. 儿童枕叶视觉性癫痫

之前称为晚发性良性枕叶癫痫或特发性儿童枕叶癫痫Gastaut型,占新诊断儿童癫痫的0.3%,发病年龄一般为8~9岁。癫痫发生在发育正常的儿童中,在清醒时经常出现短暂的癫痫发作,有视觉现象(看到彩色圆圈),但无意识障碍,随后往往会出现带有偏头痛特征的头痛。无论是否应用ASM,50%~80%的患儿到青春期自行缓解。ASM应答通常良好,90%的局灶性发作患儿都能得到缓解,而出现双侧强直阵挛发作与癫痫发作缓解率较低有关。神经发育通常正常。

二、伴发育性癫痫性脑病(DEE)或神经功能进行性恶化的癫痫综合征

伴 DEE 或神经功能进行性恶化的癫痫综合征是2022年癫痫综合征修订新提出的单独类别,大部分为药物难治性癫痫,总体预后不良。伴 DEE 或神经功能进行性恶化的癫痫综合征包括婴儿早期发育性癫痫性脑病、婴儿癫痫性痉挛综合征、Dravet 综合征(DS)、Lennox-Gastaut 综合征(LGS)、癫痫伴肌阵挛-失张力发作、癫痫性脑病伴睡眠期棘慢波活化、发热感染相关癫痫综合征、偏侧惊厥-偏瘫-癫痫综合征、Raumussen 综合征及进行性肌阵挛癫痫等;也包括病因特异性 DEE,如 KCNQ2 相关 DEE、CDKL5 相关 DEE、PCDH19 丛集性癫痫及 sturge-Weber 综合征(SWS)等。

1. 早期婴儿发育性癫痫性脑病(EIDEE)

包括以前被归类为大田原综合征和早期肌阵挛脑病的新生儿和婴儿,放在一起是因为这两个综合征的电临床特征有相当大的重叠,而且潜在病因相似。EIDEE 发病率约为10/10万活产婴儿,癫痫发作在出生后3个月以内,发作频繁,属于典型的药物难治性癫痫。发作的主要类型包括局灶性强直、全面性强直、肌阵挛、局灶性阵挛及癫痫性痉挛,发作间期脑电图表现异常,包括暴发抑制、弥漫性慢波或多灶性放电。神经影像、代谢及基因检测可对约80%的病例进行精确病因学分类。几乎所有 EIDEE 的婴儿都会有中度到重度智力残疾,通常共患运动障碍,包括舞蹈症、肌张力障碍及震颤等。此外,EIDEE 也与皮层性视损伤、行为问题、喂养困难以及早期死亡率增加有关。

2. 婴儿癫痫性痉挛综合征(IESS)

包括符合癫痫性痉挛、脑电图高度失律和发育停滞或倒退三联征的 West 综合征以及不符合 West 综合征的婴儿痉挛症。在该综合征的名称中增加了"癫痫性"一词,以避免与非癫痫性痉挛混淆,并强调该综合征的癫痫性质。这一变化强调了早期诊断和治疗的重要性,因为较短的治疗滞后时间与较好的预后密切相关。据报道,IESS 的发病率为30/10万活产婴儿。基于人群的队列研究表明,IESS 占36个月前起病癫痫的10%。一些患儿可能由局灶性癫痫或大田原综合征发展为 IESS,而 IESS 也常演变为其他癫痫类型或癫痫综合征,特别是 LGS 或药物难治性局灶性癫痫。癫痫性痉挛在某些情况下可能会持续存在,特别是在一些遗传性或结构性病因的患儿中容易出现。然而,无论癫痫发作是否得到控制,多数患儿的神

经系统发育结局都很差,发育迟缓的严重程度与病因和治疗的及时性密切相关。如果起病前发育正常、病因不明,尽快获得一线药物治疗的患儿预后相对较好。

3. Dravet 综合征(DS)

以前也称为婴儿严重肌阵挛性癫痫,之前发育正常的儿童可在1岁内起病(通常在3~9个月之间),表现为长程、有热或无热的局灶性阵挛(通常为半侧阵挛)发作或全身性阵挛发作,在1~4岁可以出现其他发作形式,包括肌阵挛和不典型失神发作。在80%以上的DS病例中发现Na^+通道基因SCN1A致病突变。通常为药物难治性癫痫,并持续终身。在5岁之前癫痫持续状态更为常见;到青春期和(或)成年早期,主要是短暂的发作,包括各种发作类型如局灶性发作伴意识丧失、阵挛、全面性强直-阵挛、肌阵挛及不典型失神发作等。随着时间的推移,神经系统发育出现落后或倒退,在发作开始后12~60个月可能更加显著,主要表现为语言发育迟缓,轻度到重度的智力低下,以及行为障碍,包括注意力不集中和多动。

4. 癫痫伴肌阵挛-失张力发作(EMAtS)

之前称为Doose综合征,约占儿童癫痫的2%,起病于儿童早期,起病前2/3的病例发育正常。病程早期可能缺乏完整的临床和脑电图特征,需要持续一段时间才能显现。EMAts发作通常是突然地频繁发作,类似"风暴性"发作,发作类型通常是全面强直-阵挛和肌阵挛。在其他情况下,EMAtS病情缓慢进展,需要在第1年紧密跟踪,以便和LGS相鉴别。EMAtS通常为药物难治性癫痫,特别是在发作频繁阶段,并可见非惊厥癫痫持续状态反复出现。尽管发作最初很难得到控制,但2/3的患儿在发病3年内发作得到缓解,并可以减停ASM。在发作频繁阶段,神经系统发育停滞甚至倒退,共济失调较明显,行为障碍(如多动、攻击性及睡眠障碍)在活动期也很常见。一旦发作得到控制,脑电图改善,发育可能会恢复到病前水平,也可能会留下不同程度的智力残疾。与预后较差相关的预测因素主要包括强直性发作、反复出现的非惊厥性癫痫持续状态、脑电频繁放电或几乎连续不规则的广泛性棘波、棘慢波或广泛性阵发性快活动。

5. Lennox-Gastaut 综合征(LGS)

占所有癫痫患者的1%~2%,其通常由其他严重的婴儿癫痫综合征演变而来,约20%的LGS病例从婴儿癫痫性痉挛综合征演变而来。LGS是一种与多种病因相关的DEE,其特征是:①在18岁之前发作的多种类型的药物难治性癫痫(必须包括强直发作);②认知和行为障碍,可以在癫痫发作前发育正常;③脑电图上广泛性棘-慢波和广泛性阵发性快波活动。与癫痫伴肌阵挛-失张力发作一样,LGS 病程早期可能缺乏完整的临床和脑电图特征,需要一段时间才能显现。LGS 属于药物难治性癫痫,几乎所有病例发作都会持续到成年期,不典型失神和强直性发作在成年人中仍然常见,而失张力发作通常会缓解。随着时间的推移,会出现神经系统发育落后、停滞或倒退,最终 90% 以上的患者出现中度到重度的智力障碍。行为障碍(如多动、攻击性、孤独症谱系障碍及睡眠障碍)在儿童和青少年中也很常见。

6. 进行性肌阵挛癫痫(PME)

比较罕见,在成人及儿童癫痫患者中约占 1%,是由一组不同的潜在遗传病因引起的。PME 的主要临床特征是先前正常发育的个体中出现肌阵挛发作,进行性运动和认知障碍,感觉和小脑体征以及背景脑电图脑波慢化。病因包括:①神经退行性疾病包括 Unverricht-Lundborg 病、Lafora 病、齿状核红核苍白球路易体萎缩症、青少年亨廷顿病、青少年神经轴索营养不良、泛酸激酶相关神经变性、鞘膜包涵体疾病、白质消融性脑白质病及早发性阿尔茨海默病等;②代谢性病因包括肌阵挛癫痫伴破碎样红纤维、神经元蜡样质脂褐质沉积症、唾液酸沉积症、GM2 神经节苷脂沉积症、神经型代谢病及尼曼皮克病 C 型等。光敏性是各种病因的 PME 的共同特征。大多数患者呈进行性神经功能倒退,预后不良。

7. KCNQ2-DEE

是由于 KCNQ2 基因新发错义突变导致的新生儿起病的发育性 DEE,是一种不同于自限性新生儿癫痫的癫痫综合征。在出生后最初几天内起病,在严重的新生儿脑病的背景下,出现神经系统和行为异常。通常对新生儿惊厥常用的一线药物如苯巴比妥无效,对奥卡西平、卡马西平及苯妥英钠等 Na$^+$ 通道阻滞剂有效,可以部分或完全控制发作,应早期应用。半数以上的患儿在几个月到几岁不等的治疗中达到无发作。随着基因检测的普及,可能会发现更多介于自限性新生儿癫痫和 KCNQ2-DEE 之间的中间型病例,嵌合体可以表现为轻度表型。

8. CDKL5-DEE

又称 CDKL5 缺乏症,是由位于 X 染色体上的 CDKL5 基因突变所致,是伴有明显肌张力低下的早发性癫痫的重要发病原因。其特征性表现是出生后前几个月的成串痉挛发作和强直发作的组合,也可能发生多种类型的发作。发作通常有多个阶段,典型的是过度运动-强直-痉挛的序贯性发作。CDKL5-DEE 多为药物难治性癫痫,大多数患者每天均有发作,不到一半的患者偶尔出现长达 2 个月或更长时间的无发作期。大多数患者都会伴有严重的智力残疾,不到 1/4 的患者能够独立行走和说单个词。少数患者有运动障碍,包括舞蹈样手足徐动症、静坐不能、肌张力障碍及震颤麻痹等。男性患者通常更严重。

9. stunge – Weber 综合征(SWS)

是一种先天性神经皮肤综合征,定义为与同侧软脑膜血管瘤和同侧青光眼相关的面部毛细血管畸形,是由 GNAQ 基因的体细胞突变引起。前额和(或)上眼睑有葡萄酒色斑的患者发生 SWS 的风险估计为 20%~70%。其自然病史高度多变,但通常以与年龄相关的神经系统表现的渐进性过程为标志,婴儿期症状包括癫痫、偏瘫、精神运动发育迟滞及卒中样发作等;学龄期症状包括头痛、学习困难及行为问题等;成年期症状包括抑郁症在内的精神障碍,癫痫和卒中样发作可能会持续终身。12 个月龄前的早期癫痫发作、频繁发作及药物难治性癫痫是预后不良的可靠预测因素。与单侧软脑膜血管瘤相比,广泛的单侧或双侧颅内受累及更早期的癫痫发作与更差的认知发育有关。

10. Rasmussen 综合征

之前亦称为 Rasmussen 脑炎,是一种出现在儿童、青少年和青年人中的疾病,比较罕见,目前被认为是一种病因特异性癫痫综合征。神经影像学上可见进行性大脑半球萎缩,患者有局灶性癫痫,包括持续性部分性癫痫,随着时间的推移,发作的频率和严重程度都会进展,并出现进行性的对侧偏瘫。Rasmussen 综合征与频繁发作的药物难治性癫痫和进行性神经功能恶化(偏瘫、同侧偏盲、认知障碍)有关,其发展通常有 3 个阶段:①前驱期持续数月至数年,偶发的癫痫发作和轻度偏瘫;②急性期持续数月至数年,日益频繁的癫痫发作,有时伴 EPC,以及进行性偏瘫、偏盲、认知及语言倒退等;③慢性期为癫痫持续发作,出现永久性偏瘫和其他神经功能障碍。大脑半球离断术或大脑半球切除术是唯一已知的可改变癫痫病情进程的确切治疗方法。

11. 热性感染相关性癫痫综合征(FIRES)

是近年来逐渐被认识的一种严重的癫痫性脑病,既往又称发热诱发的学龄儿童难治性癫痫性脑病(FIRES),或暴发性炎症反应癫痫综合征(FIRES)。2010 年由 Van Baalen 首次命名定义,发病机制尚不完全清楚,近年来发现患者急性期血清白细胞介素 –6(IL–6)明显升高,说明有炎症因子参与。临床特点为发病前发育正常,发病年龄 2~17 岁,存在前驱的热性感染,发热诱发难治性癫痫及癫痫持续状态,首次发作出现在发热后 24 h~2 周内(平均 4~5d)。发作类型主要为局灶性或局灶继发全面性发作,发作间期意识不清,表现为嗜睡甚至昏迷。急性期经历数周或数月后,持续状态减少或停止,意识逐渐恢复进入慢性期。慢性期表现为难治性局灶性癫痫,认知减退和运动功能障碍。绝大多数患者直接从急性期到慢性期,中间缺乏静止期。脑脊液检查正常,少数伴淋巴细胞增多,蛋白正常或轻微升高,病毒及细菌学检查均阴性,没有中枢神经系统感染的直接证据。影像学缺乏特异性改变,急性期头颅 MRI 大多正常,仅少数可有颞叶、岛叶和基底节区异常信号。慢性期 MRI 多表现为脑萎缩及海马硬化,也可显示正常。脑电图急性期显示背景异常,并可见痫样放电,放电主要集中在外侧裂周围;发作时 EEG 提示主要累及颞叶,有时累及额叶,表现高幅慢波,部分患儿可有广泛性放电;发作间期主要表现为弥漫性慢波。缺少有效治疗方法,对多种抗癫痫发作药及免疫治疗无效,死亡率高,幸存者遗留严重的认知障碍。近年来发现白细胞介素 -1(IL-1)受体拮抗剂阿那白滞素对该病治疗有效,L-6 的单克隆抗体(托珠单抗)也有一定作用,可改善患者的预后。

三、其他癫痫综合征

预后介于自限性癫痫综合征和 DEE 或神经功能进行性恶化的癫痫综合征两者之间的其他癫痫综合征,包括儿童失神癫痫、青少年失神癫痫、青少年肌阵挛癫痫、仅有全面强直-阵挛发作的癫痫、肌阵挛失神癫痫、眼睑肌阵挛癫痫、伴海马硬化性内侧颞叶癫痫、家族性内侧颞叶癫痫、睡眠相关过度运动性癫痫、家族性局灶性癫痫伴可变灶、伴听觉特征的癫痫及阅读性癫痫等。其中儿童失神癫痫、青少年失神癫痫、青少年肌阵挛癫痫及仅有全面强直-阵挛发作的癫痫为特发性全面性癫痫(IGE)。

1. 儿童失神癫痫(CAE)

约占学龄儿童癫痫的 18%,在女孩中更为常见(60%~75%)。发病年龄通常为 4~10 岁,失神发作与发作开始时的 2.5~4Hz 广泛性棘慢波有关,过度换气可诱发发作。通常对 ASM 应答良好,60% 的儿童失神癫痫在起病 2 年内或青春期早期缓解,其余患者可能演变为其他 IGE,如青少年肌阵挛癫痫(JME)。神经发育和认知通常是正常的,但可能会出现注意缺陷多动障碍和学习困难。缺乏运动性自动症与癫痫控制不佳有关。

2. 青少年失神癫痫（JAE）

是常见的 IGE 之一，病因不明，可能与遗传易感性有关，已发现 GABRB2、GABRG2、GABRA1、CACNA1A 和 SLC2A1 是其易感基因。发病年龄多在 7~16 岁，高峰为 10~12 岁。主要临床特征为典型失神发作，约 80% 的病例伴有全面性强直-阵挛发作，约 15% 的病例还有肌阵挛发作。发作期脑电图为双侧广泛同步、对称性 3~4Hz 棘-慢综合波节律，多数病例药物治疗后缓解，预后相对良好。

3. 青少年肌阵挛癫痫（JME）

很常见，是最常见的青少年和成人发作的 IGE，约占所有癫痫的 9.3%。典型的发病年龄为 10~24 岁，其特征是在发育正常的青少年或成人中出现肌阵挛和全面强直阵挛发作。肌阵挛发作通常在醒来后不久和疲倦时发生，睡眠不足是一个重要的诱因。脑电图表现为 3~5.5Hz 的广泛性棘慢波和多棘慢波，常有光敏感性。65%~92% 的 JME 患者可通过 ASM 控制发作，Na^+ 通道阻滞剂如卡马西平、奥卡西平和苯妥英钠，通常会加重 JME 的肌阵挛和失神发作，拉莫三嗪可能会加重某些患者的肌阵挛发作。JME 被认为是一种终身疾病，通常需要终身治疗。虽然偶尔有病例成功地停用 ASM，但最近的一项荟萃分析表明，78% 的病例在停药后复发。药物难治性癫痫的危险因素包括有失神发作、精神共患病、儿童失神癫痫病史、有诱发的发作及起病年龄早等。认知通常是正常的，尽管可以看到特定认知领域（例如执行功能、注意力及决策）的损害。

仅有全面性强直-阵挛发作的癫痫发病年龄为 5~50 岁，高峰年龄为 10~20 岁。本综合征包含了 1989 年 ILAE 提出的觉醒期强直-阵挛发作性癫痫，属于 IGE。全部患者均有全面性强直-阵挛发作，可发生于任何时间（睡眠、清醒或觉醒时），无其他发作类型。脑电图特点为广泛性 4~5Hz 多棘慢综合波或多棘波发放，预后良好。

第四节　癫痫的治疗

癫痫是由多因素导致的、临床表现复杂的慢性脑功能障碍疾病，在临床诊疗过程中既要遵循基本治疗原则，又要充分考虑个体差异，即有原则的个体化治疗。目前癫痫的治疗方法种类较多，常用的方法可以大致分为药物治疗、外科治疗、生酮饮食，近年来在药物治疗、神经调控等方面都有许多进展。

一、抗癫痫发作药简介

20世纪80年代之前共有7种主要的抗癫痫发作药(ASMS)应用于临床,习惯上称为传统ASMS。80年代以后国外开发并陆续上市了多种新型ASMS(表3-2),按获批时间先后划分为第二代(1980—2003年)和第三代(2004年以后)ASMS。

表3-2 目前临床使用的ASMS

第一代 ASMS	第二代 ASMS	第三代 ASMS
卡马西平(CBZ)	氯巴占(CLB)	拉考沙胺(LCS)
氯硝西泮(CZP)	非氨酯(FBM)	吡仑帕奈(PER)
乙胺(ESM)	加巴喷丁(GBP)	普瑞巴林(PGB)
苯巴比妥(PB)	拉莫三嗪(LTG)	卢非酰胺(RUF)
苯妥英钠(PHT)	左乙拉西坦(LEV)	替加宾(TGB)
扑痫酮(PRM)	奥卡西平(OXC)	布瓦西坦
丙戊酸(VPA)	托吡酯(TPM)	
	氨己烯酸(VGB)	
	唑尼沙胺(ZNS)	

二、抗癫痫发作药的作用机制

目前对于ASMS的作用机制尚未完全了解,有些ASMS是单一作用机制,而有些ASMS可能是多重作用机制。了解ASMS的作用机制是恰当地选择药物、了解药物之间相互作用的基础。已知的ASMS可能的作用机制(表3-3)。

表3-3 抗癫痫发作药可能的作用机制

药物	电压依赖性的钠通道阻滞剂	增加脑内或突触的GABA水平	选择性增强GABA$_A$介导的作用	直接促进氯离子的内流	钙通道阻滞剂	其他
第一代 ASMS						
卡马西平	++	?				+
苯二氮䓬类			++			
苯巴比妥		+	+	++	?	+
苯妥英钠	++				?	

续表

药物	电压依赖性的钠通道阻滞剂	增加脑内或突触的GABA水平	选择性增强GABA$_A$介导的作用	直接促进氯离子的内流	钙通道阻滞剂	其他
扑痫酮						
丙戊酸	?	+	?		+(T型)	++
第二代ASMS						
非氨脂	++	+	+		+(L型)	+
加巴喷丁	?	?			++(N型, P/Q型)	?
拉莫三嗪	++	+			++(N, P/Q, R, T型)	+
左乙拉西坦		?	+		+(N型)	++
奥卡西平	++	?			+(N, P型)	+
托吡酯	++	+	+		+(L型)	+
氨己烯酸		++				
唑尼沙胺	++	?			++(N, P, T型)	
第三代ASMS						
拉考沙胺	++					
吡仑帕奈						++(AMPA受体)
替加宾		++				

注:++主要作用机制;+次要作用机制;? 不肯定

三、常用抗癫痫发作药的用法、用量

抗癫痫发作药(ASMS)对中枢神经系统的不良影响在治疗开始的最初几周明显,以后逐渐消退。减少治疗初始阶段的不良反应可以提高患者的依从性而使治疗能够继续。应该从较小的剂量开始,缓慢地增加剂量直至发作控制或最大可耐受剂量。

通过血药物浓度的测定,临床医师可以依据患者的个体情况,利用药代动力学的原理和方法,调整药物剂量,进行个体化药物治疗。这不仅可以提高药物治疗效果,也避免或减少可能产生的药物不良反应。

表3-4 常用抗癫痫发作药使用方法及血药浓度参考值

抗癫痫药物		起始剂量	增加剂量	维持剂量	最大剂量	有效浓度	每日服药次数/次
卡马西平							
	成人	100~200mg/d	逐渐增加	400~1200mg/d	1600mg/d	4~12mg/L	2~3
	儿童	<6岁 5mg/(kg·d)	5~7d增加1次	10~20mg/	400mg		2
		6~12岁	每2周增加1次100mg/d	400~800mg	1000mg		2~3
氯硝西泮							
	成人	1.5mg/d	0.5~1mg/3d	4~8mg/d	20mg/d		3
	儿童	20~90μg/L	2~3		10岁以下或体重<30kg, 0.01~0.03mg/(kg·d)	0.3~0.05mg/(kg·3d)	0.1~0.2mg/(kg·d)
苯巴比妥(鲁米那)							
	成人			90mg/d	极量250mg/次, 500mg/d	15~40mg/L	1~3
	儿童			3~5mg/(kg·d)		1~3	1~3
苯妥英钠(大仑丁)							
	成人	200mg/d	逐渐增加	250~300mg/d		10~20mg/L	2~3
	儿童	5mg/(kg·d)	逐渐增加	4~8mg/(kg·d)	250mg		2~3
扑痫酮(扑米酮)							
	成人	50mg/d, 1次晚服	逐渐增加	750mg/d	1500mg/d		3

续表

抗癫痫药物	起始剂量	增加剂量	维持剂量	最大剂量	有效浓度	每日服药次数/次
儿童	8岁以下50mg/d,1次服5mg/(kg·d);8岁以上同成人	逐渐增加	375~700mg/d 或10~25mg/(kg·d)			3
丙戊酸						
成人	5~10mg/(kg·d)	逐渐增加	600~1200mg/d	1800mg/d	50~100mg/L	2~3
儿童	15mg/(kg·d)	逐渐增加	20~30mg/(kg·d)			2~3
加巴喷丁						
成人	300mg/d	300mg/d	900~1800mg/d	2400~3600mg/d		3
儿童	12岁以下剂量未定,12~18岁剂量同成人					
老人	首次剂量由肌酐清除率决定					
拉莫三嗪						
单药治疗						
成人	50mg/d	25mg/周	100~200mg/d	500mg/d		2
儿童	0.3mg/(kg·d)	0.3mg/(kg·d)	2~10mg/(kg·d)			2
与肝酶诱导类的ASMS合用						
成人	50mg/d	50mg/2周	100~200mg/d			2
儿童	0.6mg/(kg·d)	0.6mg/(kg·d)	5~15mg/0.6mg/(kg·d)			2

续表

抗癫痫药物	起始剂量	增加剂量	维持剂量	最大剂量	有效浓度	每日服药次数/次
与丙戊酸类药物合用						
成人	12.5mg/d	12.5mg/2周	100~200mg/d			2
儿童	0.15mg/(kg·d)	0.15mg/(kg·d)	1~5mg/(kg·d)			2
拉考沙胺						
成人	100mg/d	每周增加100mg/d	400mg/d			2
儿童	2mg/(kg·d)	每周增加2mg/(kg·d)	11~30kg:6~12mg/(kg·d); 30~50kg:4~8mg/(kg·d)	11~30kg:12mg/(kg·d); 30~50kg:8mg/(kg·d)		2
左乙拉西坦						
成人	1000mg/d	500~1000mg/2周	1000~4000mg/d			2
儿童	10~20mg/(kg·d)	10~20mg/(kg·d)	20~60mg/(kg·d)			2
奥卡西平						
成人	300mg/d	300mg/周	600~1200mg/d	2400mg/d		2
儿童	8~10mg/(kg·d)	10mg/(kg·d)	20~30mg/(kg·d)	45mg/(kg·d)		2
吡仑帕奈	2mg/d	2mg/1~2周	4~8mg/d	12mg/d		1
托吡酯						
成人	25mg/d	25mg/周	100~200mg/d			2
儿童	0.5~1mg/(kg·d)	5~1mg/(kg·d)	3~6mg/(kg·d)			2
唑尼沙胺						
成人	100~200mg/d	100mg/1~2周	200~400mg/d			2

续表

抗癫痫药物	起始剂量	增加剂量	维持剂量	最大剂量	有效浓度	每日服药次数/次
儿童	2~4mg/(kg·d)	2~4mg/(kg·周)	4~8mg/(kg·d)			2

四、抗癫痫发作药的选择

70%左右新诊断的癫痫患者可以通过服用单一抗癫痫发作药使发作得以控制,所以初始治疗的药物选择非常重要,选药正确可以增加治疗的成功率。根据发作类型和综合征分类选择药物是癫痫治疗的基本原则(表3-5,表3-6)。同时还要考虑以下因素:禁忌证、可能的不良反应、达到治疗剂量的时间、服药次数及恰当的剂量、特殊治疗人群(如儿童、育龄妇女、老人等)的需要、药物之间的相互作用以及药物来源和费用等。

表3-5 根据发作类型的选药原则

发作类型	一线药物	添加药物	可以考虑的药物	可能加重发作的药物
全面性强直-阵挛发作	丙戊酸	左乙拉西坦		卡马西平
	拉莫三嗪	托吡酯		奥卡西平
	卡马西平	丙戊酸		苯妥英钠
	奥卡西平	拉莫三嗪		加巴喷丁
	左乙拉西坦	吡仑帕奈		普瑞巴林
		拉考沙胺		替加宾
发作类型	一线药物	添加药物	可以考虑的药物	可能加重发作的药物
		氯巴占*		氨己烯酸(加重同时存在的失神或肌阵挛发作)
强直或失张力发作	丙戊酸	拉莫三嗪	托吡酯	卡马西平
		卢非酰胺*		奥卡西平
				加巴喷丁

续表

发作类型	一线药物	添加药物	可以考虑的药物	可能加重发作的药物
				普瑞巴林
				替加宾*
				氨己烯酸
失神发作	丙戊酸	丙戊酸	氯硝西泮	卡马西平
	乙琥胺*	乙琥胺*	氯巴占*	奥卡西平
	拉莫三嗪	拉莫三嗪	左乙拉西坦	苯妥英钠
			托吡酯	加巴喷丁
			吡仑帕奈	普瑞巴林
			唑尼沙胺	替加宾*
				氨己烯酸
肌阵挛发作	丙戊酸	左乙拉西坦	氯硝西泮	卡马西平
	左乙拉西坦	丙戊酸	氯巴占*	奥卡西平
	托吡酯	托吡酯	吡仑帕奈	苯妥英钠
			唑尼沙胺	普瑞巴林
				替加宾*
				氨己烯酸
局灶性发作	卡马西平	卡马西平	苯妥英钠	
	拉莫三嗪	左乙拉西坦	苯巴比妥	
	奥卡西平	拉莫三嗪		
	左乙拉西坦	奥卡西平		
局灶性发作	丙戊酸	加巴喷丁		
	吡仑帕奈	丙戊酸		
	拉考沙胺	托吡酯		
发作类型	一线药物	添加药物	可以考虑的药物	可能加重发作的药物
		吡仑帕奈		
		唑尼沙胺		
		拉考沙胺		
		氯巴占*		

注：*为目前国内尚未上市的抗癫痫发作药。

表3-6 根据癫痫综合征的选药原则

癫痫综合征	一线药物	添加药物	可以考虑的药物	可能加重发作的药物
儿童失神癫痫、青少年失神癫痫或其他失神综合征	丙戊酸	丙戊酸	氯硝西泮	卡马西平
	乙琥胺*	乙琥胺*	唑尼沙胺	奥卡西平
	拉莫三嗪	拉莫三嗪	左乙拉西坦	苯妥英钠
			托吡酯	加巴喷丁
			吡仑帕奈	普瑞巴林*
			氯巴占*	替加宾*
				氨己烯酸
青少年肌阵挛癫痫	丙戊酸	左乙拉西坦	氯硝西泮	卡马西平
	拉莫三嗪	托吡酯	吡仑帕奈	奥卡西平
			唑尼沙胺	苯妥英钠
			氯巴占*	加巴喷丁
				普瑞巴林*
				替加宾*
				氨己烯酸
仅有全面性强直-阵挛发作的癫痫	丙戊酸	左乙拉西坦		
	拉莫三嗪	托吡酯		
	卡马西平	丙戊酸		
	奥卡西平	拉莫三嗪		
		氯巴占*		
特发性全面性癫痫	丙戊酸、	左乙拉西坦	氯硝西泮	卡马西平
	拉莫三嗪	丙戊酸	唑尼沙胺	奥卡西平
		拉莫三嗪	氯巴占*	苯妥英钠
		托吡酯		加巴喷丁
				普瑞巴林*
				替加宾*
				氨己烯酸

续表

癫痫综合征	一线药物	添加药物	可以考虑的药物	可能加重发作的药物
儿童良性癫痫伴中央颞区棘波、Panayiotopoulos 综合征或晚发性儿童枕叶癫痫（Gastaut 型）	卡马西平	卡马西平	苯巴比妥	
	奥卡西平	奥卡西平	苯妥英钠	
	左乙拉西坦	左乙拉西坦	唑尼沙胺	
	丙戊酸	丙戊酸	普瑞巴林*	
	拉莫三嗪	拉莫三嗪	替加宾*	
		托吡酯	氨己烯酸	
		加巴喷丁	艾司利卡西平*	
		氯巴占*	拉考沙胺	
West 综合征（婴儿痉挛症）	类固醇	托吡酯		
	氨己烯酸	丙戊酸		
		氯硝西泮		
		拉莫三嗪		
Lennox-Gastaut 综合征	丙戊酸	托吡酯	卡马西平	
	拉莫三嗪	卢非酰胺*	左乙拉西坦	奥卡西平
		氯巴占	非氨酯*	加巴喷丁
		大麻二酚*（EPIDIOLEX）		普瑞巴林*
				替加宾*
				氨己烯酸
Dravet 综合征	丙戊酸、			卡马西平
	氯巴占*	司替戊醇*		奥卡西平
	托吡酯	左乙拉西坦		加巴喷丁
		唑尼沙胺		拉莫三嗪
		氯硝西泮		苯妥英钠
		大麻二酚*（EPIDIOLEX）		普瑞巴林*
				替加宾*
				氨己烯酸

续表

癫痫综合征	一线药物	添加药物	可以考虑的药物	可能加重发作的药物
癫痫性脑病伴慢波睡眠期持续棘慢波	丙戊酸	左乙拉西坦		卡马西平
	左乙拉西坦	拉莫三嗪		奥卡西平
	氯硝西泮	托吡酯		
	类固醇			
Landau-Kleffner综合征	丙戊酸	左乙拉西坦		卡马西平
	氯硝西泮	拉莫三嗪		奥卡西平
	类固醇	托吡酯		
肌阵挛-失张力癫痫	丙戊酸	拉莫三嗪		卡马西平
	托吡酯	左乙拉西坦		奥卡西平
	氯硝西泮			苯妥英钠
	氯巴占*			加巴喷丁
				普瑞巴林*
				替加宾*
				氨己烯酸

第五节 癫痫持续状态的诊断与处理

一、定义

癫痫持续状态（SE）的含义实际为"癫痫发作的持续状态"，是一种临床症状，可见于癫痫患者的一次癫痫发作，也可见于其他病因（如病毒性脑炎、脑外伤、低血糖等）所导致的急性症状性癫痫发作。

既往传统的 SE 定义（ILAE，1993）：一次癫痫发作持续 30min 以上，或反复多次发作持续 30min 以上，且发作间期意识不恢复至发作前的基线状态。

随着对 SE 的不断认识，2015 年 ILAE 提出适用于所有发作类型的 SE 新定义：SE 是指发作自行终止的机制失败或异常持续发作的机制启动（在时间点 t1 之后）所导致的一种临床状态，可以导致包括神经元死亡、损伤和神经网络改变（在时间点 t2 之后）等长期不良后果，取决于发作的类型和时长。t1 提示启动治疗的时间点,t2 提示长期不良后果可能发生的时间点。强直-阵挛性癫痫持续状态的 t1 为 5min,t2 为 30min；伴意识障碍的局灶性癫痫持续状态的 t1 为 10min,t2 大于 60min；失神癫痫持续状态的 t1 为 10~15min,t2 尚不明确。

难治性 SE(RSE)：给予至少 2 种种类和剂量均适当的静脉抗癫痫发作药（包括苯二氮䓬类药物），SE 仍然持续。该诊断不需要发作时间的限定。持续至少 7d 的 RSE 称为长时间 RSE。

超难治性 SE(SRSE)：麻醉药开始后至少 24h,SE 仍不能终止，或在进行适当麻醉药治疗过程中 SE 反复，或药物减停后复发而需要再次麻醉治疗。麻醉药包括咪达唑仑、戊巴比妥、硫喷妥、氯胺酮等（以麻醉剂量使用）。持续至少 7d 的 SRSE 称为长时间 SRSE。

二、惊厥性癫痫持续状态（CSE）的治疗

1. 总体治疗原则

包括：①治疗目标是尽快终止临床发作和电发作；②尽早治疗，遵循 SE 处理流程，尽快终止发作；③积极查找 SE 病因，对因治疗；④支持治疗，维持患者呼吸、循环及水电解质平衡。

2. 惊厥性 SE 处理流程及具体药物（图 3-2）

(1) 院前治疗：早期 SE 多数发生于院外（无静脉通路），有效的院前治疗可以明显缩短 SE 的持续时间。院前治疗的选择为咪达唑仑（鼻腔黏膜/口腔黏膜）或地西泮（直肠给药）。

(2) 院内治疗。

初始阶段治疗药物：通常发作开始 5min 启动治疗。首选苯二氮䓬类药物给药，包括劳拉西泮（静脉给药，国内暂未上市）、地西泮（静脉给药）或咪达唑仑（肌内注射）。

第二阶段治疗药物：如果前述初始治疗后仍未终止发作，可给予第二阶段治疗药物，即二线治疗药物，均为静脉给药，包括磷苯妥英（国内暂未上市）、苯妥英（国内暂未上市）、丙戊酸、左乙拉西坦和苯巴比妥。

第三阶段治疗药物：如果前述第二阶段治疗仍未终止发作，为难治性 SE,应用全身麻醉药，静脉给药，主要包括咪达唑仑、丙泊酚、戊巴比妥和硫喷妥等。

3. 超难治性 SE 的治疗

(1) 应积极寻找病因，争取对因治疗。例如：CNS 感染性疾病，针对病原积极

抗感染;怀疑自身免疫性脑炎给予大剂量甲泼尼龙、丙种球蛋白,必要时血浆置换等免疫治疗;不明原因 NORSE 或 FIRES 可给予糖皮质激素、丙种球蛋白、生酮饮食治疗及其他抗感染治疗等。

阶段	院前/院内处理	监测
发作>5min 启动初始治疗	**院前** 无静脉通路 咪达唑仑（鼻腔/口腔黏膜） 或 地西泮（直肠） 或 水合氯醛（直肠）	**给氧** 呼吸道管理 血流动力学监测 血电解质 血糖 心电图
	院内 无静脉通路 咪达唑仑（肌内注射） 有静脉通路 地西泮（静脉）或劳拉西泮*（静脉） 推注结束后观察5min 如果仍发作,可重复1次 静脉推注结束后观察5min	
	↓ 发作未终止	
第二阶段治疗 发作后20~40min	选择以下1种二线治疗药物 磷苯妥英*（静脉） 或丙戊酸（静脉） 或左乙拉西坦（静脉） 或苯妥英*（静脉） 或苯巴比妥（静脉）	血生化、凝血功能,ASMs浓度,必要时毒物检测、病原学,条件允许时头颅影像学
	↓ 发作未终止	
第三阶段治疗 （难治性SE治疗） 发作后40~60min	可换用1种二线治疗药物或启动麻醉药治疗 咪达唑仑（静脉）（通常作为首选） 或丙泊酚（静脉） 或硫喷妥（静脉） 达到EEG广泛暴发抑制,至少维持24h	入ICU 保证呼吸道通畅, 准备机械通气 生命体征监测 持续V-EEG监测 血糖监测 进一步病因学评估
	↓ 麻醉药治疗24h后发作仍未终止或SE反复,或减停麻醉药后SE复发	
超难治性SE治疗	1. 积极病因学治疗,例如不明原因NOSRE或FIRES尝试大剂量糖皮质激素、大剂量丙种球蛋白、生酮饮食及其他抗炎治疗等 2. 可尝试氯胺酮、利多卡因、硫酸镁等 3. 可尝试生酮饮食、神经调控治疗和低温治疗等 4. 添加口服抗癫痫发作药物	

图 3-2　惊厥性癫痫持续状态处理流程

注:* 国内暂无

(2)静脉抗癫痫发作药:可应用氯胺酮,无效可尝试利多卡因、硫酸镁等。

(3)可尝试生酮饮食、急诊神经调控治疗和低温治疗等。

(4)添加口服抗癫痫发作药。

为了方便临床实际应用,现将癫痫持续状态治疗药物的用法用量及注意事项总结为表 3-7。

表 3-7 癫痫持续状态治疗药物的用法用量及注意事项

药物	用法	注意事项
地西泮	静脉推注 0.15~0.2mg/kg（最大 10mg） 直肠 0.2~0.5mg/kg（最大 20mg）	静脉给药 5min 后可重复 1 次，注意低血压和呼吸抑制
劳拉西泮*	静脉推注 0.1mg/kg（最大 4mg）	5min 后可重复 1 次，注意低血压和呼吸抑制
咪达唑仑	肌内注射 0.2mg/kg（最大 10mg） 鼻腔 0.2mg/kg（最大 10mg） 口腔黏膜 0.2~0.5mg/kg（最大 10mg） 静脉推注 0.2mg/kg，之后 0.05~2mg/(kg·h)维持	呼吸抑制，低血压，长时间应用可出现耐药
苯妥英*	静脉输注 20mg/kg[1mg/(kg·min)，最大速度 50mg/min]	心律失常和低血压等心血管不良反应，需监测血药浓度
磷苯妥英*	静脉输注 20mgPE/kg[3mgPE(kg·min)，最大速度 150mgPE/min]	心律失常和低血压等心血管不良反应
苯巴比妥	15~20mg/kg 静脉输注[2mg/(kg·min)，最大速度 50~100mg/min]	低血压，呼吸抑制
丙戊酸	20~40mg/kg 静脉输注[3~6mg/(kg·min)]	肝功能损害，高氨血症，血小板减少，怀疑遗传代谢病慎用，监测血药浓度
左乙拉西坦	40~60mg/kg（最大 4500mg）静脉输注[2~5mg/(kg·min)，>15min]	药物相互作用少，不通过肝脏代谢
硫喷妥	2~7mg/kg 静脉输注（最大速度 50mg/min）之后 0.5~5mg/(kg·h)维持	低血压，心脏呼吸抑制，蓄积毒性，代谢为戊巴比妥
戊巴比妥	5~15mg/kg 静脉输注（最大速度 50mg/min），之后 0.5~5mg/(kg·h)	低血压，心脏呼吸抑制，麻痹性肠梗阻，蓄积毒性
丙泊酚	1~2mg/kg 静推，5min 可重复，累计最大 10mg/kg，之后 4~10mg/(kg·h)[如持续输注>48h，最大速度 5mg/(kg·h)]	警惕丙泊酚输注综合征（表现为横纹肌溶解，甘油三酯>500mg/dL，进行性乳酸酸中毒，肾衰竭），呼吸抑制，低血压
氯胺酮	1.5mg/kg 静推，5min 可重复，最大 4.5mg/kg，之后 1.2~7.5mg/(kg·h)	呼吸抑制相对轻，血流动力学不稳定，可能增加颅内压

注：*国内暂无

第六节 药物难治性癫痫的诊断与处理

癫痫患者经过正规的抗癫痫发作药（ASMS）治疗，仍有约 1/3 患者不能完全控制发作。长期癫痫发作、较高频率的癫痫发作或癫痫持续状态会对患者的认知、记忆、生活质量、社会心理及儿童的生长发育等造成严重影响，控制不良的药物难治性癫痫患者发生癫痫猝死风险明显高于其他癫痫患者。2010 年国际抗癫痫联盟发表了药物难治性癫痫的定义，并建议此类患者需转诊至癫痫专业诊疗机构，由专科医师根据病因、发作类型、综合征、预后等因素进行治疗和检查评估，同时将患者纳入"评估－治疗－随访－再评估－再治疗－再随访"的动态管理和治疗中。

一、定义

药物难治性癫痫目前普遍采用国际抗癫痫联盟 2010 年的定义：应用正确选择且能耐受的两种抗癫痫发作药（单药或联合用药），仍未能达到持续无发作。

二、药物难治性癫痫的病因

药物难治性癫痫的病因诊断，遵循 ILAE 关于癫痫的六大病因诊断原则。儿童药物难治性癫痫的病因较为复杂，有些婴幼儿或儿童期的癫痫综合征是由特定病因引起的，如大田原综合征多由先天发育畸形引起，早发肌阵挛性脑病多由先天代谢异常引起。而有些综合征可继发于多种病因，如婴儿痉挛和 LGS 可能由染色体异常、代谢异常、结构异常、脑炎等引起。药物难治性癫痫病因的确定，有利于进一步有针对性地实施治疗。

三、药物难治性癫痫的早期识别

根据引起药物难治性癫痫的病因和综合征的不同，癫痫患者被诊为药物难治性癫痫的时间是不等的。早期识别药物难治性癫痫的危险因素并早期诊断，有利于基层医师早期转诊及动态评估病情，有利于癫痫专科医师早期考虑除药物治疗外的多种治疗方法以改善患者的预后。

药物难治性癫痫早期识别包括以下几方面：

（1）易发展为难治性癫痫的综合征：常见的有早发性癫痫脑病、婴儿痉挛症、

Lennox – Gastaut 综合征、Rasmussen 综合征、颞叶内侧癫痫、下丘脑错构瘤发笑发作等。

(2) 易发展为药物难治性癫痫的危险因素包括：①初始 ASMS，治疗效果差；②年龄依赖性癫痫性脑病；③在癫诊断和治疗前存在频繁发作；④出现过癫痫持续状态；⑤长期活动性癫痫发作；⑥海马硬化、皮质发育异常、肿瘤、外伤性软化灶、双重病理等明确的病因。

(3) 2 岁以下癫痫患儿，建议按照药物难治性转诊流程尽早转至综合儿科癫痫中心进行诊治。2 岁以下患儿，一些病因诊断明确的癫痫，如 Dravet 综合征、葡萄糖转运体 I 缺陷、KCNQ2 基因相关癫痫脑病、结节性硬化症等，如能尽早诊断并采用针对病因的药物、手术、精准治疗等安全有效的手段，不仅有利于更好控制发作，而且可使患儿的认知、发育等得到显著改善。

四、药物难治性癫痫的检查评估

药物治疗效果不佳的患者，应转诊到上一级专业癫痫诊疗机构进一步检查、诊断、评估和选择治疗。

癫痫专业医师接诊药物治疗效果不佳的有发作性疾病的患者，应按照以下步骤进行评估和选择治疗。

(1) 重新考虑癫痫的诊断和鉴别诊断，排除非癫痫发作事件。

(2) 按照药物难治性癫痫定义和诊断要点，综合考虑是否存在易发展成药物难治性癫痫的危险因素，排除假性药物难治性癫痫的可能，确认药物难治性癫痫的诊断。

(3) 通过病史和检查，完成药物难治性癫痫的病因诊断、定位诊断、预后评估。

(4) 有条件者评估患者的认知、心理和社会功能损害程度，儿童患者评估发作对患儿智力和生长发育等方面的影响。

(5) 有局部结构性病灶和实施切除性手术可能的患者，需进一步评估致病灶与脑重要功能区的关系，考虑切除性手术是否引起患者的功能障碍。

(6) 根据评估结果，综合考虑各种治疗方法的疗效和可能的不良反应，制定治疗方案。

(7) 制定随访计划，定期评估治疗效果，确定是否需要再次评估和再次确定治疗方案。

五、药物难治性癫痫的治疗选择和动态管理

目前药物难治性癫痫采取的主要治疗措施包括以下几类：

(1) 切除性外科手术：对于有明确致病灶且致病灶位于脑非重要功能区的手术风险较低的药物难治性癫痫患者，应尽早考虑切除性手术。包括海马前颞叶切除术、致病灶切除、脑叶切除、多脑叶切除、大脑半球切除(离断)术等。

(2) 姑息性外科手术：包括软膜下横切等手术，通过阻断癫痫样放电的传导，达到减少发作频率和减轻发作程度的目的。

(3) 生酮饮食：适用于儿童各年龄段发作频繁的综合征，可使38%～50%患儿减少50%发作。主要不良反应包括便秘、酮症酸中毒、高脂血症、肾结石等，需要在医师和营养师共同指导下应用此疗法。

(4) 神经调控：包括迷走神经电刺激(VNS)、脑深部电刺激(DBS)、脑皮质电刺激、经颅磁刺激、反馈式神经电刺激等。

(5) 进一步抗癫痫发作药治疗：包括应用新型抗癫痫发作药和尝试多药联合应用。另外，手术、饮食疗法、神经调控等治疗失败的患者也应该再次尝试药物治疗的可能性。

(6) 类固醇皮质激素治疗：主要用于部分儿童药物难治性癫痫，如婴儿痉挛症、Landau–Kleffner 综合征等。

(7) 其他：包括静脉用免疫球蛋白、精准治疗等。

进行药物难治性癫痫治疗选择的癫痫专业医师，应根据诊断、病因、预后、各种治疗法的疗效、治疗风险、花费和家属的治疗意愿等进行综合评价，权衡利弊和风险收益比较，决定治疗措施。药物难治性癫痫患者应处于评估-治疗-随访-再次评估-再次治疗-随访的动态治疗和管理中，并应尽早取得家属的配合。诊疗流程总结于图3-3。

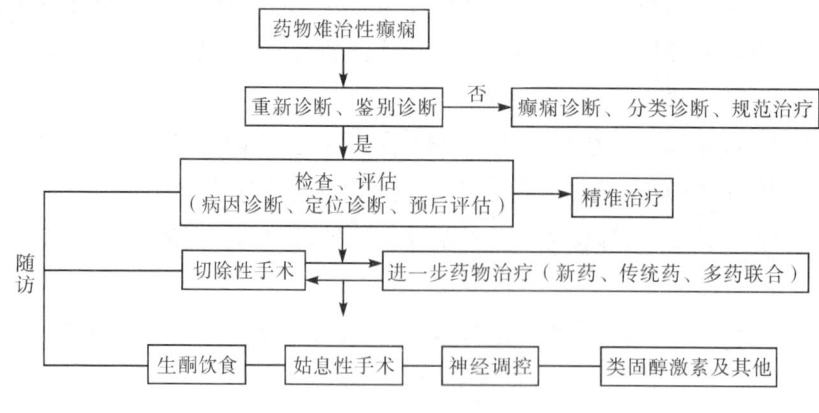

图3-3 药物难治性癫痫的诊疗流程

第四章

中枢神经系统感染性疾病

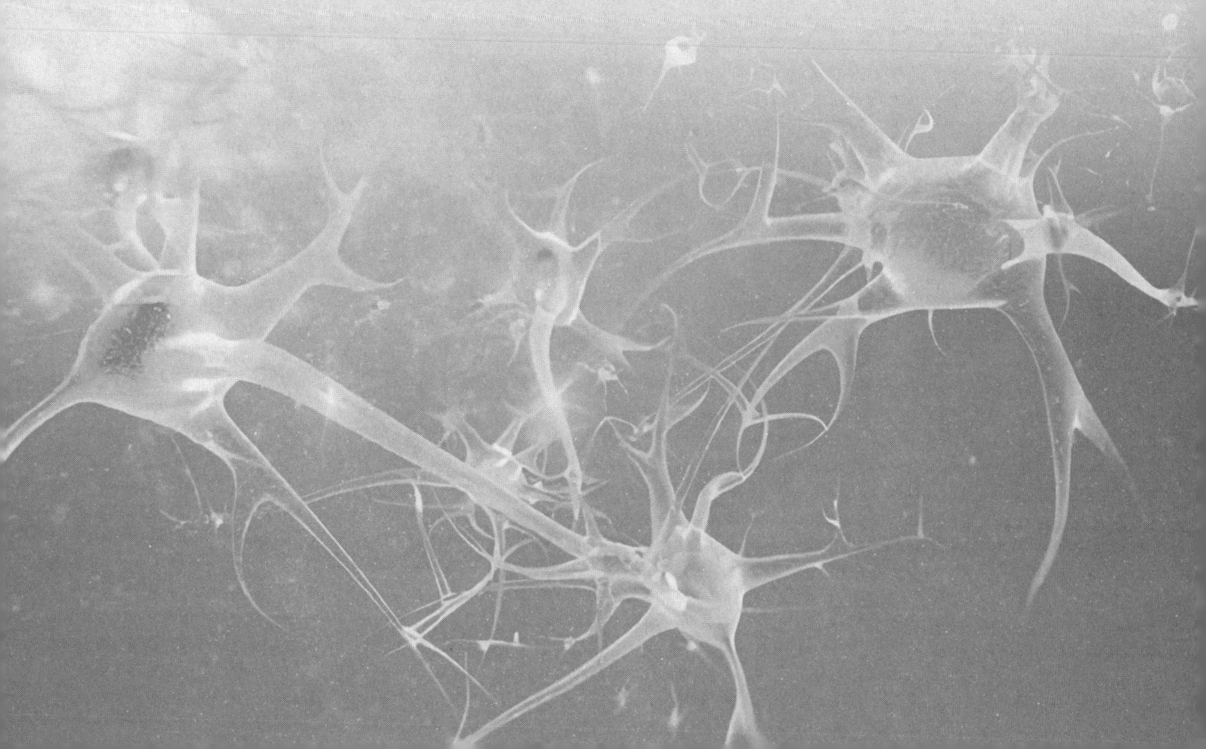

第一节 细菌性脑膜炎

化脓性脑膜炎简称化脑,是小儿时期常见的中枢神经系统感染性疾病,以婴幼儿居多。临床以发热、呕吐、头痛、惊厥、意识障碍、脑膜刺激征以及脑脊液脓性改变为特征,病死率为5%~15%,约1/3幸存者遗留各种神经系统后遗症。

一、诊断要点

1.病因

许多化脓菌都能引起本病,不同年龄致病菌常不同。<3月龄常见病原菌为大肠埃希菌和无乳链球菌,3月龄至<1岁常见病原菌为肺炎链球菌、大肠埃希菌、无乳链球菌,1~15岁首位病原菌是肺炎链球菌。小儿免疫功能均较成人弱,病原菌容易通过血脑屏障引起化脑。致病菌主要经过血流、临近组织器官感染或者与颅腔存在直接通道的部位进入颅内,引起脑膜及表层脑组织为主的炎性病变。

2.临床表现

患儿大多急性起病,部分病前数日有上呼吸道或胃肠道感染病史。典型者临床有感染中毒、颅压增高和脑膜刺激症状。

(1)发热、感染中毒等非特异性表现:年龄较大儿童发病急,有高热、头痛、呕吐、食欲不振及精神萎靡、嗜睡等症状,并可诉肌肉关节痛;小婴儿表现易激惹、烦躁不安、目光凝视等脑膜炎。双球菌脑膜炎(流行性脑脊髓膜炎)的爆发型起病急骤,呈进行性休克、意识障碍、皮肤出血点和淤斑以及弥漫性血管内凝血等表现,常于24h内危及生命。

(2)颅内压增高表现:年长儿以剧烈头痛和喷射性呕吐为典型表现,婴儿则以前囟饱满与张力增高、颅缝裂开、头围增大等为主。部分患儿表现为表情淡漠、意识障碍、谵妄、昏迷,部分或全身性惊厥发作,合并脑疝时则有瞳孔不等大、突发意识障碍加重、呼吸不规则等征兆。

(3)脑膜刺激征:表现为背痛,颈强直,克氏征与布氏征阳性,严重者出现角弓反张。婴幼儿期细菌性脑膜炎患儿由于前囟尚未闭合,骨缝可以裂开,而使颅内压增高及脑膜刺激症状出现较晚。

(4)年龄小于3个月的幼婴和新生儿的表现:化脑表现多不典型,可表现为:①体温可高可低或不发热,甚至体温不升;②颅压增高症状不典型,可能仅有吐奶、尖叫,有时用手打头、摇头,颅缝开裂及前囟饱满;③惊厥不典型,如仅见局部小抽动;④脑膜刺激征不明显,与婴儿肌肉不发达、肌力弱和反应低下有关。若未及时治疗,可见头向后仰,甚至角弓反张。

3. 实验室检查

(1)血常规:白细胞总数多明显增高,分类以中性粒细胞为主,占80%以上。在感染严重时白细胞总数有时反而减少,贫血常见于流感杆菌脑膜炎。

(2)血培养:是明确病原菌的重要方法,能帮助确定病原菌。细菌性脑膜炎时,血培养不一定获得阳性结果,早期未用抗生素治疗者阳性率较高,一般新生儿化脓性脑膜炎的血培养阳性率比较高。

(3)脑脊液检查:是确诊本病的重要依据,包括常规、涂片检菌及培养。典型细菌性脑膜炎的脑脊液压力增高,外观混浊呈米汤样,白细胞总数显著增多,多高于≥1000 个/mm^3,以中性粒细胞为主;糖含量显著降低,蛋白显著增高,脑脊液涂片革兰染色寻找细菌是明确脑膜炎病因的重要方法,检出阳性率甚至较细菌培养高。最终确定病原菌仍需依靠脑脊液细菌培养,细菌培养阳性者应做药物敏感试验,以指导选用有效抗生素。

(4)皮肤淤斑涂片找菌:是发现脑膜炎双球菌重要而简便的方法。

(5)宏基因组二代测序:利用二代测序方法明确病原菌,该方法不受应用抗生素的影响,对于入院前已应用抗生素或微生物培养阴性的患儿,可使用该方法进一步明确致病菌。

(6)头颅 CT 或 MRI 检查:一般化脓性脑膜炎不必常规进行,当疑有并发症时可行此项检查。经合理抗菌药物治疗及脱水降颅压治疗,仍有发热(或体温恢复正常后再次升高,不能用其他疾病解释)、意识改变(如烦躁哭闹嗜睡、昏迷等)、颅内压增高(如头痛、呕吐、前囟膨隆、颅骨缝裂开、头围增大等)、出现神经系统症状或体征(如肢体抽搐)等,需考虑存在硬膜下积液或积脓、脑积水等并发症的可能,应尽早完善头颅 CT、磁共振成像或头颅 B 超协助诊断。

4. 鉴别诊断

(1)结核性脑膜炎:需与不规则治疗的化脑鉴别。结核性脑膜炎起病多较缓慢(婴儿也有急性起病者),不规则发热1~2周才出现脑膜刺激征、惊厥或意识障碍等表现,有结核接触史、PPD阳性或肺部等其他部位有结核病灶者,支持结脑诊断。脑脊液外观毛玻璃样,白细胞数多<500×10⁶/L,分类以淋巴细胞为主,糖和氯化物均明显降低,蛋白增高。薄膜涂片抗酸染色和结核菌培养可帮助确立诊断。

(2)病毒性脑膜炎:除有一般脑膜炎症状外,全身感染中毒症状及神经系统症状均较化脑轻。脑脊液清亮,白细胞增多,以淋巴细胞为主,蛋白轻度增高,糖氯化物含量正常。某些病毒性脑炎早期,尤其是肠道病毒感染,脑脊液细胞数可明显增高,且以多核白细胞为主,但糖含量正常,细菌学检查阴性。脑脊液中特异性抗体和病毒分离有助诊断。

(3)隐球菌性脑膜炎:临床表现和脑脊液改变与结核性脑膜炎相似。但病情进展可能更缓慢,早期病情可呈波动性头痛等,颅压增高表现更持久和严重,诊断有赖于脑脊液涂片墨汁涂色和培养找到新型隐球菌。

(4)急性中毒性脑病:系急性细菌及病毒感染所引起的一种急性脑功能障碍,多因脑水肿所致,而非病原体直接作用于中枢神经系统。临床表现为谵妄、抽搐、昏迷,可有脑膜刺激征或肢体运动障碍。脑脊液仅压力增高,其他改变不明显。

5.并发症

(1)硬脑膜下积液:血管通透性增加及栓塞性静脉炎,可致硬脑膜下积液。若硬脑膜下腔的液体量超过2mL、蛋白定量大于0.4/L,可诊断为硬膜下积液。主要发生在1岁以下婴儿。头颅透光检查和CT扫描可协助诊断,但最后确诊仍需硬膜下穿刺。

(2)脑室管膜炎:可造成死亡和严重后遗症。炎症由致病菌经过血行播散、脉络膜裂隙直接蔓延或经脑脊液逆行扩散等途径引起。年龄愈小,诊治时间愈晚,发生率愈高,以革兰氏阴性杆菌所引起的小婴幼儿感染较多见。在强力抗生素治疗下发热不退,惊厥、意识障碍不改善,颈项强直进行性加重甚至出现角弓反张、脑脊液始终无法正常化以及影像学检查见脑室扩大时,应考虑本症。侧脑室穿刺脑室内脑脊液异常可确诊。治疗困难,病死率和致残率高。

(3)抗利尿激素分泌异常综合征:炎症刺激垂体后叶致抗利尿激素过量分泌,可引起低钠血症和血浆低渗透压。患儿由于呕吐、不进饮食等原因可加重低钠血症,低钠血症又可能加剧脑水肿致惊厥和意识障碍加重,或直接因低钠血症引起惊厥发作。

(4)脑积水:常见于治疗效果不好或治疗过晚的患者。脓块或炎性粘连可闭塞大脑导水管、马氏孔及路氏孔造成梗阻性脑积水;大脑表面蛛网膜因炎症发生粘连、萎缩而影响脑脊液吸收,可导致交通性脑积水。患儿表现为烦躁不安、嗜睡、呕吐,头颅进行性增大、骨缝分离、前囟扩大饱满、头顶破壶音和头皮静脉扩张等。

(5)其他并发症:由于炎症波及周围颅神经,或因颅内压增高使颅神经受压、坏死,可引起相应的颅神经功能改变,如失明、耳聋、面瘫等。

二、治疗要点

1. 抗生素治疗

化脓性脑膜炎病情严重、进展迅速,应力求用药24 h内杀灭脑脊液中致病菌,故应选择对病原菌敏感且易透过血脑屏障的药物,做到早期、足量、静脉、足疗程用药。脑脊液细菌培养阳性时,应作药物敏感试验,根据药敏结果用药。

(1)抗生素选择:病原菌明确前的抗生素选择:包括诊断初步确立但致病菌尚未明确,或院外不规则治疗者,考虑到我国肺炎链球菌常见,该菌脑膜炎型的青霉素和头孢菌素药敏折点高,对青霉素和三代头孢的耐药率高,建议将三代头孢菌素加万古霉素作为初始经验治疗方案。对头孢菌素过敏患儿,经验性治疗阶段需兼顾其他细菌,可选用美罗培南替代治疗。大肠埃希菌是婴儿期细菌性脑膜炎常见病原菌,耐药现象普遍,关于大肠埃希菌脑膜炎的经验性治疗,尚没有统一的意见。欧美指南推荐使用三代头孢或美罗培南,当考虑为高耐药性大肠埃希菌感染时,可选择三代头孢联合美罗培南作为初始治疗方案。一旦得到脑脊液革兰染色或培养结果,应根据病原体药敏结果结合经验治疗效果调整抗菌药物。

(2)抗生素使用疗程:对肺炎链球菌和流感嗜血杆菌脑膜炎,应静脉滴注有效抗生素10~14d,膜炎球菌者为7d,金黄色葡萄球菌和革兰阴性杆菌脑膜炎应达21d以上。若有并发症,还应适当延长。

应注意所有抗生素的应用均应根据其半衰期正确选择每天用药次数,如青霉素、万古霉素均应6~8h给药一次,以保证最佳疗效。

2. 肾上腺皮质激素

可抑制多种炎症因子的产生,降低血管通透性,从而减轻脑水肿和颅内高压,可减少颅内炎症粘连,减轻后遗症,且有利于退热及对抗感染中毒等症状。常用地塞米松静脉滴注,一般为$0.6mg/(kg \cdot d)$,连续用3~4d,长期使用可降低血脑屏障通透性。

3. 并发症的治疗

(1) 硬膜下积液:少量积液无须处理。如积液量较大引起颅压增高或有局部脑组织受压症状时,应行硬膜下穿刺放出积液,放液量最好每次每侧不超过15mL。患儿需反复多次穿刺,大多逐渐减少而治愈;个别迁延不愈者,需外科手术引流。有硬膜下积脓时,必须穿刺引流,可进行局部冲洗,并注入适当抗生素及地塞米松,否则很难自行吸收。

(2) 脑室管膜炎:进行侧脑室穿刺引流,以缓解症状。同时,针对病原菌并结合用药安全性,选择适宜抗生素脑室内注入。

(3) 脑积水:主要依赖手术治疗,包括正中孔粘连松解、导水管扩张和脑脊液分流术。

(4) 耳聋:部分患儿会出现听力受损的情况,需及时完善脑干听觉诱发电位。

4. 对症和支持治疗

急性期严密监测生命体征,定期观察患儿意识、瞳孔和呼吸节律改变;及时应用甘露醇等降低颅内高压,预防脑病发生;及时控制惊厥发作,并防止再发;监测并维持体内水、电解质、血浆渗透压和酸碱平衡,对有抗利尿激素异常分泌综合征表现者,适当限制液体量,对低钠血症严重者酌情补充钠盐;对小婴儿或病情危重者,可酌情应用血浆或静脉注射免疫球蛋白。

三、预后

患儿年龄、感染细菌种类、病情轻重、治疗早晚、治疗效果及有无并发症决定了预后好坏。新生儿、婴幼儿抵抗力差,早期诊断较困难,故预后差;肺炎链球菌所致化脑病死率较高且易于复发、再发,故预后差;部分患儿可以留有永久性神经系统后遗症。

第二节 病毒性脑膜炎

病毒性脑炎和病毒性脑膜炎是儿科常见的中枢神经系统感染性疾病,可由多种病毒导致。若炎症主要在脑膜,临床表现为病毒性脑膜炎;主要累及大脑实质时,以病毒性脑炎为临床特征。大多患者病程具有自限性,轻者可自行缓解,危重者呈急进性,可导致死亡及后遗症。

一、临床特点

1. 病因

病毒学诊断尚存在一定困难。临床工作中,目前仅能在 1/4~1/3 的中枢神经系统病毒感染病例中确定其致病病毒,其中 80% 为肠道病毒,其次为虫媒病毒、腺病毒、单纯疱疹病毒、腮腺炎病毒和其他病毒等。虽然当前多数患者尚难确定其病原体,但其临床和实验室资料,均支持急性颅内病毒感染的可能。病毒性脑炎的发病机理目前尚无定论,多数学者认为急性病毒性脑炎是病毒直接侵犯和感染中枢神经系统所致。病毒自呼吸道、胃肠道或经由昆虫叮咬侵入人体后,即先在淋巴系统内繁殖,然后通过血循环感染各种脏器。在入侵中枢神经系统前即可有发热等全身症状,在脏器中繁殖后的大量病毒则可进一步播散至全身。由于病毒迅速增殖,直接破坏神经组织,引起神经系统受累;另外,患者神经组织对病毒抗原的剧烈反应,导致脱髓鞘病变、血管和血管周围损伤,以及血管损伤所造成的脑供血不足,均可以造成脑损害而引起一系列临床症状。

2. 临床表现

病毒性脑炎患者的症状和体征多种多样,病情轻重差异很大,主要取决于病变是在脑膜还是脑实质。一般说来,病毒性脑炎的临床经过较脑膜炎严重。

(1)病毒性脑膜炎:主要症状为发热、恶心、呕吐、疲倦、嗜睡。急性起病,或先有上感或前驱传染性疾病。年长儿会诉头痛,婴儿则烦躁不安,易激惹。一般很少有严重意识障碍和惊厥,可有颈项强直等脑膜刺激征,但无局限性神经系统体征。病程多在 1~2 周。

(2)病毒性脑炎:多数患儿病初呈一般急性全身感染表现,逐渐出现脑实质受累症状。常有不同程度意识障碍,全身性或部分性反复发作性惊厥和弥漫性或局灶性神经体征,如偏瘫、单瘫或四肢瘫、各种不自主运动;精神行为异常,出现躁狂、幻觉、失语以及定向力、计算力与记忆力障碍等。部分患儿呈惊厥持续状态,或呼吸节律不规则、瞳孔不等大等脑疝表现,严重者可死亡。

病毒性脑炎病程多为 2~3 周。多数完全恢复,但少数遗留癫痫、肢体瘫痪、智能发育迟缓等后遗症。由单纯疱疹病毒引起者最严重,常合并惊厥与昏迷,病死率高。

3. 辅助检查

(1)脑脊液检查:外观清亮,压力正常或增加,多数病毒性脑炎可见脑脊液白细胞计数升高(>5×10⁶/L)脊液细胞学可见炎性细胞,一般以淋巴细胞升高为主,在急性期可有一过性中性粒细胞比例升高。蛋白质大多正常或轻度增高,糖含量正常。涂片和培养无细菌发现。

(2)脑电图:脑电图是评估病毒性脑炎的重要检测方法。脑炎重症患者脑电图可表现为双侧半球弥散性慢波,以额颞叶明显,出现周期性复合波(常为慢波或尖波)。脑电图对脑炎的病因诊断意义有限,但有助于与朊蛋白病、代谢性脑病等鉴别。

(3)影像学:头颅 MRI 与 CT 具有辅助定位诊断的作用,基于临床与神经影像学的脑炎临床综合征分型与不同病因有一定的对应关系,因此具有一定的病因诊断意义。头颅 FLAIR 对脑炎的脑实质病比较敏感,增强 MRI 有助于显示脑膜病变。头颅 CT 可以显示出血性病变和坏死性病变,单纯疱疹病毒性脑炎、阿米巴脑炎、霉菌感染可见出血坏死病变。头颅 CT 是急诊腰椎穿刺前必要的检查项目,有助于排除后颅窝占位等腰椎穿刺禁忌证。CT 和 MRI 也可于评估脑炎患者神经系统损害的程度、病情和预后。

(4)病毒学检查:部分患儿脑脊液病毒培养及特异性抗体测试阳性。恢复期血清特异性抗体滴度高于急性期 4 倍以上有诊断值。病毒性脑膜炎脑脊液中病毒培养的阳性率虽高于脑炎,但仍有约 1/3 的病例无法肯定致病病毒。

4. 诊断

确诊病毒性脑炎需要同时符合 A、B、C、D 4 个条件。

(1)主要条件:精神状态改变,包括意识水平下降、嗜睡或精神行为异常,持续 24h;或者新出现的癫痫发作。

(2)次要条件:体温≥38℃发热(起病前或起病后 72h 内),或新出现的神经系统局性表现,或脑脊液白细胞 >5×10⁶/L,或脑脊液细胞学呈淋巴细胞性炎症,或影像学显示脑实质病灶符合脑炎,或脑电图异常符合脑炎。

(3)确诊实验:脑脊液病毒核酸阳性(聚合酶链反应或宏基因组二代测序),或脑液和(或)血清抗病毒抗体 M 阳性。

(4)合理排除其他病因。

5. 鉴别诊断

大多数病毒性脑炎或脑膜炎的诊断,有赖于排除颅内其他非病毒性感染、Reye 综合征等常见急性脑部疾病后确立。少数患者若明确地并发于某种病毒性传染病,如腮腺炎、水痘、麻疹等,或脑脊液检查证实特异性病毒抗体阳性者,可直接支持颅内病毒性感染的诊断。

(1)颅内其他病原感染:主要根据脑脊液外观、常规、生化和病原学检查,与化脓性、结核性、隐球菌脑膜炎鉴别。此外,合并硬膜下积液者支持婴儿化脓性脑膜炎诊断。发现颅外结核病灶和皮肤 PPD 试验阳性,有助于结核性脑膜炎诊断。

(2)Reye 综合征:以急性脑病和肝脏脂肪变性为主要临床特征,表现为肝功明显异常而无黄疸、凝血酶原时间延长、血氨升高、血糖降低、脑膜刺激征阴性、脑脊液细胞数不高、临床及影像学检查无神经系统局灶性病变等特点,可与病毒性脑膜炎或脑炎鉴别。

(3)自身免疫性脑炎(AE):包括抗 N-甲基-D-天冬氨酸受体(NMDAR)脑炎等抗体相关 AE。抗 NMDAR 脑炎的症状全面、多样,具有弥漫性的特点,包括精神行为异常、发作、近记忆力下降、言语障碍、运动障碍/不自主运动、意识障碍、自主神经功能障碍等头颅 MRI 多数正常,或病范围包括边缘系统和其他区域的大脑皮质,部分女性患者合并卵巢畸胎瘤,脑脊液抗 NMDAR 抗体性是其确诊依据。

二、治疗要点

本病缺乏特异性治疗,但病程具有自限性。急性期正确的支持与对症治疗,是保证病情顺利恢复、降低病死率和致残率的关键。

1.一般治疗

退热,维持水、电解质平衡与合理营养供给,不能进食者给予鼻饲,对营养状况不良者给予静脉营养支持。

2.抗病毒治疗

(1)阿昔洛韦:对单纯疱疹病毒作用最强,对其他如水痘-带状疱疹病毒、巨细胞病毒、EB 病毒也有抑制作用,每次 5~10mg/kg,每 8h 1 次静脉滴注,连用 10~14d。

(2)更昔洛韦:作用机制基本同阿昔洛韦,但作用较阿昔洛韦更强,每次 5mg/kg,每 12h 1 次静脉滴注,连用 2~3 周,适应证同阿昔洛韦。

(3)糖皮质激素:对于单纯疱疹病毒 1/2 和水痘病毒脑炎,在应用特异性抗病毒药物(阿昔洛韦)的同时,可酌情使用短疗程激素,有可能改善预后。激素能否改善病毒性脑炎的长期预后仍有待进一步临床研究确认。

(4)重症患者亦可应用静脉注射丙种球蛋白。

3. 对症治疗

及时应用脱水药物以减轻和控制脑水肿,并预防脑疝的形成;控制惊厥发作,保持呼吸、循环等生命体征稳定。

三、预后

病毒性脑炎的预后与病因、发病年龄、病变的范围和病情的轻重有关。昏迷持续时间较长或有频繁惊厥时,脑部缺氧及病理变化严重,预后多较差,容易留有神经、精神的后遗症。单纯疱疹病毒脑炎的预后较差,患儿的病死率可达30%以上,约半数的存活病例往往留有神经系统后遗症,需及时进行康复治疗。

第二节 结核性脑膜炎

结核性脑膜炎(简称结脑)是小儿结核病中最严重的类型,以3岁以下婴幼儿多见,常在结核原发感染后1年以内,尤其在初染结核3~6个月时最易发生。

一、诊断要点

1. 病因

一般认为,结核分枝杆菌经呼吸道传入后经血行播散到全身各器官,如脑膜和邻近组织并激活细胞免疫反应,病原体可以被激活的巨噬细胞消灭,形成结核结节,可休眠数年。当人体免疫力降低时,结核结节中心形成干酪样坏死,病原体迅速繁殖,并导致结核结节破裂,释放结核分枝杆菌至蛛网膜下腔,导致结核性脑膜炎。多数情况下,结核分枝杆菌由血液播散所致;部分结核分枝杆菌还可以由颅骨、脊椎骨、乳突等邻近组织的结核病灶直接向颅内或椎管内侵入引起。因中枢神经系统发育不成熟、血脑屏障功能不完善、免疫功能低下,婴幼儿在全身性结核感染的基础上最容易发生结核性脑膜炎。以春冬发病较多,麻疹和百日咳常为结脑发病的诱因。

主要病理改变为脑膜弥漫充血、水肿、炎性渗出,并形成许多结核结节,大脑、脑干、脑血管、脊髓、颅神经及脑脊液循环通路均可受累,出现相应临床症状。

2. 临床表现

1）一般症状

主要为结核中毒症状,包括发热、食欲减退、消瘦、睡眠不安、性情及精神状态改变等功能障碍症状。

2）神经系统症状

主要包括脑膜刺激症状,颅神经损害,脑实质刺激性或破坏性症状,以及颅压增高与脊髓障碍表现。据临床表现,病程大致可分为3期:

(1)前驱期(早期):持续约1周。患儿主要表现烦躁易哭、精神呆滞、好发脾气等。此外,可有发热、纳差、盗汗、消瘦、乏力、呕吐、便秘或腹泻等,年长儿可自诉轻微或非持续性头痛。婴幼儿可起病较急,前驱期很短或无,很快出现脑膜刺激症状。

(2)脑膜刺激征期(中期):持续1~2周。患儿因颅内压增高出现剧烈头痛、呕吐,逐渐出现嗜睡或嗜睡与烦躁不安相交替、惊厥等。脑膜刺激征阳性,腱反射多亢进,巴氏征阳性;婴幼儿则表现为前囟饱满或膨隆、颅缝裂开。此期可出现颅神经功能障碍症状,如眼睑下垂、眼球活动受限、复视、周围性面瘫等。此期可出现角弓反张、偏瘫或肢体强直等,不少患儿已有明显颅压高及脑积水的症状及体征。

(3)昏迷期(晚期):持续1~3周。以上症状逐渐加重,频繁惊厥发作,意识不清,继而由半昏迷进入昏迷。颅压增高及脑积水征象更为明显,进而一切反射消失,或呈去大脑强直状态,最终可因颅内压急剧增高导致脑疝死亡。

3. 辅助检查

1）脑脊液检查

(1)常规检查:脑脊液压力增高,外观无色透明或呈毛玻璃样,有时静置后在上层形成蛛网状薄膜,直接涂片或离心沉淀后行抗酸染色多可找到结核分枝杆菌(阳性率可高达50%)。脑脊液细胞数中度增高,多为$(50\sim500)\times10^6/L$,早期以中性粒细胞为主随后表现为以淋巴细胞、单核细胞、浆细胞和中性粒细胞并存的混合型细胞反应,1~2周后以淋巴细胞为主。脑脊液生化提示葡萄糖和氯化物含量降低,而氯化物的降低程度比其他性质脑膜炎更显著。脑脊液葡萄糖与血糖比例通常低于0.5。脑脊液蛋白含量呈中度增高,通常为1~2g/L。脑脊液改变不明显者应该多次检查,以免漏诊。

(2)结核的抗体测定:以ELISA法检测结脑患儿脑脊液PPD抗体(IgM和

IgG),其水平常高于血清中的水平。PPD-IgM抗体阳性为结脑早期诊断依据之一,一般于病后2~4d即开始出现,2周达高峰,以后逐渐下降,至8周时基本降至正常。而PPD-IgG抗体则于病后2周起逐渐上升,至6周时达高峰,约在12周后降至正常。y-干扰素释放试验主要被用于诊断结核潜伏感染和预测发病,尤以结核感染T细胞检测试剂盒应用最广泛。动态监测脑脊液中y-干扰素的含量变化可为结脑患者的病情监测、评估提供帮助。

(3)脑脊液结核菌培养:抗酸杆菌阳性是诊断结脑的可靠依据。

2)结核菌素试验

阳性对诊断有帮助,但结脑患儿对结核菌素反应有时较弱,约有一半的患儿可呈阴性反应。尤其重症患者或结脑晚期患儿可呈假阴性,应注意不能因结核菌素试验阴性而轻易否定结脑的诊断。

3)胸部X线检查

约80%结核性脑膜炎患儿的胸片有活动性结核病改变,其中呈粟粒型肺结核者占50%左右,而胸片证明有血行播散性结核者对诊断结脑很有帮助。

4)颅脑影像学检查

CT检查在疾病早期可正常,后期可出现基底节阴影增强,脑池密度增高、模糊、钙化,脑水肿,脑梗死,脑萎缩,结核瘤,脑室扩大等征象。头颅MRI显示上述病变较CT更清楚,但对钙化显示较CT差。

5)脑电图检查

急性期患儿绝大多数脑电图异常,常表现为弥漫性慢活动,常不对称。脑电图的改变无特异性,仅可作为临床的辅助诊断。

4. 鉴别诊断

(1)化脓性脑膜炎:婴儿急性起病者,脑脊液细胞数较多,分类以中性粒细胞为主,容易被误诊为细菌性脑膜炎,而治疗不彻底的细菌性脑膜炎脑脊液细胞数不高时,又易误诊为结脑,应注意鉴别。化脑细胞数多($1000 \times 10^6/L$),且分类中以中性多核细胞占多数,涂片或培养可能找到致病菌。治疗不彻底的细菌性脑膜炎脑脊液改变不典型,单凭脑脊液检查有时甚难与结脑鉴别,应结合接触史、结素反应及肺部X线检查等综合分析后做出诊断。

(2)病毒性脑膜炎:起病较急,早期脑膜刺激征较明显;除有一般脑膜炎症状外,全身感染中毒症状及神经系统症状均较轻。脑脊液外观清亮或轻度浑浊,细胞数可为0~数百个,以淋巴细胞为主,早期多核细胞可稍增多,蛋白轻度增高或含量正常,糖、氯化物正常,细菌学检查阴性。

(3)新型隐球菌性脑膜炎:临床表现、病程及脑脊液改变均与结核性脑膜炎相似。起病缓慢,症状更为隐匿,一般病程更长,可自发缓解,病情可起伏加重,慢性进行性颅内压升高症状比较突出,与脑膜炎其他表现不平行。确诊靠脑脊液涂片墨汁染色和培养找到新型隐球菌。另外,用乳胶凝集或补体结合试验检测血和脑脊液中隐球菌多糖抗原,亦有助于明确诊断。

二、治疗要点

1. 一般治疗

加强护理及营养,监测生命体征,密切观察病情变化。

2. 对症治疗

退热,止惊,降颅压及纠正水电解质紊乱。当存在急性脑积水而其他降颅压措施无效,或有脑疝形成先兆征候时应行侧脑室穿刺引流。

3. 抗结核治疗

治疗原则为早期、适宜剂量、联合、全程用药,整个疗程一般1~1.5年或脑脊液正常半年以上。要联合应用容易透过血脑屏障的抗结核杀菌药物分阶段治疗,常用药物为:

(1)全杀菌药:如异烟肼(INH)和利福平(RFP)。对细胞内外处于生长繁殖期的细菌和干酪病灶内代谢缓慢的细菌均有杀灭作用,且在酸性和碱性环境中均能发挥作用。

(2)半杀菌药:如链霉素(SM)和吡嗪酰胺(PZA)。SM能杀灭在碱性环境中生长、分裂、繁殖活跃的细胞外的结核菌,PZA能杀灭在酸性环境中细胞内结核菌和干酪病灶内代谢缓慢的结核菌。

(3)抑菌药物:常用的有乙胺丁醇(EMB)和乙硫异烟胺(ETH)。

4. 激素治疗

由于激素有抗炎、抗过敏、抗毒和抗纤维性变的作用,可减轻全身中毒症状和脑膜刺激症状,有利于脑脊液循环,并可减少粘连,从而减轻或防止脑积水的发生。需要注意的是,激素必须与有效的抗结核药物同时应用,儿童(<14岁)患者一般使用泼尼松龙2~4mg/(kg·d)(通常小于45mg),1个月后逐渐减量,疗程2~3个

月。对于激素治疗后上述症状改善不明显患者,也可使用沙利度胺、肿瘤坏死因子α、英夫利西单抗等药物添加治疗。

三、预后

治疗早晚、发病年龄、病情分期和病型以及结核菌耐药性和治疗是否及时、正确,是影响结脑预后的重要因素。早期结脑后遗症较少,晚期结脑常发生脑积水、肢体瘫痪、智力低下、失明、失语、癫痫等后遗症。

第三节　脑脓肿

脑脓肿是化脓性致病菌引起的一种严重的颅内感染性疾病,典型临床表现具有发热、头痛及神经系统定位体征三联征。儿童脑脓肿相对少见,其症状多样,最常见的致病菌为金黄色葡萄球菌。

一、诊断要点

1. 病因

常见的致病菌为金黄色葡萄球菌、变形杆菌、大肠杆菌和链球菌。

(1)血源性感染:占脑脓肿发病的10%~50%,以金黄色葡萄球菌最常见。

(2)邻近感染局部扩散:中耳炎、乳突炎或鼻窦化脓性炎症颅内扩散,此类在婴幼儿较少见。常见的致病菌为变形杆菌、大肠杆菌和链球菌。

(3)外伤性感染:如严重的头部外伤或外伤所致的脑脊液鼻漏、耳漏。金黄色葡萄球菌、大肠杆菌常见。

(4)隐源性感染:找不到明确感染源的一类。

2. 临床症状

(1)感染症状:在最初的急性化脓性脑炎和脑膜炎时期,可出现全身感染性反应,高热、烦躁不安、易激惹,头痛、呕吐、全身酸痛乏力等症状。

(2)颅内压增高:主要表现是体温正常后仍有头痛、呕吐、视盘水肿。小婴儿不会诉说头痛,常拍打头部或挪动头部表情痛苦,可有前囟膨隆及头围增大。部分小儿可有精神淡漠、嗜睡、烦躁,严重者可出现昏迷,甚至脑疝。

(3)局限性体征:脓肿的部位不同,症状也不同。大脑半球表浅的脓肿可引起癫痫发作,多数慢性期脑脓肿以此为首发症状。小脑脓肿可出现共济运动障碍、眼球震颤、肌张力和腱反射低下等。额顶部脓肿可有对侧的轻偏瘫和感觉障碍。额叶脓肿有表情淡漠和性格的改变。额叶脓肿有同向性偏盲和感觉性失语。

3. 辅助检查

(1) 腰椎穿刺:视盘水肿为腰穿禁忌证。在急性化脓性脑炎阶段,脑脊液细胞数常增高,糖和氯化物降低。脓肿形成后,细胞数多降至正常。脑脊液中蛋白定量可轻度增高。

(2) 头颅 X 线平片:用于脓肿原发灶的诊断。耳源性脓肿可见于颞骨岩部和乳突气房骨质硬化或破坏,鼻源性脑脓肿多见于额窦、筛窦或上颌窦的炎症改变,外伤性脓肿可见颅内碎骨片或异物残留。

(3) CT 检查:在化脓性脑炎早期,CT 平扫无异常发现或只表现皮质下边缘模糊低密度区,增强 CT 显示水肿区内有界限不清的增强区;脑炎晚期,CT 加强扫描表现不规则环状增强。脓肿形成后,CT 平扫部分患者可在低密度水肿区内见到脓肿壁,加强后可见完整、边界清楚、规则的明显环状强化。

(4) MRI 检查:在包膜未形成前,表现为边界不清、不规则、水肿带明显的长 T1、长 T2 信号影,有明显的占位效应,需结合病史与胶质瘤、转移瘤鉴别。包膜形成后,T1 加权像上脓肿壁为等信号或稍高信号,T2 加权像上呈高信号坏死灶,周围有一低信号暗带。

4. 主要鉴别疾病

(1) 脑瘤:多数无发热病史,起病缓慢,可有头痛、呕吐,一般脑脊液蛋白增高而细胞数正常,但髓母细胞瘤和室管膜瘤脑脊液亦可有炎症改变,需引起注意。

(2) 脑膜炎:发病急,发热和脑膜刺激征明显,脑脊液呈炎症改变,细菌培养可找到致病菌。

(3) 硬膜下积液:可有颅内感染或头部外伤病史,硬膜下穿刺和头颅 CT 可以区别。

二、治疗要点

1. 药物治疗

在脓肿包膜未形成之前采用抗生素和降低颅内压的治疗,尽量使炎症局限。静脉应用抗生素要持续 6~8 周,疗程完成后即使 CT 显示异常,也可减量或停药。

(1) 炎症早期致病菌不清楚或高度怀疑是金黄色葡萄球菌时,可选择稳可信(儿童 15mg/kg 静脉注射,每 8h 1 次)加三代头孢菌素。

(2) 如果细菌培养显示无葡萄球菌(通常是非外伤性脓肿),多选择乙氧奈青霉素或青霉素大剂量冲击治疗(儿童 5 万~7.5 万 U/kg,静脉注射,每 6h 1 次)。

(3) 如果培养为链球菌,可尽早用大剂量青霉素 G 冲击治疗。

(4) 如果培养为葡萄球菌,但不是耐甲氧西林的金黄色葡萄球菌,乙氧奈青霉素代替稳可信(儿童剂量 25mg/kg,静脉滴注,每 6h 1 次)。

2.外科手术

一旦脓肿包膜形成,应及早手术治疗,术中、术后均用大剂量敏感抗生素。

(1) 手术指征:①CT 显示有明显的脓肿占位;②脓肿诊断困难,需手术鉴别者;③脓肿位于脑室附近,极有可能破入脑室内;④有颅内压明显增高;⑤药物治疗 2 周脓肿继续增大者,或药物治疗 4 周脓肿未见减少者。

(2) 手术方式:脓肿穿刺法、脓肿引流术、脓肿切除术。

三、预后

脑脓肿的死亡率已降至 5% 以下,但治疗后患者的生存质量存在许多问题。27% 的患者遗留有癫痫发作,确诊后 4~5 年发作频繁。脑脓肿引起的癫痫易于药物控制,故脓肿治疗后无论有无癫痫发作,均应预防性应用抗癫痫药 1~2 年。45% 的患者遗留有不同程度的神经功能障碍,如偏瘫、失语、认知功能障碍和脑积水。脑脓肿治疗后易于复发。儿童的预后较成人差,机体免疫力低下者预后差,多发性或多房性脓肿及脑深部或重要功能区的脓肿预后差。

第四节 新型隐球菌性脑膜炎

新型隐球菌性脑膜炎(CNM)是由新型隐球菌感染引起的亚急性或慢性脑膜炎,小儿不如成人多见。隐球菌为条件致病性真菌,主要感染免发力低下或免疫功能缺陷人群。近年来,随着长期使用皮质类固醇人群、器官移植及艾滋病患者的增加,发病率呈上升的趋势。

一、诊断要点

1. 病因

新型隐球菌广泛分布于自然界,存在于土壤以及鸽粪和其他鸟类的粪便中,可经呼吸道、消化道、皮肤感染侵犯易感人群,主要感染免疫力低下或免疫功能缺陷人群。30%~50%的新型隐球菌感染病例与肿瘤、结节病、结核、糖尿病和系统性红斑狼疮、获得性免疫缺陷综合征等疾病相伴发。

2. 临床症状

起病缓慢,症状不典型,易造成误诊。临床主要表现包括发热(低热和中等度发热)渐进性头痛、精神和神经症状(精神错乱、易激动、定向力障碍、行为改变、嗜睡等)。颅内压增高往往比较明显,头痛、恶心呕吐较剧烈;病情进展可能累及脑神经(动眼神经外展神经、视神经等),出现脑神经麻痹(表现为听觉异常或失聪、复试或视力模糊、眼球外展受限等)和视盘水肿,脑实质受累可出现运动、感觉障碍,脑功能障碍,癫痫发作和痴呆等临床表现。查体可有脑膜刺激征。CNS感染可同时伴发肺部或其他部位播散性感染,但大多数不伴有其他感染的临床表现。若不治疗,大部分患者死亡,病程短者为几周,长则数月,个别可达数年。

3. 实验室检查

(1)脑脊液:无色透明或微混,压力增高,细胞$(0.05 \times 10^9 \sim 0.1 \times 10^9)$/L,以单核细胞为主,蛋白为0.1g/L,糖为1.8~2.2mmol/L。脑脊液经离心沉淀后涂片做墨汁染色镜检可找到新型隐球菌。

(2)乳胶凝集或补体结合试验:可查血及脑脊液中的隐球菌多糖抗体。

(3)头颅CT、MRI:能早期发现脑室扩大、脓肿或肉芽肿损害,发病后1~2周即可出现上述征象。

4. 鉴别诊断

(1)结核性脑膜炎:为结核分枝杆菌感染,其临床表现、病程及脑脊液改变与新型隐球菌脑膜炎相似。脑脊液静置12h出现网状薄膜,抗酸染色找到结核菌可确诊。

(2)颅内肿瘤:起病缓慢,无发热,颅内压增高进行性加重。肿瘤侵袭脑膜时,可引起临床症状和脑脊液改变,与新型隐球菌脑膜炎相似。头颅CT或MRI等检查即可确诊。

二、治疗要点

绝大多数学者对新型隐球菌性脑膜炎的抗真菌治疗倾向于联合用药,常用的联合用药抗真菌方案有:

1. 两性霉素 B(AmB)

联合 5-氟胞嘧啶(5-FC)是公认最佳方案。两性霉素 B 开始剂量为 0.1mg/(kg·d),后逐渐增加至 0.5~1mg/(kg·d),每日 1 次或隔日静脉滴注,注射时需避光。5-氟胞嘧啶 100~150mg/(kg·d),分次口服毒性小。两药联合应用,疗程一般为 2~4 个月。除静脉注射外,可同时加用两性霉素 B 椎管内注射,0.5mg/次溶于 2mL 生理盐水中椎管内缓慢注射,注射量不得超过引流出的脑脊液量。注射两性霉素 B 前可椎管内注射地塞米松 1~2mg,以减少副作用和预防粘连的发生。椎管内注射为隔日 1 次或一周 2 次,共 30 次。两性霉素 B 对肝、肾和造血系统有一定的副作用,应定期检查血、尿常规及肝、肾功能等。

2. 氟康唑(FCZ)或伊曲康唑(ICZ)

联合 5-氟胞嘧啶。临床应用氟康唑 400~800mg/d 联合 5-氟胞嘧啶 100mg/(kg·d)有效,但因脑脊液阴转时间较使用两性霉素 B 长,早期病死率高,故不主张作为首选方案,可作为两性霉素 B 无效或不能耐受两性霉素 B 患者的替代方案。伊曲康唑主要用于艾滋病患者隐球菌脑炎的维持治疗。

三、预后

目前各家报道的新型隐球菌性脑膜炎治愈率仅为 50%~80%,病死率仍高达 25%~60%,部分患儿可有程度不等的神经系统后遗症。

第五节 中枢神经系统寄生虫及其他感染

一、脑囊虫病

脑囊虫病是猪绦虫的幼虫囊尾蚴(囊虫)寄生于人脑所引起的疾病,占囊虫病的 60%~80%。脑囊虫病是中枢神经系统最常见的寄生虫病,世界各地均有发病,农村人口发病高于城市人口。本病小儿比成人发病率低,但病情比成人重,如不及时诊治,有可能致残或致死。

（一）诊断要点

1. 病因

因食生病猪肉而被感染。囊尾蚴引起脑部病变的机理主要有：①囊尾蚴对周围脑组织的压迫、破坏和刺激；②作为异种蛋白引起的脑组织变态反应与炎症；③囊尾蚴阻塞脑脊液循环通路引起颅内压增高。

2. 临床表现

（1）癫痫型：占脑囊虫病的60%~80%,可有各种类型的癫痫发作,但以部分运动性发作为主。与其他症状性癫痫不同,囊虫引起的癫痫有时可自行缓解。如脑内虫体数量不太多,经早期杀虫治疗后癫痫多不再发作。

（2）颅内压增高型：呈急性、亚急性或慢性起病,主要表现为进行性加重的头痛,晨起明显,有时在凌晨痛醒,体位变更、咳嗽、弯腰时加重,伴呕吐、复视、视盘水肿。颅内压增高除因脑内囊虫数目较多,占有一定的体积以及炎症反应和水肿外,还因慢性室管膜炎及蛛网膜粘连等引起脑脊液循环障碍。当患儿头部急剧活动时,可引起位于第四脑室内的囊虫移动,刺激迷走及前庭神经,出现恶心、呕吐、平衡障碍甚至跌倒。重者可有意识障碍、呼吸困难、心率减慢、面色苍白、多汗等症状,伴颅压增高及眼球震颤。为防止布龙氏征,患儿常表现为头部防御姿势,即强迫性头位。

（3）脑膜炎型：囊虫位于大脑皮层凸面时,引起的反应性炎症症状较轻。以颅底脑膜炎为主的病例症状重,可有头痛、呕吐,一般无发热,脑膜刺激征常阳性,病情迁延反复,病程较长,常被误诊为结核性脑膜炎。

（4）精神障碍型：表现为反应迟钝,记忆力减退,智力水平下降,严重者甚至发生痴呆,常见于脑实质内多发囊虫的患儿。主要原因为囊虫引起脑组织广泛被破坏,继发脑皮质萎缩。

（5）脊髓型：由于囊虫侵入椎管压迫脊髓,导致截瘫、感觉障碍、尿便障碍。

3. 辅助检查

（1）血常规：多数患者嗜酸性粒细胞增加。

（2）脑脊液：因病程及病变部位不同而异。囊虫累及半球凸面脑膜或位于脑室内时,脑脊液白细胞数轻度增高,以单核细胞增高为主,常有嗜酸性粒细胞增高,蛋白含量亦轻度增高,糖及氯化物正常。囊虫累及颅底脑膜或蛛网膜,有脑脊液循环障碍或脑实质内虫体数目较多时,脑脊液压力增高。

(3)免疫学检查:血清及脑脊液囊虫抗体、囊虫循环抗原检测有诊断意义。

(4)囊虫皮下结节活检:脑内囊虫多者90%伴有皮下囊虫结节,应详细检查全身,包括头皮、舌、口腔黏膜。结节多为圆形,直径为0.5~1.0cm,移动性好,触之较硬,与皮肤不粘连,无炎症反应,无压痛,可完整地剥出包囊头节。囊虫皮下结节是确诊囊虫病最可靠的依据,但不能肯定为脑囊虫病。

(5)PCR(聚合酶链反应)检测囊虫DNA片段:此法有较高的特异性和敏感性。

(6)影像学检查:脑MRI与CT可显示各期囊虫与囊虫病理阶段相一致,并能确定病变部位及数量。影像学显示脑实质型多见。活囊虫多为圆形囊性病变,其内有偏心囊虫头节形成的小点状影,灶周水肿轻微;变性水肿头节显示不清,灶周水肿明显。在显示脑囊虫前三期病变时,MRI优于CT;对有些CT不易显示的部位,如头顶部、脑底部、眼眶附近的病灶,MRI检出率高,能较好地显示囊虫与周围脑组织的关系。CT在确定病灶有无钙化方面优于MRI。影像学检查必须密切结合临床。

4.鉴别诊断

(1)脑脓肿:一般有典型的发热病史,可以找到感染源,如化脓性中耳乳突炎、脑外伤、身体其他部位的感染等。脓肿也可以环状强化,但一般大小不一,且以单发脓肿居多,脓肿周围常见大范围水肿。

(2)结核球:已很少见,一般有肺结核、泌尿系结核、骨结核等病史,且颅内多以结核性脑膜炎为主,增强扫描可见脑底池强化,酷似脑池造影,脑实质结核球常呈簇状或串珠样聚集在一起。

(3)脑弓形虫病:多见于艾滋病患者,由于免疫功能差,好发弓形虫感染。

(二)治疗要点

1.药物治疗

(1)吡喹酮:系一种广谱的抗蠕虫药物,对囊虫亦有良好的治疗作用。常用的剂量为120mg/kg,分6d(每天3次)口服。服药后囊虫可出现肿胀、变性及坏死,导致囊虫周围脑组织的炎症反应及过敏反应,有的患者还可出现程度不等的脑水肿、脑脊液压力与细胞数增高,严重者甚至发生颅内压增高危象。为了减免抗囊虫治疗过程中在体内大量死亡所引起的变态反应,一般均从小剂量开始,逐渐加量。在出现颅内压增高的症状后,应及时用甘露醇等脱水药物治疗,还应酌情并用类固醇激素等。

(2)丙硫咪唑:亦系广谱抗蠕虫药物。常用剂量为15~20mg/(kg·d),连服10d。常见的毒副反应有皮肤瘙痒、荨麻疹、头晕、发热、癫痫发作和颅内压增高。

(3)甲苯咪唑:常用的剂量为100mg,3次/d,连续3d。常见的毒副反应有腹痛、腹泻、皮肤瘙痒和头痛等。

2. 手术治疗

确诊为脑室型者应手术治疗。对颅内压持续增高、神经体征及CT证实病灶甚局限的患者,亦可考虑手术治疗。

3. 驱绦虫治疗

对肠道仍有绦虫寄生者,为防止自身再次感染,应行驱绦虫治疗。常用的药物为灭绦灵(氯硝柳胺)、槟榔和南瓜子。

二、脑型肺吸虫病

脑型肺吸虫病是肺吸虫寄生在脑部而引起的中枢神经系统损害,是肺吸虫病常见而严重的类型。儿童比成人多见,多为年长儿,最小发病年龄可为1岁半,由于生食或半生食溪蟹以及常喝生水而发病。

(一)诊断要点

1. 病因

人体感染肺吸虫主要是由于生食或半生食含卵蚴的蟹类食物,或生饮含有囊蚴的溪水而造成。

2. 临床表现

(1)有肺部或游走性皮下包块及其他部位的症状。

(2)脑型肺吸虫病临床表现多样,病程较长,大多起病较急。常见的症状为阵发性剧烈头痛,持续几分钟至数小时,缓解后玩耍如常。也可出现癫痫、偏瘫或脑膜炎、视神经受损等。本病临床表现可分为4型:脑膜炎型、脑瘤型、癫痫型和脑萎缩型。

3. 实验室检查

(1)常规检查:血白细胞总数正常或增高,嗜酸性粒细胞比例普遍增高,可达到30%。大、小便常规检查均无异常。

(2)胸片检查:发现肺部片影、胸腔积液、肺纹理增多。

(3)脑脊液检查:压力正常或偏高,外观无色透明,个别可呈血性或黄色。白细胞轻至中度增高,以中性粒细胞为主,可见嗜酸性粒细胞增多。蛋白增高,部分患儿糖及氯化物降低。有时可查出肺吸虫卵,阳性率为10%左右。

(4)头颅CT检查:脑炎型表现为片状不均匀低密度灶,增强扫描可见结节状增强灶;囊肿型平扫呈低密度不规则囊状病灶,灶周轻度水肿,增强扫描见囊壁不典型结节增强。

4. 鉴别诊断

主要与癫痫、脑肿瘤鉴别。应结合流行病学史、症状、体征及血常规、血清学、影像学检查,可做出正确的诊断。对于生活在流行区,有生食、半生食溪蟹及喝生水的患者,突然发作脑部症状而不能用其他病因解释,血常规发现嗜酸性粒细胞增高者,应考虑脑型肺吸虫病的可能。

(二)治疗要点

硫氯酚 30~50mg/(kg·d),分3次口服,连服15d,或隔日1次,20~30d为一疗程,应用1~2个疗程,中间间隔3d。吡喹酮70mg/(kg·d),治疗3d为一疗程,应用1~2个疗程,中间间隔3d。

(三)预后

及早进行抗病原治疗,尽快杀灭体内成虫,预后较好。

三、钩端螺旋体病

钩端螺旋体病简称钩体病,是由致病性钩端螺旋体引起的一种急性传染病。临床以早期的钩端螺旋体败血症,中期的各器官损害和功能障碍,以及后期的各种变态反应后发症为特点,重症常危及生命。儿童及青壮年多见。

(一)诊断要点

1. 病因

钩体病是由动物传染给人的一种人畜共患疾病。黑线姬鼠为稻田型钩体病的最重要传染源,猪为洪水型钩体病流行的主要传染源。传播方式为直接接触传播,主要来自接触带菌动物排除到环境中的钩体所致。流行季节主要是多雨温暖的夏秋季。

2. 临床表现

潜伏期 7~14(2~28)d,临床表现复杂多样。

1) 根据临床表现的主要特点,分为以下 5 型。

(1) 流感伤寒型:主要临床症状为突发高热、畏寒、头痛、肌肉疼痛、极度乏力,体征主要有眼结膜充血,不伴有光及分泌物,肌肉触痛以腓肠肌明显,浅表淋巴结肿痛等。

(2) 黄疸出血型:病程 4~8d 出现进行性加重的黄疸、出血倾向和肾功能损害。

(3) 肺出血型:咳嗽、痰中带血、胸闷,肺部有湿啰音等。

(4) 肾衰竭型:主要表现蛋白尿与肾功能衰竭,多数发生于重症黄疸出血型患者,单独肾功能衰竭型少见。

(5) 脑膜脑炎型:儿童较成人常见。患者发热 3~4d 后,出现头痛、呕吐、颈强直等脑膜炎症状,或意识障碍、瘫痪、昏迷等脑炎的临床表现。单纯脑膜炎患者预后较好,伴有脑炎患者病情重,可因脑疝、呼吸衰竭死亡。

2) 中枢神经系统后发症:在病后 2 周到 6 个月内,主要表现为闭塞性脑动脉炎,多见于儿童。首发症状以肢体麻木、无力、头痛、偏瘫或惊厥等多见,严重者可有意识障碍、颅内压增高,甚至因脑疝而死亡。

3. 实验室检查

(1) 脑脊液检查:压力增高,细胞数在 $0.05 \times 10^9/L$ 以下,以淋巴细胞为主,蛋白稍增加,糖和氯化物大多正常,可分离出钩端螺旋体。

(2) 血清钩端螺旋体凝溶胶试验:恢复期效价至少在 1:400 以上或早期及恢复期双份血清抗体效价上升 4 倍以上,可确诊。

(3) 血常规可见白细胞总数及中性粒细胞轻度增高,尿常规可检出轻度蛋白尿,镜下有少量细胞及管型。

(4) 血培养阳性率为 20%~70%。

4. 鉴别诊断

钩体病主要与普通感冒、流行性感冒、急性黄疸型肝炎、大叶性肺炎、中毒性或休克性肺炎等相鉴别。表现为闭塞性脑动脉炎者,主要与烟雾病鉴别。

(二) 治疗要点

1. 病因治疗

在发病早期使用抗菌药物,能有效缩短发热期,加速症状消退,阻止器官损害发生。首选青霉素,首剂以 <40 万 u 的较小剂量为宜,后为 40 万~80 万 u/次,每日 3~4 次肌注,疗程为 1 周。同时加用肾上腺皮质激素,避免赫氏反应。对青霉素过敏者,可应用大环内酯类、四环素类或氨基糖苷类等抗菌药物。

2. 对症治疗

主要针对各种类型的重型钩体病患者,存在各器官功能障碍、水电解质及酸碱平衡紊乱或出血倾向时,给予相应的对症治疗。

(三)预后

急性期治疗多能及时缓解痊愈,重症时累及重要器官可致死。神经系统后发症经过治疗大部分有不同程度的好转,但也不少人留有后遗症,有的可能复发。

第六节　中枢神经系统慢病毒感染

中枢神经系统慢病毒感染是指由普通病毒引起的一组综合征,特点是潜伏期很长,多在 1 年以上,病原体可以侵犯各个脏器,但病变主要见于中枢神经系统,表现为慢性进行性脑病。本病通常见于急性感染恢复以后,然后再经过一段无症状潜伏期后再次出现感染。在人类神经系统疾病中,至今已被确定为慢病毒感染的疾病有亚急性硬化性全脑炎、进行性风疹全脑炎、进行性多灶性白质脑炎。其中,亚急性硬化性全脑炎最常见。

一、亚急性硬化性全脑炎

亚急性硬化性全脑炎(SSPE)又称亚急性白质脑炎,1933 年由 Dawson 首先报道。本病见于世界各地,主要发生在儿童和青年,农村较城市发病率高,50% 以上病例在 2 岁前曾有麻疹感染。自广泛开展麻疹疫苗的预防接种以来,发病率已明显下降。临床上以男性多见,男女比例约为 2:1。

(一)诊断要点

1. 病因

已证实为麻疹病毒的持续性感染所致。本病潜伏期较长,多在麻疹后 5~10 年发病。2 岁以前患麻疹者,发生亚急性硬化性全脑炎的危险性较大。

2. 临床表现

发病年龄一般为 5~12 岁（平均年龄 7 岁），临床表现为弥漫性进行性脑病的症状，无发热，无脑膜刺激征。据典型的临床表现病程可大致分为 4 期：

（1）Ⅰ期（行为及精神障碍期）：此期持续数周至数月。起病较缓慢，先有智力、精神的改变，如注意力不集中、记忆下降、嗜睡、语言减少、情感不稳等，学习成绩下降，提示大脑高级神经活动障碍。

（2）Ⅱ期（运动障碍期）：本期持续 1~4 个月。有明显运动障碍，特别是肌阵挛性抽搐。此外，可有肌张力不全、手足徐动、舞蹈和各种形式的癫痫发作。常见视觉异常，眼底可见视盘水肿、视神经萎缩、视网膜炎、黄斑变性。语言和智力倒退。

（3）Ⅲ期（昏迷、角弓反张期）：本期持续 3~12 个月。大脑皮层灰质出现破坏性变化，肌阵挛性抽搐停止，出现去大脑强直、角弓反张、昏迷、呼吸不规则，对刺激无反应。

（4）Ⅳ期（终末期）：大脑皮层功能完全丧失，呈植物状态，只有脑干反射活动。最后均可发生感染或呼吸循环衰竭而死亡。

本病全部病程平均约 1 年，少数可长达数年。有时可有数周至数年的缓解期，但最终死于本病。

3. 辅助检查

（1）脑脊液和血液检查：脑脊液细胞数正常或稍增高，蛋白正常或轻度升高。脑脊液和血清中高效价的麻疹 IgM 和 IgG 抗体是诊断 SSPE 的金标准。脑脊液中的抗麻疹 IgM 抗体效价高于血清中的效价，这表明麻疹 IgM 抗体是在中枢神经系统内产生的。尽管脑脊液蛋白质正常，但脑脊液免疫球蛋白显著升高是标志性的异常指标。SSPE 患者脑脊液中免疫球蛋白占总蛋白的 20% 以上。

（2）CT、MRI 检查：早期可以正常，需动态观察。随着病情进展，可见皮质及白质多发病灶及基底节病变，晚期表现为进行性、弥漫性脑萎缩。

（3）脑电图检查：可随病程不同而表现各异，也需要动态观察。早期表现为正常或轻度非特异性异常，随着病情恶化，出现节律紊乱及慢波化。典型脑电图表现为在低平的背景活动基础上，每间隔 4~8 s 周期性出现夹杂棘、尖波的高幅 2~3Hz 的慢波，每次持续 1~3 s。

（4）眼底检查：眼底可见视盘水肿、视神经萎缩、视网膜炎、黄斑变性等改变。

4. 诊断依据

根据典型的弥漫性进行性脑病的病程及特殊的脑电图周期性高幅综合波，再结合血液和脑脊液中麻疹病毒特异性 IgM 和 IgG 抗体增高,即可以确诊亚急性硬化性全脑炎。

(二)治疗要点

本病无特效疗法,要进行对症、支持治疗,积极控制惊厥,预防和治疗感染。据报道,抗病毒药异丙肌苷与 α 干扰素合用,可以延缓病情进展速度,改善临床症状,延长存活时间,但确实的疗效尚待进一步研究。本病预后差,多于 1~3 年后死亡。

二、进行性风疹全脑炎

进行性风疹全脑炎是一种非常罕见的缓慢进行性致死性疾病,为风疹病毒持续性感染所致。

发病年龄为 8~19 岁,于患风疹后 4~14 年隐袭起病。逐渐出现行为异常,学习成绩下降,智力进行性减退,动作笨拙。步态、躯体和四肢共济失调为本病突出的表现,癫痫发作常见,晚期发生痉挛性四肢瘫。其他有构音障碍、面肌无力和眼球运动障碍,尚可有视神经萎缩。病情呈进行性加重,最终呈完全性痴呆、昏迷,因脑干受累死亡。

脑脊液常规正常或细胞蛋白轻度增高,脑脊液中抗风疹病毒抗体滴度明显增高,有单克隆 IgG 带。脑电图示背景活动为慢节律,无局灶性表现。CT、MRI 检查示脑室扩大,特别是第四脑室,并有小脑皮质萎缩。

根据母亲怀孕期有风疹接触或感染史,或患者有明确的风疹感染史,以及上述临床表现和实验室检查,可以做出诊断。

主要是对症治疗,无特殊治疗方法可以终止疾病的发展。预后差,多于 2~5 年后死亡。

第五章

神经系统免疫性及脱髓鞘疾病

第一节 自身免疫性脑炎

自身免疫性脑炎(AE)泛指一类由自身免疫机制介导的脑炎。AE 合并相关肿瘤者,称为副肿瘤性 AE;而副肿瘤性 AE 中符合边缘性脑炎者,称为副肿瘤性边缘性脑炎。目前 AE 患病比例占脑炎病例的 10%~20%,以抗 NMDAR 脑炎最常见,约占 AE 患者的 80%,其次为抗富含亮氨酸胶质瘤失活蛋白1(LGl1)抗体相关脑炎与抗 γ-氨基丁酸 B 型受体(GABA$_B$R)抗体相关脑炎等。

一、诊断要点

(一)分型
根据不同的抗神经元抗体和相应的临床综合征,AE 可分为 3 种主要类型。

1. 抗 NMDAR 脑炎
是 AE 的最主要类型,临床表现符合弥漫性脑炎,与经典的边缘性脑炎有所不同。

2. 边缘性脑炎
以精神行为异常、癫痫发作(起源于颞叶)和近事记忆力障碍为主要症状,脑电图与神经影像学符合边缘系统受累,脑脊液检查提示炎性改变。抗 LGl1 抗体、抗 GABA$_B$R 抗体与抗 AMPAR 抗体相关的脑炎符合边缘性脑炎。

3. 其他 AE 综合征
包括莫旺综合征、抗 GABA$_B$R 抗体相关脑炎、伴有强直与肌阵挛的进行性脑脊髓炎(PERM)、抗二肽基肽酶样蛋白(DPPX)抗体相关脑炎、抗多巴胺 2 型受体(D2R)抗体相关基底节脑炎、抗 IgLON5 抗体相关脑病等,这些 AE 综合征或者同时累及 CNS 与周围神经系统,或者表现为特征性的临床综合征。

(二)诊断条件

包括临床表现、辅助检查、确诊实验与排除其他病因4个方面。

1.临床表现

急性或者亚急性起病(<3个月),具备以下1个或者多个神经与精神症状或者临床综合征。

(1)边缘系统症状:近事记忆减退、癫痫发作、精神行为异常,3个症状中的1个或者多个。

(2)脑炎综合征:弥漫性或者多灶性脑损害的临床表现。

(3)基底节和(或)间脑/下丘脑受累的临床表现。

(4)精神障碍,且精神心理专科认为不符合非器质疾病。

2.辅助检查

具有以下1个或者多个的辅助检查发现,或者合并相关肿瘤。

(1)脑脊液异常:脑脊液白细胞增多($>5\times10^6$/L);或者脑脊液细胞学呈淋巴细胞性炎症;或者脑脊液寡克隆区带阳性。

(2)神经影像学或者电生理异常:MRI边缘系统T2或者FLAIR异常信号,单侧或者双侧,或者其他区域的T2或者FLAIR异常信号(除外非特异性白质改变和卒中);或者PET边缘系统高代谢改变,或者多发的皮质和(或)基底节的高代谢;或者脑电图异常:局灶性癫痫或者癫痫样放电(位于颞叶或者颞叶以外),或者弥漫或者多灶分布的慢波节律。

(3)与AE相关的特定类型的肿瘤,例如边缘性脑炎合并小细胞肺癌,抗NMDAR脑炎合并畸胎瘤。

3.确诊实验

抗神经元表面抗原的自身抗体阳性。

4.合理地排除其他病因

(三)诊断标准

包括可能的AE与确诊的AE。可能的AE:符合上述诊断条件中的第1、第2与第4条。确诊的AE:符合上述诊断条件中的第1~4条。AE的诊断需要综合患者的临床表现、脑脊液检查、神经影像学和脑电图检查等结果,抗神经元抗体阳性是确诊的主要依据。

1. 各型 AE 的诊断要点

1）抗 NMDAR 脑炎

根据 Graus 与 Dalmau 标准（2016 年），确诊的抗 NMDAR 脑炎需要符合以下 3 个条件：

(1) 下列 6 项主要症状中的 1 项或者多项：①精神行为异常或者认知障碍；②言语障碍；③癫痫发作；④运动障碍/不自主运动；⑤意识水平下降；⑥自主神经功能障碍或者中枢性低通气。

(2) 抗 NMDAR 抗体阳性（脑脊液 CBA 法抗体阳性为准）。

(3) 合理地排除其他病因。

2）抗 LGI1 抗体相关脑炎

诊断要点：

(1) 急性或者亚急性起病，进行性加重。

(2) 临床符合边缘性脑炎（癫痫发作、精神行为异常、近事记忆力下降），或者表现为面－臂肌张力障碍发作（FBDS）。

(3) 脑脊液白细胞数正常或者呈轻度淋巴细胞性炎症。

(4) 头颅 MRI：双侧或者单侧的颞叶内侧异常信号，或者无明显异常。

(5) 脑电图异常（FBDS 发作期脑电图异常比例仅占 21%～30%，FBDS 发作间期可表现为轻度弥漫性慢波或双侧额颞叶慢波，也可完全正常）。

(6) 血清和（或）脑脊液抗 LGI1 抗体阳性。

3）抗 $GABA_BR$ 抗体相关脑炎

诊断要点：

(1) 急性起病，进行性加重。

(2) 临床表现符合边缘性脑炎（癫痫发作、精神行为异常、近事记忆力下降）。

(3) 脑脊液淋巴细胞轻度升高或者白细胞数正常。

(4) 头颅 MRI：双侧或者单侧的颞叶内侧异常信号或者未见异常。

(5) 脑电图异常（可见颞叶起源的癫痫放电，以及弥漫或者散在分布的慢波）。

(6) 血清和（或）脑脊液抗 $GABA_BR$ 抗体阳性。

4）抗 CASPR2 抗体相关脑炎

该病罕见，临床特点：

(1) 发病年龄中位数在 60 岁左右。

(2)临床表现为癫痫发作、精神行为异常、近事记忆力下降。部分或者表现为肌颤搐、肌强直等,可伴有神经痛。

(3)莫旺综合征:表现为肌颤搐、肌强直、精神行为异常、波动性谵妄、失眠、多汗、心律失常等自主神经功能障碍以及消瘦等,可发生猝死。

(4)神经电生理检查:在放松状态下,可见自发的持续快速的二联、三联或者多联的运动单位放电活动,肌颤搐电位和纤颤电位较常见。F波检测或重复神经电刺激可有后放电现象;脑电图可见弥漫分布的慢波。

(5)少数患者合并肿瘤,例如胸腺瘤。

(6)血清和(或)脑脊液抗CASPR2抗体阳性。

5)抗IgLON5抗体相关脑病

该病罕见。临床特点:

(1)发病年龄中位数在60岁左右。

(2)以睡眠障碍和运动障碍为主要表现。

(3)神经影像学与常规脑脊液检查无特殊发现。

(4)同步视频多导睡眠图可见阻塞性睡眠呼吸暂停、喘鸣、快速眼球运动期睡眠行为障碍,也可见整个睡眠期内出现的异常运动及睡眠结构异常。

(5)基因检测:HIA-DRBl*1001和(或)HLA-DQBl*0501异常。

(6)神经病理学检查:可见神经元丢失与tau蛋白沉积,以脑干被盖与下丘脑受累明显。

(7)预后:多数对免疫治疗效果不佳,少数病例有效,可以发生猝死。

2. 鉴别诊断

(1)感染性疾病:包括病毒性脑炎,例如单纯疱疹病毒性脑炎与流行性乙型脑炎等,神经梅毒、细菌、真菌和寄生虫所致的中枢神经系统感染以及免疫抑制剂或者抗肿瘤药物相关的机会性感染性疾病。病毒性脑炎急性期脑脊液抗NMDAR抗体阴性。对抗神经元抗体阴性的边缘性脑炎,需考虑单纯疱疹病毒性脑炎的可能,可试用阿昔洛韦抗病毒治疗。少数单纯疱疹病毒性脑炎患者在恢复期重新出现脑炎症状,此时脑脊液病毒核酸转阴而抗NMDAR抗体呈阳性,属于感染后AE。

(2)代谢性与中毒性脑病:包括Wernicke脑病、肝性脑病和肺性脑病等代谢性脑病;青霉素类或者喹诺酮类等抗生素、化疗药物或者免疫抑制剂等引起的中毒性脑病、放射性脑病等。

(3)桥本脑病:如果其同时存在抗神经元表面蛋白抗体,则可视为确诊的AE;

如果其抗神经元抗体阴性,则可视为可能的 AE;具体参考本共识的 AE 诊断标准。

(4)CNS 肿瘤:尤其是弥漫性或者多灶性的脑肿瘤,例如大脑胶质瘤病、原发 CNS 淋巴瘤等、转移癌。

(5)遗传性疾病:包括线粒体脑病、甲基丙二酸血症、肾上腺脑白质营养不良等。

(6)神经系统变性病:包括路易体痴呆、多系统萎缩和遗传性小脑变性等。

二、治疗要点

AE 的治疗包括免疫治疗、对癫痫发作和精神症状的症状治疗、支持治疗、康复治疗。合并肿瘤者进行切除肿瘤等抗肿瘤治疗。

1. 免疫治疗

一线的免疫治疗无疑是儿童 NMDAR 脑炎治疗最基本的环节。临床常用的一线免疫治疗药物主要包括糖皮质激素、大剂量免疫球蛋白和血浆置换。儿童抗 NMDAR 脑炎治疗的国际共识推荐向所有的抗 NMDAR 脑炎患儿提供一线免疫治疗,其中静脉输注糖皮质激素为首选。对于只接受过一次一线免疫治疗的患儿,如果病情较重,或者在糖皮质激素使用 1 周后未见症状明显改善,专家推荐另一种一线免疫治疗,如血浆置换或静脉注射丙种球蛋白;如果使用 2 种一线免疫治疗 2 周后患儿病情仍未改善,推荐启动二线免疫治疗。二线治疗包括利妥昔单抗和环磷酰胺。维持免疫治疗包括吗替麦考酚酯与硫唑嘌呤等,主要用于复发病例,也可以用于一线免疫治疗效果不佳的患者和肿瘤阴性患者。对可能的 AE,可酌情试用一线免疫治疗药物。

(1)糖皮质激素:一般采用冲击治疗,甲泼尼 15~30mg/(kg·d)(最大量 1000mg),连续静脉输注 3d,然后减半量静脉输注 3d,而后可减量为甲泼尼龙 1~2mg/(kg·d),静脉输注 2 周;或者改为醋酸泼尼松 1mg/(kg·d),口服 2 周;之后逐渐减量。对于症状较轻的患者,可以直接采用口服激素。也有采用以下方案:甲泼尼龙冲击 1~3 疗程[甲泼尼龙 15~30mg/(kg·d),连用 3d,口服醋酸泼尼 1.5~2mg/(kg·d),连用 4d 为 1 个疗程],冲击结束后,口服醋酸泼尼 1.5~2mg/(kg·d)1 个月,之后逐渐减量,激素总疗程 6 个月左右。在减停激素的过程中需要评估脑炎的活动性,注意病情波动与复发。

(2)IVIg:总量 2g/kg,分 3~5d 静脉滴注。对于重症患者,可每 2~4 周重复应用。

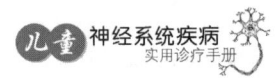

(3)血浆交换:可与激素联合使用。在静脉注射免疫球蛋白之后不宜立即进行血浆交换。血浆交换可能难以作用于鞘内自身抗体合成。对于脑脊液抗体阳性而血清抗体阴性的病例,血浆交换疗效有待证实。

(4)利妥昔单抗:按 375mg/m² 体表面积静脉滴注,每周 1 次,根据外周血 CD20 阳性的 B 细胞水平,共给药 3~4 次,至清除外周血 CD20 细胞为止。如果一线治疗无显著效果,可以在其后 1~2 周使用利妥昔单抗。注意其加重感染的风险与不良反应。

(5)静脉注射环磷酰胺:750mg/m² 体表面积,溶于 100mL 生理盐水,静脉滴注,时间超过 1h,每 4 周 1 次,累及总剂量 ≤150mg/kg。病情缓解后停用。

(6)吗替麦考酚酯:口服剂量 20~25mg/(kg·d),分 2 次口服,至少持续 1 年。主要用于复发的患者以及肿瘤阴性患者。

(7)硫唑嘌呤:口服剂量 2~3mg/(kg·d),至少持续 1 年。主要用于预防复发。

2.肿瘤的治疗

抗 NMDAR 脑炎患者一经发现卵巢畸胎瘤应尽快予以切除。对于未发现肿瘤且年龄 ≥12 岁的女性抗 NMDAR 脑炎患者,建议病后 4 年内每 6~12 个月进行一次盆腔超声检查。AE 患者如果合并恶性肿瘤,在抗肿瘤治疗期间一般需要维持对 AE 的免疫治疗,以一线免疫治疗为主。

3.对症治疗

针对癫痫发作、精神症状及锥体外系症状行对症治疗。

三、预后

AE 总体预后良好。80% 左右的抗 NMDAR 脑炎患者功能恢复良好,12.0%~31.4% 可能出现复发。少数患者的完全康复需要 2 年以上。

第二节 急性播散性脑脊髓炎

急性播散性脑脊髓炎(ADEM)是儿童期及青少年期最常见的获得性炎症性脱髓鞘疾病,多于前驱感染或疫苗接种后急性发病,表现为伴有脑病的多种中枢神经系统症状,头颅 MRI 以大脑白质脱髓鞘样改变为主,可伴有深部灰质核团、脑干、小脑、视神经及脊髓受累。多数病例病程为几天到几周,急性期过后多数可完全恢复,少数留有神经功能缺陷,严重者可爆发性进展,甚至死亡。

一、诊断要点

1.病因

为自身免疫性炎症介导的脱髓鞘病变。50%~75%的患者起病前有前驱病毒或其他病原感染,部分患者有前驱疫苗接种病史,发病机制不明。

2.分类

根据疾病为单相性病程还是多相性病程,分为 ADEM 和多相性播散性脑脊髓炎(MDEM)。

3.临床表现

多种多样,可分为脑型、脊髓型和脑脊髓型。

(1)脑型:头痛、头晕、呕吐、惊厥、意识障碍,并有精神症状及脑膜刺激征。限局性脑部症状可有偏瘫、失语、视力障碍、手足徐动等。脑干症状可有颅神经受累,以面神经受累最为常见。小脑受累可有共济失调、眼震等。

(2)脊髓型:四肢或双下肢瘫痪、感觉障碍及大小便功能障碍等。

(3)脑脊髓型:上述症状同时存在,病情严重。

4.辅助检查

(1)脑脊液检查:42%~72%的 ADEM 患者脑脊液有核细胞数正常,细胞数增多通常为轻度,以淋巴及单核细胞为主,脑脊液蛋白升高见于 23%~62% 患儿,部分患儿 IgG 指数升高,寡克隆(OB)抗体阳性。

(2)血清 MOG-IgG 检查:可见于约40%的 ADEM 患者。

(3)头颅及脊髓 MRI:ADEM 诊断必须有头颅 MRI 证据,表现为不对称(可以双侧)的边界欠清晰的片状 T2WI、T2FLAIR 高信号病灶,病灶可大小不等,少数情况下可有瘤样病灶伴灶旁水肿,病灶可以累及皮层下白质、大脑灰白质交界区、中央区白质、基底节、脑干、丘脑和小脑。30% 患者头颅 MRI 钆增强扫描可强化。脊髓受累见于约1/3患者。

5.诊断

2013 年国际儿童多发性硬化研究组(IPMSSG)修订了 ADEM 及 MDEM 的诊断标准。

(1) ADEM 诊断标准:满足以下所有条件,且排除其他疾病:①第一次多灶性 CNS 脱髓鞘;②必须有脑病表现(意识障碍或行为改变,且不能用发热或癫痫发作后状态等因素解释);③起病 3 个月以后无新的临床或 MRI 病灶出现;④急性期(3 个月内)头颅 MRI 异常,典型头颅 MRI 特征为病灶广泛、边界欠清晰、常 >1~2cm、累及大脑白质为主,白质区 T2 低信号病灶罕见,可伴深部灰质核团(如基底节或丘脑)病灶。

(2) MDEM 诊断标准:①两次符合 ADEM 诊断标准的发病;②两次发病间隔至少 3 个月,且后续不再发病;③第 2 次发病既可以是前 1 次 ADEM 的原病灶复发,也可以是新病灶发病。

6. 鉴别诊断

(1) 病毒性脑炎:难与临床以脑症状为突出表现的 ADEM 相鉴别,有人报道约 30% 的 ADEM 病例被误诊为病毒性脑炎。目前,病毒性脑炎的诊断主要采用排除诊断法,有作者提出 MRI 对两者的鉴别有一定价值:病毒性脑炎病灶主要累及灰质、灰白质交界区,病灶较大(直径≥5cm),呈斑片状、脑回样改变,强化亦多为斑片状或脑回样强化;而 ADEM 病灶位于白质区,病灶较小(直径≤5cm),呈斑点状、斑片状改变,强化多为环形、斑点状强化,无脑回样强化。

(2) 多发性硬化:临床表现复杂多样,需与 ADEM 相鉴别。两者的不同点在于多发性硬化病程长,且有缓解、复发的特点,而 ADEM 病程一般呈单相性。此外,有人报道 ADEM 的脑 MRI 病变广泛,特别是丘脑部位的受累,可作为鉴别两者的主要依据。

二、治疗要点

(1) 免疫治疗:急性期一线治疗为糖皮质激素,15~30mg/(kg·d)(最大 1000mg/d),可连用 3~5d(目前缺乏统一治疗方案),通常 4~6 周减停;急性期也可同时使用大剂量丙种球蛋白(总量 2g/kg)。少数严重患者尤其是进展快、糖皮质激素效果不佳者可进行血浆置换。

(2) 对症治疗:根据患者临床症状进行相应治疗,包括止惊治疗、降颅压治疗等。

三、预后

如果治疗及时合理,ADEM 患者大多数预后较好。死亡率为 1%~3%。部分患者遗留运动障碍或认知障碍。约75%患儿为单相性病程,其余患儿后续可表现为多相性病程,演变为 MDEM、ADEM-视神经炎、视神经脊髓炎谱系疾病、多发性硬化等反复 CNS 炎症性脱髓鞘疾病。

第三节 视神经脊髓炎谱系疾病

视神经脊髓炎谱系疾病(NMOSD)是儿科较常见的中枢神经系统炎症性脱髓鞘综合征。以视神经炎、长节段脊髓炎及延髓最后区综合征为主要核心症状。本病最早描述于1894年(Devic 病),于1999年提出视神经脊髓炎(NMO)诊断标准,并于此后不断进行更新。2007年提出 NMOSD 的概念(包括限制型 NMO 患者以及合并全身自身免疫性疾病患者等)。2015年国际 NMO 诊断小组建议将 NMO 和 NMOSD 统一称为 NMOSD。

一、诊断要点

1. 病因与分类

根据血清 AQP4-IgG 是否阳性,分为 AQP4-IgG 阳性的 NMOSD 和 AQP4-IgG 阴性/未知的 NMOSD。AQP4-IgG 抗体如何介导 NMOSD 的发病尚未完全阐明。

2. 临床表现

1)起病情况

本病通常为急性或亚急性起病,多为复发缓解型多相性病程,部分为单相性病程。成人中女性比例明显高于男性,男女比例可达1:(9~11)。儿童 NMOSD 中男性较成人明显多见,约占30%。首发症状以视神经受累多见,脊髓受累次之,同时受累者较少见。

2)核心症状

(1)视神经炎:表现为视力下降,可伴眼球运动时疼痛感,病情进展迅速者在几小时到几天内双眼完全失明。可为单眼或双眼相继或同时受累。早期眼底正常,但视力已减退,提示为球后视神经炎,后期继发视神经萎缩。

(2)脊髓炎:多为3节段以上的长节段脊髓炎,多为脊髓横贯性受损,以胸段最易受累,亦有累及颈段或腰段者。根据脊髓受累部位不同出现相应运动(早期为弛缓性瘫痪,恢复期转为痉挛性瘫痪)、感觉障碍及膀胱直肠功能障碍。病变在颈段者可能合并 Horner 征,累及呼吸肌时可出现呼吸肌麻痹。

(3)延髓最后区综合征:表现为顽固性呃逆、恶心、呕吐,不能用其他原因解释。

(4)其他症状:脑干症状可表现为头晕、复视等;间脑综合征表现为发作性睡病样症状、低钠血症或体温调节异常等;大脑综合征可表现为意识障碍、语言障碍、肢体运动障碍、头痛等。对于同一患者,一次脱髓鞘病程中可出现上述 1 种或多种症状,或在不同脱髓鞘病程中以不同组合方式出现。NMOSD 可合并系统性自身免疫性疾病,如干燥综合征、系统性红斑狼疮、桥本氏病等,需注意系统性症状、体征的检查。

3. 辅助检查

1)实验室检查

血清 AQP4 – IgG 检查目前推荐 CBA 方法进行抗体检测。在成人中 AQP4 – IgG 阳性的 NMOSD 占所有病例的 63%~76%。儿童患者阳性率较低;血清髓鞘少突胶质细胞糖蛋白(MOG)IgGMOG – IgG 可在 AQP4 – IgG 阴性的部分 NMOSD 患者中检测到,尤其是儿童患者多见,可见于至少约 50% 的儿童患者;其他检查近 50% NMOSD 患者可合并其他自身免疫抗体,如血清抗核抗体(ANAS)、抗 SSA 抗体、抗 SSB 抗体、抗甲状腺抗体等。合并上述抗体者更倾向于支持 NMOSD 的诊断。

2)脑脊液检查

半数患者脑脊液常规显示有核细胞数增多,单个核细胞为主,通常不超过 $100 \times 10^6/L$。20% 患者蛋白可升高,多在 $1g/L$ 以下,蛋白明显增高者可有椎管梗阻。可有寡克隆(OB)抗体阳性。

3)MRI 检查

(1)头颅 MRI:可累及延髓背侧(最后区)、脑干被盖部、四脑室周围、丘脑、下丘脑、第三脑室周围等,也可表现为急性播散性脑脊髓炎样特点。急性期部分病灶可强化。

(2)视神经 MR:视神经炎急性期可出现视神经 MRI 异常,易累及视神经后段及视交叉,病变可大于 1/2 视神经长度,表现为视神经增粗,T2WI 高信号,可伴有强化,慢性期可表现为视神经萎缩。

(3)脊髓 MRI 多为长节段(纵向延伸往往超过 3 个椎体节段以上)病变,少数可纵贯全脊髓,颈髓病变可向上与延髓最后区病变相连。轴位脊髓病变多累及中央灰质和部分白质,呈圆形或 H 形,脊髓后索易受累。急性期病变肿胀,呈 T1WI

低信号 T2WI 高信号，增强扫描部分病灶可强化，相应脊膜亦可强化。慢性恢复期可见脊髓萎缩、软化，长节段病变可转变为间断、不连续 T2WI 高信号。

4）视功能相关检查

视觉诱发电位可显示 P100 波形异常及潜伏期延长，光学相干断层扫描（OCT）多见明显的视网膜神经纤维层变薄且不易恢复。

4. 诊断标准

目前根据 2015 年国际 NMO 诊断小组制定的诊断标准进行诊断，尚无专门针对儿童患者的诊断标准。

1）AQP4-IgG 阳性的 NMOSD 诊断标准

①至少满足 1 项核心症状；②用可靠的方法检测到 AQP4-IgG（推荐 CBA 方法）；③排除其他诊断。

2）AQP4-IgG 阴性或未知（不能检测）NMOSD 的诊断标准

（1）至少具有 2 个核心症状（可以 1 次或多次临床发作），满足以下所有特点：①其中 1 个核心症状必须是视神经炎、急性脊髓炎（长节段）或最后区综合征之一；②空间多发（至少 2 个核心临床特征）；③满足 MRI 要求：急性视神经炎 MRI、脊髓炎 MRI、最后区综合征 MRI、急性脑干综合征 MRI。

（2）AQP4-IgG 阴性或未检测。

（3）排除其他诊断。

3）上述诊断标准中的核心症状

①视神经炎；②急性脊髓炎；③最后区综合征，表现为无其他原因可以解释的发作性呃逆、恶心及呕吐；④脑干综合征；⑤症状性发作性睡病或急性间脑综合征伴 MNOSD 典型 MRI 病灶；⑥症状性大脑综合征伴 NMOSD 典型大脑白质病灶。

4）上述诊断标准中 AQP4-IgG 阴性或未知（不能检测）NMOSD 所需 MRI 要求

（1）急性视神经炎：MRI 需有下列之一：①头颅 MRI 正常或仅有非特异性白质病变；②视神经 TWI 高信号或 T 增强信号 >1/2 视神经长度，或病变累及视交叉。

（2）急性脊髓炎：脊髓病变≥3 个连续椎体节段，或有脊髓炎病史的患者相应脊髓萎缩≥3 个连续椎体节段。

（3）最后区综合征：延髓背侧/最后区病变。

（4）急性脑干综合征：室管膜周围脑干病变。

5.鉴别诊断

(1)多发性硬化(MS):两者的病理特点相似,目前认为 NMO 是 MS 的一种变异型。有人报道小儿 NMO 转变为 MS,8 年内发生率为 60%。如以单一视神经炎为首发症状时,均应考虑到患有 MS 的可能性;如以脊髓炎为首发症状,应常规检查视力、眼底及 VEP,有助于确诊;如疑有脊髓 MS 时,应同时行脑 MRI 检查以利确诊,因为单纯脊髓 MS 很少见。

(2)单纯性球后视神经炎:易与早期的 NMO 混淆。本病多损害单眼,而后者常为两眼先后受累,多有缓解-复发病史。

二、治疗要点

目前尚缺乏证据级别较高的推荐证据。

(1)急性期治疗:主要是大剂量糖皮质激素[最大剂量 30mg/(kg·d)]静脉应用,之后序贯口服减量,疗程无统一推荐。如果患儿对大剂量糖皮质激素反应欠佳或起病病情较重,还可应用大剂量丙种球蛋白(2g/kg)。部分上述治疗效果不佳的严重患儿可以尝试血浆置换治疗。

(2)预防性治疗:目前较常用的药物包括:吗替麦考酚酯、利妥昔单抗和硫唑嘌呤。也有应用氨甲蝶呤、环磷酰胺等的报道。其他生物制剂类药物还包括托珠单抗及依库丽珠单抗。患儿何时开始预防性治疗及预防治疗的疗程目前尚不确定。需要个体化考虑,并权衡利弊。AQP4-IgG 阳性患儿 90% 为复发性病程,通常首次诊断即可考虑开始预防性治疗。AQP4-IgG 阴性患儿首次起病后,通常可以等再次复发后再考虑预防性治疗,还要结合复发的间隔时间、严重程度等综合考虑。针对多发性硬化的治疗药物(干扰素 β、醋酸格拉替雷)不适合 NMOSD。

(3)对症治疗:针对相应症状进行治疗,视神经炎应由眼科医师协助做相应局部治疗。如有重症呼吸肌麻痹,尽早行气管切开,应用人工呼吸机,以降低病死率;尿潴留者行间断无菌导尿,针对运动功能障碍进行康复训练等。

三、预后

本病多数为复发性病程,尤其对于 AQP4-IgG 阳性患儿约 90% 为复发性。反复复发后多遗留神经系统功能障碍,其中最常见的是视力障碍及锥体系功能障碍。预后不良的指征:①首发症状是背痛,病情急剧发展,几小时内病情达高峰;②有脊髓休克的体征,感觉障碍平面上升至颈髓皮节。

第四节 MOG 抗体病

髓鞘少突胶质细胞糖蛋白（MOG）抗体相关疾病（MOGAD）为儿童特发性炎症性中枢神经系统脱髓鞘疾病中最常见的类型。MOGAD 表型多样，包括视神经炎、脊髓炎、急性播散性脑脊髓炎、大脑单灶或多灶病变、脑干或小脑病变以及大脑皮质脑炎等。通过细胞转染法检测到血清 MOG 抗体明确阳性为诊断的必要条件。该病既可表现为单相性，也可表现为多相性（复发－缓解性）病程，其中 30%～40% 的患儿为多相性病程。但患者常出现激素依赖而反复发作。多数 MOGAD 患者预后良好，部分遗留残疾。

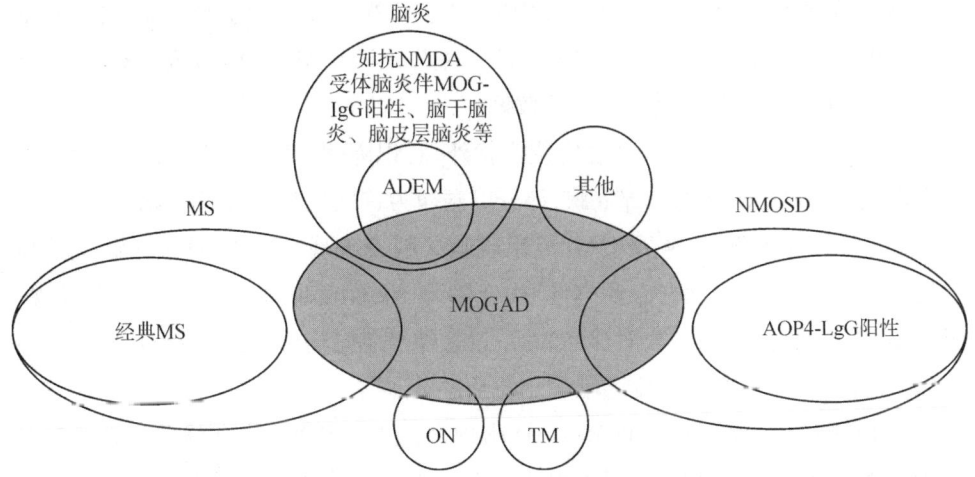

图 5-1　MOGAD 与其他 IIDDS 在临床表现方面的关系示意图

注：MOG，髓鞘少突胶质细胞糖蛋白；MOGAD，抗髓鞘少突胶质细胞糖蛋白抗体相关疾病；MS，多发性硬化；NMOSD，视神经脊髓炎谱系疾病；AQP4－IgG，抗水通道蛋白－4抗体；ADEM，急性播散性脑脊髓炎；ON，视神经炎；TM，横贯性脊髓炎；NMDA，N－甲基－D－天冬氨酸

一、诊断要点

（一）临床表现

1. MOGAD 临床表现

MOGAD 男女发病比例为 1∶2～1∶1。起病前可有感染或疫苗接种等诱因，诱因

出现后4d至4周内发病。MOGAD可呈单相或复发病程,复发者可出现频繁发作。MOGAD临床表现存在年龄相关性特征,儿童多表现为ADEM样表型(ADEM、ADEM相关性ON、多时相ADEM和脑炎),而成人多表现为视神经-脊髓表型(ON,脊髓炎)和脑干脑炎。这些症状的确认需要相应的影像学支持。

2.临床分型

(1)视神经炎(ON):ON是MOGAD最常见的临床分型,在成年患者中视神经累及率可高达90%。男女发病比例波动于1:2.8~1:0.8之间。MOGAD相关的ON(MOGAD-ON)患者常诉有比较明显的眼痛或眼球转动痛,常合并眼眶痛;急性期出现单眼或双眼视力急剧下降、视野缺损、色觉改变以及对比敏感度下降。发病部位可累及双侧视神经,特别是视神经前段,导致视盘水肿多见(90%)。与其他类型(MS、NMOSD相关)ON相比,MOGAD患者视神经本身水肿明显,可合并眼眶结缔组织受累,导致视神经周围炎。另一特点是MOGAD-ON复发率高,复发周期短,但MOGAD-ON的视功能预后较好。

(2)脑膜脑炎:除脑部灶性定位症状外,意识障碍、认知障碍、行为改变或癫痫发作是MOGAD的常见脑部症状,部分以癫痫为首发症状,可伴随脑膜炎症状。

(3)脑干脑炎:30%的MOGAD可出现脑干脑炎表现。MOGAD脑干脑炎的症状包括呼吸衰竭、顽固性恶心和呕吐、构音障碍、吞咽困难、动眼神经麻痹和复视、眼球震颤、核间性眼肌麻痹、面神经麻痹、三叉神经感觉迟钝、眩晕、听力丧失、平衡障碍等。同样,必须有提示脱髓鞘病变的影像学证据。

(4)脊髓炎:20%~30%的MOGAD出现脊髓炎。MOGAD脊髓炎可为长节段性TM,也可见短节段脊髓炎,可出现肢体乏力、感觉障碍和二便障碍等自主功能症状。国外研究结果显示,MOGAD脊髓炎累及腰髓和圆锥常见。后期可残留括约肌和/或勃起障碍。

(5)其他特殊类型:已有MOGAD炎性脱髓鞘假瘤表现的报道。

(二)辅助检查

1.实验室检查

(1)MOG-IgG检测血清是首选的检测样品。采用CBA法对MOG-IgG进行检测。对于临床高度怀疑MOGAD而MOG-IgG检测为阴性患者,建议在急性发作期、未治疗的间隔期或血浆置换治疗后1~3个月重新检测。儿童MOG抗体转阴后且持续保持阴性的病例临床复发率低;MOG抗体复阳者需加强临床复发监测。

(2) CSF：半数左右的患者 CSF 中白细胞计数 >5×10^6/L。CSF 蛋白水平也可升高。10% 的 MOGAD 患者 IgG 寡克隆区带阳性。

2. 影像学检查

MOGAD 缺乏病理特异性的影像表现。

(1) 脑部 MRI：推荐常规 MRI 平扫+增强扫描。两侧脑室旁白质区病灶多见，皮层、丘脑、海马病灶在 MOGAD 具有相对特异性，病灶亦可见于胼胝体、内囊和脑干、小脑。多发病灶常见，病灶绝大多数呈现斑片状。大病灶可类似于脱髓鞘假瘤样，中、小病灶一般数目不多。病灶可有或无强化，脑病或癫痫患者有时可出现软脑膜强化。

(2) 脊髓 MR：可出现长节段及短节段病灶，短节段病灶相对多见，横断面病灶可见于脊髓中央或周边，斑片状，脊髓病灶累及腰髓和圆锥常见。

(3) 视神经 MRI：累及双侧及前部多见，包括视盘；长节段病灶多见，长度 20mm 左右；视神经增粗明显，边缘模糊，明显和均匀强化。

3. 眼科检查

(1) 眼底检查 MOGAD：急性期可发现显著视盘水肿、乳头炎、视盘肿胀，而视盘表现正常的球后 ON 型比较少见。在水肿发展迅速且严重的患者会出现视盘线状出血表现。随病程进展，水肿消退，大多数患者可观察到视盘苍白或视神经萎缩，视神经纤维厚度变薄明显。

(2) 视野 MOGAD：患者急性期视野缩小，如治疗及时，视力多恢复较好，甚至完全无视野损伤。但重症及治疗不及时的患者会有视野损伤。

(3) 视觉诱发电位(VEP)：急性发作期 P100 波潜伏期延迟，振幅降低程度与视神经受累的严重程度相关。

(4) 光学相干断层扫描(OCT)：MOGAD-ON 患者急性发作后视盘周围视网膜神经纤维层及视网膜节细胞内丛状层复合体带出现明显变薄。

(三) 诊断标准

目前暂无特征性的临床症状可以直接提示 MOGAD 诊断。在血清 MOG-IgG 阳性基础上，以病史和临床表现为依据，结合辅助检查，尽可能寻找亚临床和免疫学证据辅助诊断。同时，需要排除其他疾病可能。国内专家参考上述诊断标准，形成了我国 MOGAD 推荐诊断标准的建议(表 5-1)。当确诊 MOGAD 时，出现精神行为异常和(或)脑病表现、癫痫发作时，需警惕重叠抗 N-甲基-D-天冬氨酸受

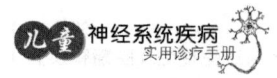

体(NMDAR)脑炎可能,推荐同时检测抗 NMDAR 抗体。

表5-1 各种专家组建议的 MOGAD 诊断标准[a]

符合以下所有标准:
(1)用全长人 MOG 作为靶抗原的细胞法检测血清 MOG-IgG 阳性。
(2)临床有下列表现之一或组合:①ON,包括慢性复发性炎性视神经病变;②TM;③脑炎或脑膜脑炎;④脑干脑炎。
(3)与 CNS 脱髓鞘相关的 MRI 或电生理(孤立性 ON 患者 VEP)检查结果。
(4)排除其他诊断。

注:[a] 应注意的是,由于可能存在 MOG-IgG 短暂阳性或低 MOG-IgG 滴度的患者,因此对于非典型表现的患者,且在第2次采用不同细胞法检测后未确认 MOG-IgG 阳性的患者,应诊断为"可能 MOGAD";CNS,中枢神经系统

(四)鉴别诊断

除与常见的炎症性脱髓鞘疾病(如 MS 和 NMOSD)进行重点鉴别外,还需要与神经结核、神经梅毒、脊髓亚急性联合变性、Leber 遗传性视神经病变、血管炎、神经白塞病、CNS 淋巴瘤、脑胶质瘤病、副肿瘤性神经系统疾病等鉴别(表5-2)。

表5-2 MOGAD 与 MS 和 NMOSD 的鉴别诊断

指标	MS	AQP4-IgG 阳性 NMOSD	MOGAD
生物标志物	CSF 寡克隆区带阳性	血清 AQP4-IgG 阳性	血清 AOG-IgG 阳性
女:男	3:1	9:1~8:1	2:1~1:1
好发年龄	20~30 岁	20~40 岁	儿童期较成人常见
病程	复发缓解型或慢性进展型	单相型:复发型(多见)	
临床表现	ON、脊髓炎、脑干或小脑症状,认知功能障碍和累及其他 MS 典型脑区的症状	ON、脊髓炎、极后区综合征、脑干综合征、嗜睡或急性间脑综合征,伴 NMOSD 典型脑部病灶的脑部症状	ADEM 样表型(ADEM,多时相 ADEM,ADEM-ON,脑炎或脑膜脑炎),或视神经-脊髓表型(ON、脊髓炎)或脑干脑炎

续表

指标	MS	AQP4-IgG 阳性 NMOSD	MOGAD
ON	单侧多见	双侧或单侧,严重,经常复发	双侧或单侧,很少累及视交叉,经常复发
脑部 MRI	多发白质病灶(脑室旁、近皮层、幕下),6mm 左右,卵圆形,黑洞(T1 像无强化低信号);可有皮层病灶	无脑部病灶,或病灶不符合 MS 特征	多发或单发白质病灶,斑片状,可伴有丘脑、海马、皮层/近皮层病灶,大病灶肿瘤样,可见软脑膜强化
脊髓 MRI	短节段病灶;偏侧	长节段病灶(纵向延伸超过 3 个椎体节段);中央	长或短节段病灶,横断面可见于中央或周边,累及腰髓/圆锥为相对特异性表现
视神经 MRI	短节段病灶	长病灶(长于视神经的 1/2),视神经后段或视交叉病灶	长病灶(长于视神经的 1/2),视神经前段病灶
CSF 白细胞增多	中度(<50%患者)	常见(>70%患者)	常见(>7%患者)
治疗	免疫调节剂	免疫抑制剂	免疫抑制剂
预后	致残率高,与疾病进展相关	致残率高,与高复发率和发作时恢复不良相关	致残率低,发作后恢复较好;部分患者初次发作恢复差

注:CSF,脑脊液

二、治疗要点

目前,MOGAD 治疗研究数据有限,治疗推荐均来自一些小样本、回顾性研究,并借助其他自身免疫性疾病的经验。MOGAD 的治疗分为急性期治疗和缓解期治疗。

1.急性期治疗

MOGAD 病例急性期首选糖皮质激素治疗,或糖皮质激素联合 IVIg。

(1)糖皮质激素:糖皮质激素治疗有助于急性期 MOGAD 患者的神经功能恢

复。用法同自身免疫性脑炎。首次起病的儿童 MOGAD 病例急性期糖皮质激素应用疗程约 3 个月,对于复发者需适当延长疗程。对于激素依赖的 MOGAD 患者来说,激素减量要慢,并可与免疫抑制剂联合使用。

(2)IVIg:对大剂量激素冲击治疗效果差的 MOGAD 患者,可试用 IVIg 治疗。剂量 0.4g/(kg·d),连续用 5d 为 1 个疗程。

(3)PE:PE 可能是激素和 IVIg 治疗失败后的一个选择。建议行 PE 治疗 5~7 次,每次置换血浆 1~2L。应避免 PE 与 IVIg 同时使用。

2.缓解期治疗

对已出现复发的 MOGAD 患者应进行缓解期预防复发的治疗,吗替麦考酚酯(MMF)、IVIg 长期维持、利妥昔单抗(RTX)、硫唑嘌呤均可用于预防儿童 MOGAD 复发治疗药物,均可降低儿童 MOGAD 病例的复发率;对于应用 1 种以上药物仍复发的患儿可考虑应用托珠单抗

(1)小剂量激素维持治疗:建议 10~15mg/d 的泼尼松(或相等当量的其他口服激素),治疗时间应超过 6 个月。

(2)硫唑嘌呤:有可能减少 MOGAD 复发,尤其与小剂量激素联合应用。按体质量 2~3mg/(kg·d)单用或联合口服泼尼松[按体质量 0.75mg/(kg·d)]。一般于硫唑嘌呤起效后(4~5 个月)将泼尼松渐减量至小剂量长期维持。

(3)吗替麦考酚酯:此药物对 MOGAD 疗效尚未明确,推荐用法为 1~1.5g/d 口服。

(4)IVIg 长期维持:可每个月应用 IVIg 且连续应用至少 6 个月。

(5)利妥昔单抗:使用方法尚未统一,目前最常用方法是按体表面积 375mg/m^2 计算剂量,第 1d 及第 15d 分别静脉注射。

(6)其他药物:氨甲蝶呤耐受性较好,价格较低,适用于不能耐受硫唑嘌呤副作用及经济条件有限的患者。推荐 15mg/周单用,或与小剂量激素合用。

三、预后

大部分患者急性期治疗后预后良好,应用甲泼尼龙冲击治疗的患者中 50% 可以完全缓解,44.3% 部分缓解,仅约 5.7% 治疗无效。

第五节 多发性硬化

多发性硬化(MS)是一种具有时间多发性与空间多发性特征的慢性反复性中枢神经系统炎症性脱髓鞘疾病。多见于青壮年,儿童少见,婴幼儿罕见,女多于男。症状复杂多变,病程波动不稳,目前尚无有效治疗措施。

一、诊断要点

1. 病因

病因尚未阐明,目前认为是遗传因素与环境因素共同作用诱发的以中枢神经系统白质受累为主的免疫反应,病变包括髓鞘脱失、轴索损伤及炎症细胞浸润。

2. 临床表现

(1)首次发病:多呈急性或亚急性,根据受累部位不同可表现出不同症状,包括肢体无力、麻木感、感觉异常、视力下降、复视、共济失调或横贯性脊髓炎症状等。一次发病可表现为单一病灶的相应症状,也可表现为多灶性症状。少数儿童患者首次发病可以表现为急性播散性脑脊髓炎(ADEM)。本病多呈复发缓解性病程特点。首次发病2年内再次发病的风险较高。再次发病可与前次发病的部位不同,即空间多发性。

(2)常见的症状及体征:儿童的MS表现多种多样,主要有视觉障碍、感觉障碍、眼球运动障碍、共济失调、横贯性脊髓炎等。此外,尚可有小脑和脑干症状、惊厥发作等。

(3)疾病分型:根据发展过程可分为以下4型:①复发缓解型(RR):急性起病,历时数天至数周,多数于数周至数月内完全恢复,两次发作之间有病情稳定的间歇期,间歇期无症状或仅有轻度后遗神经系统功能障碍,此类型占成人患者的80%以上,儿童患者主要为此类型,占97%以上。②继发进展型(SP):疾病早期表现为复发缓解型,病程5~10年后出现持续缓慢进展,此类型儿童罕见。③原发进展型(PP):病程大于1年,起病即呈逐渐进展性特点,其间无缓解。此类型在成人MS中仅占10%,在儿童MS患者中极为罕见,作此诊断需要尤为谨慎。④进展复发型(PR):发病后病情逐渐进展,并间有复发。缓解-复发性病程最乐观。进行性病程预后较差,尤其是经常复发者更差。

3. 辅助检查

对于 MS 的诊断目前尚缺乏高度特异性的生物医学标志物。

(1) 头颅 MRI 检查：在 MS 典型的影像学检查特点为垂直于侧脑室的边界清楚的椭圆形或手指状病变、弯曲的皮层下病灶、下部颞叶病灶、小的皮层病灶和 TWI 序列黑洞样病灶，在 TWI 序列病变为边界较清晰的高信号，急性期病灶可强化。病灶可分布于侧脑室旁白质、皮层下白质(及皮层)，还可以分布于幕下(小脑及脑干)。

(2) 脊髓 MRI 检查：通常表现为 <3 个脊髓节段的 T2WI 高信号。在少数儿童患者也可表现为长节段病变(≥3 个节段)。

(3) 诱发电位：包括视觉诱发电位(VEP)、脑干听觉诱发电位(BAEP)及体感诱发电位(SEP)。检查结果如有异常，可提供多发性亚临床病灶的客观证据，有助于 MS 的早期诊断。

(4) 脑脊液检查：对于诊断及鉴别诊断有很大意义。细胞数大多正常，少数有细胞数增多，以单核细胞为主。蛋白含量正常或轻度增高。但如果有核细胞数大量增加，或存在中性粒细胞、嗜酸细胞或异常细胞时，常提示其他诊断。脑脊液特异性寡克隆区带对于 MS 的诊断意义较大，必须同时进行脑脊液和血清样本检测以证实寡克隆区带为脑内产生的。脑脊液特异性寡克隆区带可见于 90% 以上的 MS 患者，如果检测结果阴性，要注意与其他疾病相鉴别。但寡克隆区带阳性并非 MS 所特有，也可见于自身免疫性脑炎、视神经脊髓炎谱系疾病等。

(5) 建议常规进行血清 AQP4-IgG 检测：尤其对于以视神经炎、急性横贯性脊髓炎或最后区综合征等为表现的患者，如为阳性，根据诊断标准考虑 AQP4-IgG 阳性的 NMOSD，而非 MS。血清 MOG-IgG 在 ADEM、多相性播散性脑脊髓炎(MDEM)、视神经炎、ADEM 后反复视神经炎、AQP4-IgG 阴性的 NMOSD 患者中常呈阳性，又可统称为"MOG-IgG 相关脑脊髓炎或 MOG 抗体病"，在儿童患者中较为多见。目前多认为 MOG-IgG 阳性是 MS 诊断的阴性预测指标，即不支持 MS 诊断。

(6) 其他检查：血清自身免疫性抗体检测为排查全身系统性自身免疫性疾病所介导的中枢神经系统病变，应注意全身系统性查体，并可进行抗核抗体谱、ANCA 等自身抗体检查。

4. 诊断标准

MS 诊断的三要素为"时间多发性(DIT)、空间多发性(DIS)及排除其他疾病"。目前 MS 的诊断标准为 2017 年新修订的 McDonald 诊断标准，此标准主要针对成人 MS。目前尚未针对新的 2017 年 McDonald 诊断标准进行儿童 MS 诊断的修订。

1)2017 年 McDonald 诊断标准

(1)空间多发性(DIS)的 MRI 诊断标准:在以下 4 个部位中的至少 2 个部位存在≥1 个具有 MS 特征的 T2WI 高信号病灶:脑室旁、皮层或皮层下、幕下和脊髓。

(2)时间多发性(DIT)的 MRI 诊断标准:任何时候同时存在钆非增强病灶及增强病灶;或者在随访中,与基线相比,出现新的 T2WI 和/或钆增强病灶(对间隔时间无要求)。

2)IPMSSG 2013 年儿童 MS 诊断标准:需满足以下任一条标准

(1)≥2 次非脑病(即非 ADEM)中枢神经系统事件,与炎症性病因有关,两次发病间隔 30d 以上,并累及中枢神经系统 1 个以上部位。

(2)1 次非脑病发病,MRI 符合 2010 年 McDonald 标准的空间多发性,在后续随访中,MRI 出现了至少 1 个新的增强或非增强病灶。

(3)1 次 ADEM,至少 3 个月以后出现了非脑病临床发病,MRI 符合 2010 年 McDonald 标准的典型空间多发性。

(4)第一次急性发病,不符合 ADEM 特点,MRI 同时符合 2010 年 McDonald 标准的空间多发性和时间多发性(此条仅用于 12 岁以上儿童)。

5.鉴别诊断

(1)视神经脊髓炎谱系疾病(NMOSD):NMOSD 与 MS 类似,也多表现为复发缓解性病程,具有时空多发性。与 MS 鉴别点:①好发人群不同:NMOSD 更好发于亚裔人群及儿童;②强调核心症状:临床诊断要点中具有 6 个核心症状,尤其是视神经炎、长节段脊髓炎、最后区综合征这 3 个主要核心症状;③影像学特点:头颅 MRI 可以正常(发作表现为视神经炎时),或脑室周围、脑干、间脑病变、最后区病变或皮质脊髓束病变等,脊髓 MRI 特点为长节段脊髓受累;④血清学指标:部分患者血清 AQP4-IgG 阳性,AQP4-IgG 阴性患者部分 MOG-IgG 阳性,儿童患者 MOG-IgG 阳性更为常见;⑤脑脊液:常有细胞数增多,蛋白轻度升高,少见寡克隆区带阳性。

(2)MOG-IgG 相关脑脊髓炎:本病也可表现为多相性复发缓解性病程,也可具有时空多发性,需要与 MS 鉴别。鉴别点:①好发人群不同:不同于 MS,本病人种差异不明确,儿童是好发人群;②临床表型多样:可表现为 ADEM、MDEM、反复视神经炎(ON)、ADEM-ON、NMOSD 等;ADEM 和 ON 是最常见的表型;③影像学特点:头颅 MRI 可正常(视神经炎发作时)、ADEM 样、脑干病灶,少数表现为局部单侧皮层肿胀;④血清学指标:血清 MOG-IgG 阳性;⑤脑脊液:细胞数增多较常见,蛋白可轻度升高,少见寡克隆区带。

(3)其他:需与系统性自身免疫性疾病(如系统性红斑狼疮)所致中枢神经系统受累、中枢神经系统血管炎、遗传性脑白质病、大脑胶质瘤病、大脑白质受累为主的特殊感染性疾病(如进行性多灶性白质脑病)等相鉴别。

二、治疗要点

(1)急性发病期治疗:主要是大剂量糖皮质激素静脉应用,之后序贯口服减量,通常为短期应用。对上述治疗效果不佳的严重患儿可以尝试血浆置换治疗(尚缺乏高级别证据支持),也可尝试大剂量丙种球蛋白治疗(缺乏有效性证据)。

(2)疾病修正治疗:即应用疾病修正药物(DMD)预防或减轻 MS 的复发。在成人 FDA 批准的一线药物包括:干扰素 β-1b、干扰素 β-1a 及醋酸格拉替雷;二线药物包括:富马酸二甲酯、特立氟胺、芬戈莫德、利妥昔单抗、那他珠单抗等;其他治疗药物包括米托蒽醌、环磷酰胺、阿仑单抗、克拉屈滨等。对于儿童 MS 患者而言,因多数药物尚未获批儿童适应证,因此多为超说明书应用。目前干扰素 β-1b 及干扰素 β-1a 已获批 12 岁以上儿童 MS 的适应证,其安全性较好,但与二线药物相比其有效性相对较弱。另外,还有一些针对儿童 MS 的药物临床试验正在进行中(例如 PARADIGMS 研究、TERIKIDS 研究等)。

(3)对症治疗:针对相应症状进行治疗。

(4)治疗目标及策略:既往 MS 的治疗目标是减少复发并延缓残疾进展。目前,提出的 MS 的最新治疗目标是"消除疾病活动",至少实现"疾病活动最小化"。

三、预后

本病通常预后不佳。儿童患者疾病早期活动度较成人高,复发更为频繁,复发间隔时间较成人 MS 短。但神经系统功能障碍的累积速度反而较成人更慢。约 1/3 的患者出现记忆、信息处理速度、执行功能及注意力等受损。

第六节　吉兰-巴雷综合征谱系疾病

吉兰-巴雷综合征(GBS)是一类免疫介导的急性炎性周围神经病,是儿童最常见的周围神经病,也是儿童急性弛缓性瘫痪最常见的原因。表现特征为急性起病,临床症状多在2周左右达到高峰,疾病进展一般不超过4周,表现为多发神经根及周围神经损害。脑脊液呈蛋白-细胞分离,约85%以上患儿可被检测到周围神经传导功能异常。多呈单时相自限性病程,静脉注射免疫球蛋白和血浆置换有效,多数在数周或数月内完全恢复。少数患者死于急性期呼吸肌麻痹。

一、诊断要点

1. 病因

尚不清楚,可见于任何年龄,但以学龄前和学龄期患儿多见。四季均可发病,夏、秋季节多见,呈急性或亚急性起病,2/3患者病前1~3周有腹泻或呼吸道感染史。目前,大量报道证实空肠弯曲菌感染为GBS发病的重要诱因。

2. 临床表现

(1)运动障碍:是本病最主要的临床表现。表现为四肢,尤其是双下肢对称性弛缓性瘫痪,下肢重于上肢,远端重于近端。通常在1~2周内病情发展至最高峰,加重不超过3~4周。最急者可在起病24h或稍长时间内出现严重肢体瘫痪或/和呼吸肌麻痹。当呼吸肌瘫痪时,可出现胸闷、气短、语音低沉、咳嗽无力、胸式或腹式呼吸动度减低、呼吸音减弱,严重者可因缺氧、呼吸衰竭或呼吸道并发症而导致昏迷、死亡。

(2)感觉障碍:感觉障碍远较运动障碍轻是本病特点之一,可为首发症状,多从四肢末端的麻木、针刺感开始。以主观感觉障碍为主,客观检查感觉多正常,可有肌肉压痛,特别是腓肠肌较为常见;部分患者可有深感觉减低。仅部分患者可有手套、袜套样感觉障碍。超过70%的患者可能主诉疼痛,尤其是重症患者,疼痛的常见部位是背部和下肢。但疼痛的程度与运动障碍程度和预后无关。多数患者的疼痛在起病后8周内消失,少数可以持续更久。

(3)颅神经麻痹:约半数患者可有颅神经损害,以舌咽、迷走和单侧/双侧面神经的周围性瘫痪多见,其次为动眼、滑车、展神经。当累及两侧后组颅神经(舌咽、迷走及舌下神经)时,患者出现呛咳、声音低哑、吞咽困难和口腔唾液聚集,很易引起吸入性肺炎及加重呼吸困难危及生命。

(4)自主神经功能障碍:症状多轻微,主要表现为手足出汗、发红、肿胀、血压轻度增高或心律失常等。一般很少出现排便、排尿障碍,即使有,也多为一过性,一般不超过12~24h。

(5)反射异常:一般腱反射减低或消失,病理征阴性。由于神经根受到刺激,所以患者可以出现脑膜刺激征阳性,甚至颈项强直。

3. 分型

依据病理改变和体征,主要分以下4种类型。

(1)急性炎症性脱髓鞘性多发性神经病(AIDP):是最常见的临床类型,占吉兰-巴雷综合征的90%,周围神经运动和感觉原纤维同时受累,呈现多灶节段性髓鞘脱失。

(2)轴索型GBS:包括急性运动感觉性轴索性周围神经病(AMSAN)和急性运动性轴索性周围神经病(AMAN),临床表现和经典CBS相似。急性运动性轴索性周围神经病(AMAN)主要发生于我国北方地区,夏季多发,儿童更常见,男女患病率相似,多有腹泻和上呼吸道感染等。以脑神经和脊神经运动纤维轴索病变为主,临床表现为急性起病,相对对称性的四肢无力,脑神经受累,腱反射降低或消失,无感觉神经受累,电生理检查提示近乎纯运动神经受累,感觉神经检查正常,血清和脑脊液抗神经节苷脂$GM1$、GD_{1a}抗体阳性。急性运动感觉性轴索性周围神经病(AMSAN)通常起病急,病情重,表现可类似AIDP,常有自主神经功能障碍,但电生理检查提示感觉神经受累,且轴索受累严重,病情恢复较慢和不完全。

(3)Miller-FiSher综合征:占CBS病例的2%~4%。急性起病,以眼外肌麻痹、共济失调和腱反射消失为主要特征,肢体肌力正常或轻度减退。任何年龄和季节均有发病。发病前可以有空肠弯曲菌或流感杆菌感染史,急性和亚急性发病,脑脊液可见蛋白细胞分离现象。血清抗GQ1b抗体经常为阳性。预后好,多数在6个月内完全恢复。

(4)其他少见类型:多发脑神经炎、急性自主神经功能障碍、吉兰-巴雷综合征伴中枢神经系统异常。

4. 实验室检查

(1)脑脊液检查:急性期脑脊液蛋白增高,但白细胞计数和其他均正常,出现蛋白-细胞分离现象。然而,此现象一般要到起病后第2周才出现(约90%),第

3~4周最明显,之后逐渐下降。另有15%患者同时有脑脊液白细胞计数轻度增多。如脑脊液内白细胞数明显升高,需要考虑感染性炎症的可能性。

(2)神经传导功能测试:约85%以上患儿可被检测到周围神经传导功能异常。一般于起病1周后明显,首次检测正常者应予复查。约13%患者因病变轻微而测试始终正常。GBS最常见的类型AIDP以节段性髓鞘脱失为主,神经传导测试早期的改变是H反射和F波的潜伏期延长或消失,而后出现运动和感觉神经传导速度显著下降,通常低于正常的20%,反应电位时程增宽,肌肉复合动作电位CMAP波幅减低不明显,周围神经近端有明显的传导阻滞现象。轴索型GBS在早期常常没有明显的改变,在疾病发展一段时间后才逐渐出现动作电位的波幅下降,传导速度基本正常。

(3)血清免疫学检查:有文献报道高达80%轴索型GBS(AMAN与AMSAN)患者血清内可检测到抗神经节甘酯(GM1、GM1b)的IgG抗体,而GQ1b抗体常常出现在Miller-Fisher综合征患者。对于经典型GBS(AIDP)患者,目前尚没有特异性生物学标志物可以检测。

(4)脊髓MRI:近年来,有文献报道脊髓增强MRI可见脊神经根的肿胀以支持GBS诊断,同时有助于排除其他肢体瘫痪的原因如急性横贯性脊髓炎或脊髓占位等。

5.诊断及鉴别诊断

GBS是临床诊断,临床表现为急性起病,四肢对称性弛缓性瘫痪,伴或不伴脑神经麻痹,脑脊液存在蛋白细胞分离现象,电生理检查提示周围神经髓鞘或轴索性损害,除外其他疾病,即可诊断本病。2011年世界卫生组织的Brighton协作组为明确H1N1流感疫苗接种与CBS的关系提出了新的诊断标准,称Brighton标准,其确诊标准如下:①双侧肢体弛缓性瘫痪;②瘫痪肢体腱反射减弱或消失;③单相病程,起病至达峰间隔为12h至28d,继以临床平台期;④电生理检查发现符合GBS;⑤蛋白细胞分离(脑脊液蛋白高于正常值,白细胞数少于50/μL);⑥排除其他可能的原因。其中,双侧弛缓性瘫痪和腱反射减弱或消失为必备条件,如果脑脊液蛋白不升高,白细胞数仍少于50/μL或缺乏脑脊液和电生理检查,则诊断的肯定性逐级下降。

本病需注意和其他急性弛缓性瘫痪疾病鉴别,如蜱麻痹、间歇性卟啉症、脊髓灰质炎、急性横贯性脊髓炎、重症肌无力、肉毒杆菌中毒、铅中毒等。出现以下征象需要怀疑GBS诊断的正确性:肢体无力显著不对称;起病即存在排尿或排便功能障碍；脑脊液内白细胞数大于50/μL；起病时有严重肺功能障碍而不伴或仅伴有轻微肢体无力；起病时伴随发热；肢体无力缓慢进展超过4周；存在感觉障碍平面。

临床常见的需要重点鉴别的疾病如下：

(1)脊髓灰质炎：脊髓灰质炎曾经是最常见的弛缓性瘫痪的原因，但我国已基本消灭野生型脊髓灰质炎病毒引起的该病的发生。需要注意的是脊髓灰质炎疫苗突变株以及其他病毒如柯萨奇、埃可病毒等引起的急性弛缓性瘫痪。疫苗突变株引起者有疫苗接种史，其他病毒感染导致者可能伴随发热，患者肢体多数呈不对称性瘫痪，无感觉障碍。脑脊液中常有白细胞增多，蛋白可以轻度增加，一般没有脑脊液蛋白细胞分离现象。电生理检测提示周围神经传导功能正常。急性期粪便和脑脊液可分离得致病病毒，容易与GBS鉴别。

(2)急性横贯性脊髓炎：在脊髓休克期表现为四肢弛缓性瘫痪，持续尿、便潴留等括约肌功能障碍和感觉障碍平面。电生理检测急性期周围神经传导功能正常。脊髓MRI有时可见脊髓肿胀。一般没有脑神经受累，也没有蛋白细胞分离现象。

(3)周期性瘫痪：首次发作可表现为四肢弛缓性瘫痪，腱反射减弱或消失。不伴感觉障碍和自主神经功能障碍。血清检查有时可发现钾离子水平异常。发作持续时间短，病程短。临床经过与GBS不同。一般不经治疗2~7d可自行恢复，如经治疗恢复更快。

(4)慢性炎性脱髓鞘性多发性神经病(CIDP)：临床症状和体征与CBS相似，但病程和治疗与CBS不同。病程呈单相亚急性进行性加重，可持续4周以上；或呈慢性持续性、进行性加重；或呈反复发作和缓解交替。治疗主要采用糖皮质激素，无效或病情严重者可同时应用2种球蛋白、血浆置换治疗。

(5)儿童重症肌无力全身型：表现为躯干和四肢受累，呼吸肌也常累及。但四肢无力以近端明显，肌肉无纤颤及明显萎缩，感觉正常。症状有"晨轻暮重"的特点，经休息或用胆碱酯酶抑制剂治疗后明显减轻或消失。

二、治疗要点

1.支持和对症治疗

对瘫痪正在继续进展的患儿，原则都应住院观察。疾病早期要密切监测患者的生命体征，监测呼吸功能、心律失常、吞咽困难、肠梗阻，以及潜在的高血压或低血压。保持呼吸道通畅，勤翻身，防止坠积性肺炎及褥疮；对吞咽困难者要鼻饲，以防吸入性肺炎；保证足量水分、热量和电解质供应；尽早对瘫痪肌群进行康复训练，防止肌肉萎缩,促进恢复。对出现呼吸衰竭,或后组脑神经麻痹致咽喉分泌物积聚导致呼吸功能障碍者,应及时使用气管插管或气管切开,借助呼吸机保证有效通气和换气。积极预防血栓形成和肺部感染。对疼痛明显的患者应积极应用药物缓解疼痛,常用的有加巴喷丁、普瑞巴林和小剂量三环类抗抑郁药。

2. 免疫学治疗

目前没有证据表明口服或静脉注射糖皮质激素的疗效,但有证据表明,单独丙种球蛋白静脉注射或血浆置换均有利于疾病的恢复。一旦 GBS 诊断明确,应尽快开始应用。

(1)静脉注射人体免疫球蛋白(IVIg):其总体疗效与费用与血浆置换疗法相当,但 IVIg 比血浆置换更有效、更安全。主要用于发病后 2 周内瘫痪进行性加重,尤其有呼吸肌或后组脑神经麻痹者。一般按 400mg/(kg·d),连用 5d。也有按 1g/(kg·d)连用 2d 的。有报道称,IVIg 对于存在抗 GM1、GQ1b 或 GalNAc-GD1a 抗体的轴索型 GBS 疗效更好。

(2)血浆置换:一般在 7~14d 内进行 5 次血浆置换,每次置换量按 50mL/kg 计算。其疗效较肯定、安全,但需专用设备且价格昂贵,使儿科临床应用受到限制。

(3)激素治疗:糖皮质激素治疗 GBS 始于 1951 年。轻症者可口服强的松,3~4 周后逐渐减量或停服;重症者以地塞米松、氢化可的松或甲基强的松龙静脉滴注。对其应用一直存在两种不同观点,多数专家认为皮质激素对本病治疗无效。

二、预后

儿童恢复比成人快。无呼吸肌瘫痪者预后好,超过 80% 的病例经过治疗,肢体瘫痪均在 6 个月内完全恢复或恢复到较为理想的程度,少部分遗留轻微运动功能障碍。轴索型 GBS 的恢复较脱髓鞘型略晚。死亡率为 3%~7%,呼吸衰竭是本病最主要的死亡原因。提示预后不良的因素包括:发病时年龄大;肌无力严重,在发病 1 周内需要呼吸机支持;前驱感染为腹泻或空肠弯曲菌。

治疗相关的病情波动:大约 10% 的 GBS 患者在接受 IVIg 或血浆置换治疗后病情好转或稳定,之后短期内(治疗后 2 个月内)再次出现肌无力加重。此时需要再次给予 IVIg 或血浆置换治疗,多数预后仍然良好。需要和急性起病的慢性炎症性脱髓鞘性多神经根神经病(CIDP)相鉴别。5%~16% 的 CIDP 可以急性起病,经治疗后病情可以有波动。如果 CBS 治疗后病情反复发生在 2 个月以后,或者出现多次病情反复,需要考虑 CIDP 的可能性。

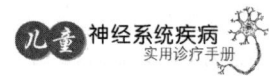

第七节 慢性炎症性脱髓鞘性多发性神经根神经病

慢性炎症性脱髓鞘性多发性神经根神经病（CIDP）是一组获得性自身免疫介导的多发性周围神经慢性炎性疾病，病情进展达 8 周以上，可有缓解复发过程；临床表现为不同程度双侧对称性、迟缓性肌肉无力，可以伴有感觉缺失、腱反射减低。脑脊液检查可见蛋白细胞分离现象。电生理检查表现为周围神经传递速度减慢、远端潜伏期延长、运动神经传导阻滞、异常波形离散以及 F 波异常等脱髓鞘改变。病理检查可见周围神经和脊神经根的节段性脱髓鞘，伴随单核细胞浸润。CIDP 属于慢性获得性脱髓鞘性多发性神经病（CADP），是 CADP 中最常见的一种类型，大部分免疫治疗有效。

CIDP 包括经典型和变异型，后者少见，如纯运动型、纯感觉型、远端获得性脱髓鞘性对称性神经病（DADS）及多灶性获得性脱髓鞘性感觉运动神经病（MADSAM）等。

一、诊断要点

1. 病因及发病机制

CIDP 被认为是由细胞和体液免疫共同介导的自身免疫性疾病，但具体机制尚待进一步明确。

2. 临床特征

通常表现为隐袭起病，症状进展至少达 8 周以上，可有复发缓解过程。其症状和体征主要表现为符合周围神经分布的肢体无力和感觉异常，脑神经受累较少，极少累及自主神经或呼吸功能。按照周围神经病变的分布特点和受累纤维种类，将 CIDP 分为经典型和变异型。

1) 经典型 CIDP

最常见，呈亚急性或隐匿起病，儿童期和青少年期为多，婴儿罕见。病前多数无明显诱因，少数可能有前驱感染或疫苗接种史。病程逐渐进展，一般大于 2 个月，也有急性起病呈缓解复发病程的。神经系统症状持续恶化或病程反复多次复发均支持 CIDP。肢体无力是最常见的临床表现,同时累及肢体的近端和远端,双侧对称出现,并伴有肢体远端不同程度感觉异常,下肢重于上肢。肢体无力程度轻重不等。呼吸肌受累少见。脑神经多不被累及。体格检查提示双侧对称性肌力减低,近端和远端均受累。感觉检查提示本体感觉和振动觉受累最明显。90%的患者腱反射显著减退或消失。

2) CIDP 其他亚型

(1) Lewis-sumner 综合征:也被称为多灶性 CIDP。Lewis 最初将本型描述为上肢受累为主的不对称性 CIDP。符合多发单神经病特点,表现为肢体疼痛和麻木,逐渐出现肢体无力和肌肉萎缩。感觉异常和无力分布不对称,通常上肢为主,至少有 2 个肢体受累,部分患者可有脑神经受累,不受累肢体腱反射正常,电生理检查提示局灶性运动和感觉神经传导阻滞。脑脊液内蛋白可以升高。多数糖皮质激素和 IVIg 治疗有效。

(2) 慢性免疫性感觉性多神经病(CISP):病变限于脊髓背侧感觉神经节附近,临床表现为感觉性共济失调,走路易摔倒,可有肢体麻木,但肌力正常。神经传导检查正常,体感诱发电位可以发现近端神经根传导阻滞。脑脊液内蛋白升高。脊髓 MRI 可发现神经根肿胀。糖皮质激素和 IVIg 治疗有效。

(3) 远端获得性脱髓鞘型对称性神经病(DADS):以远端周围神经受累为主,感觉神经受累重于运动神经。大约 50% 的患者存在抗髓鞘相关糖蛋白(MAG)抗体。临床肢体无力以远端为主,且感觉障碍明显,主要是感觉性共济失调,位置觉和振动觉减退或消失,可以有震颤,轻微或无肢体瘫痪。电生理检查符合脱髓鞘改变,不同的是脱髓鞘改变为双侧对称性,且远端明显,而且没有传导阻滞。不伴抗 MAG 抗体和 IgM 蛋白的患者对免疫抑制剂反应良好。

(4) CIDP 伴抗神经束蛋白 NF155 和接触蛋白 1 抗体:抗 NF155IgG4 抗体相关的 CIDP 患者发病年龄一般比较年轻,临床表现为感觉性共济失调和震颤,可以合并有中枢神经系统脱髓鞘。抗接触蛋白 1 抗体相关的患者早期即有神经轴索受累,一般病情比较重,震颤也比较常见。

3. 辅助检查

1) 神经电生理检查

神经传导检查提示非对称性、多灶性脱髓鞘改变,周围神经的远端潜伏期延长,传导速度减慢,伴有传导阻滞现象,F 波及 H 反射的潜伏期延长。神经电生理检测结果必须与临床表现相一致。诊断 CIDP 时应至少有 2 根神经存在脱髓鞘的证据。如果只检测到 1 根神经脱髓鞘的证据,应继续寻找其他支持 CIDP 诊断的依据。电生理诊断标准为:

(1)运动神经传导:至少要有 2 根神经均存在下述参数中的至少 1 项异常:①远端潜伏期较正常值上限延长 50% 以上;②运动神经传导速度较正常值下限下降 30% 以上;③F 波潜伏期较正常值上限延长 20% 以上,当远端复合肌肉动作电位(CMAP)负相波波幅较正常值下限下降 20% 以上时,则要求 F 波潜伏期延长 50% 以上或无法引出 F 波;④运动神经部分传导阻滞:周围神经常规节段近端与远端比较,CMAP 负相波波幅下降 50% 以上;⑤异常波形离散:周围神经常规节段近端与远端比较,CAMP 负相波时限增宽 30% 以上。当 CMAP 负相波波幅不足正常值下限 20% 时,检测传导阻滞的可靠性下降。

(2)感觉神经传导:可以有感觉神经传导速度减慢和(或)波幅下降。

(3)针电极肌电图:通常正常,继发轴索损害时可出现异常自发电位、运动单位电位时限增宽和波幅增高,以及运动单位丢失。

2)脑脊液检查

90% CIDP 患者出现和吉兰-巴雷综合征类似的蛋白-细胞分离现象,部分患者出现脑脊液寡克隆带阳性。脑脊液蛋白细胞分离现象可作为诊断 CIDP 的支持依据之一,但并非特异。脑脊液蛋白在正常范围不能作为除外 CIDP 的条件。

3)血清免疫学检查

大约 50% 的 DADS 患者存在抗髓鞘相关糖蛋白抗体和单克隆 IgM 蛋白。部分非典型 CIDP 患者血清内可以检测到抗神经束蛋白 NF155 和接触蛋白 1 抗体。

4)腓肠神经活体组织检查

腓肠神经活检并非诊断 CIDP 所必需。在 CIDP 诊断依据不足时,如果腓肠神经活检发现符合 CIDP 的表现,可作为支持 CIDP 诊断的依据之一。主要病理改变为 CIDP 有髓神经纤维节段性脱髓鞘,施万细胞增生并形成洋葱球样结构,可见轴索变性,巨噬细胞在神经束内灶性分布,巨噬细胞破坏有髓神经纤维的髓鞘结构等。由于 CIDP 病变呈非均匀性分布,部分 CIDP 患者腓肠神经病理可无特异性发现。神经活体组织检查还可帮助除外血管炎性周围神经病和遗传性周围神经病。

5)周围神经影像学

周围神经超声或磁共振证实存在周围神经增粗,可作为支持 CIDP 诊断的条件之一,但无特异性,可见于其他免疫介导的周围神经病。

(1)周围神经超声:可表现为周围神经横截面积增大,神经束信号异常。周围神经增粗有多种形式,可以表现为节段性明显增粗,或普遍性轻微增粗,少数患者神经横截面积可在正常范围。同一患者不同神经的表现有明显差异,可见正常神经与增粗神经并存。

(2)磁共振:可见神经根增粗,或 T2WI 序列高信号,增强脊髓 MRI 检查发现神经根和周围神经的肥大和水肿,有助于 CIDP 的断。神经根肥大常见于腰段,较少见于臂丛和颈神经根。

4.诊断标准

CIDP 的诊断需要:符合经典型或变异型 CIDP 表现,且病程进展 8 周以上,病情慢性进展或缓解复发;电生理证实至少 2 根神经存在脱髓鞘病变;当电生理只检测到 1 根神经脱髓鞘病变时,要求免疫治疗、脑脊液检查、周围神经影像学检查、病理学检查中,至少有 2 项符合 CIDP;如果电生理仅在 1 根神经检测到脱髓鞘表现,则还需要寻找支持性证据,如包括免疫治疗有效;脑脊液存在蛋白细胞分离现象;周围神经超声或磁共振证实肢体神经或神经丛至少有 2 个部位存在横截面积增大;腓肠神经病理符合 CIDP 特点;排除其他原因导致的髓鞘病变相关周围神经病。

5.鉴别诊断

(1)吉兰-巴雷综合征多数急性起病,在发病前有感染或疫苗接种等诱发因素,四肢对称性弛缓性瘫痪进展不超过 4 周,可以合并脑神经麻痹和自主神经功能障碍,疼痛比较常见。急性起病的 CIDP 起病前往往诱因不明显,病程或持续进展超过 2 个月或缓解复发超过 1 次以上。随时间推移,一般不难区分。

(2)遗传性运动感觉周围神经病:一般起病更隐匿,病情进展更慢,Ⅰ型以脱髓鞘为主,Ⅱ型以轴索损害为主,遗传性运动感觉周围神经病就诊时往往已经有手、足和小腿肌肉萎缩以及高弓足等异常体征。脑脊液检查一般没有蛋白细胞分离现象。免疫学检查往往也无阳性发现。脊髓增强 MRI 检查一般没有神经根异常增强信号。对于家族史和基因筛查均阴性的鉴别诊断困难的患者,如果不能除外 CIDP,可以给予糖皮质激素诊断性治疗。如果对糖皮质激素有确切疗效,则支持 CIDP 诊断。

(3)多灶性运动神经病本病需要与多灶性 CIDP(Lewis-sumner 综合征)相鉴别。慢性进展性或复发性病程与多灶性 CIDP 相似,但前者仅运动神经受累。临床表现为不对称性肢体无力,多发于上肢远端,表现为一侧手部、臂部肌肉的无力和萎缩,伴有反射减低或消失,无感觉障碍。患者血清中抗 GM 抗体多呈阳性。糖皮质激素治疗效果不佳,IVIg 治疗可能有效,多需用环磷酰胺治疗。

(4)自身免疫性郎飞结病:其临床、电生理、周围神经影像和脑脊液改变与 CIDP 相似,但血清中可检测到抗郎飞结或结旁抗体,腓肠神经活检无明显的炎症或巨噬细胞介导的脱髓鞘病变,而是在郎飞结或结旁区域髓鞘和轴索交界连接处,出现髓鞘袢与轴索分离。该组疾病通常对 IVIg 治疗反应较差,糖皮质激素和利妥昔单抗治疗有效。

(5)M 蛋白血症相关周围神经病(POEMS 综合征):其临床、电生理和脑脊液表现均可类似 CIDP,M 蛋白检测有助于二者的识别。当出现皮肤变黑、肢体明显水肿时,可提示 POEMS 综合征,电生理改变传导速度减慢较为均一,近端为主,通常无传导阻滞和异常波形离散,周围神经超声可见神经增粗程度轻微,通常无局灶性神经增粗。

二、治疗要点

CIDP 治疗的最基本目的包括缓解疾病进展、改善功能以及长时间保持症状的缓解。虽然有多个治疗相关指南可供参考,但没有统一的方案。目前公认的对治疗有效的药物包括糖皮质激素、静脉输注免疫球蛋白、血浆置换和免疫抑制剂。

1. 免疫治疗

1)一线治疗

约 80% 的患者对一线治疗有效。

(1)糖皮质激素:临床以口服强的松最常用,足量 2mg/(kg·d)应用 6~8 周后缓慢逐渐减量,总疗程建议 1 年以上。在减量过程中部分患者可能出现复发。病情较重者,可选择甲泼尼龙冲击治疗,500~1000mg/d 静脉滴注,连续 3~5d 之后改为口服维持。

(2)IVIg:大部分患者可以有效改善症状。具体方案可以采用 400mg/(kg·d),连用 5d,之后每个月 1 次,连用 3~6 个月。

(3)对缓解复发型或慢性进展型 CIDP 均有效,多用于疾病进行性加重期,其疗效与 IVIg 相似,有条件者可以选用。部分患者在治疗后出现病情复发,可继续给予糖皮质激素治疗。

2)二线治疗

包括硫唑嘌呤、环孢霉素 A、氨甲蝶呤、环磷酰胺、利妥昔单抗等。一般为二线用药,在一线药物疗效不完全或无效时可以考虑。目前尚缺乏大样本随机对照研究以明确某种免疫抑制剂更有效。

2. 其他治疗

(1) 对症治疗:少数患者伴有神经痛,可使用加巴喷丁、普瑞巴林、阿米替林等。

(2) 神经营养:尽管缺乏循证证据,临床实践中常给予维生素 B_1、B_{12} 等治疗。

(3) 功能锻炼及物理治疗:有助于促进运动和感觉功能的恢复;足部无力者,可选择踝关节支具,改善行走的稳定性和步态。

三、预后

儿童 CIDP 的长期预后比较良好,大约 50% 患者对糖皮质激素反应良好。有 20%~30% 的患者在添加其他治疗后达到临床缓解,只有个别患者对多种治疗均无效,残留神经系统症状。

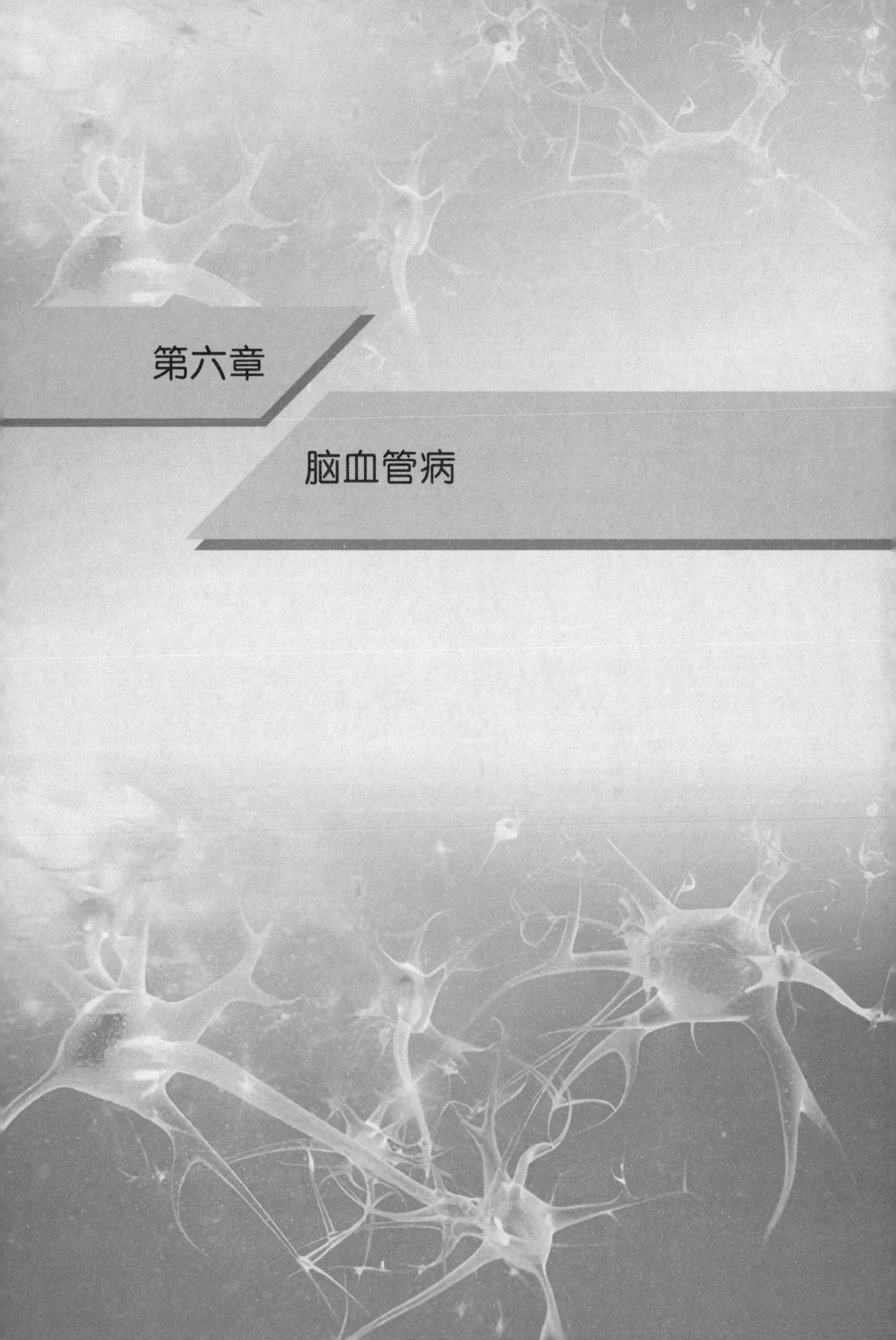

第六章

脑血管病

脑血管疾病在儿童不如成人常见,病因和预后与成人也不同。成人脑血管疾病主要由动脉粥样硬化、高血压或糖尿病并发症引起,死亡率和致残率较高;小儿脑血管病则多继发于其他疾病,如感染、血管畸形、先天性心脏病、结缔组织病及某些遗传性疾病,预后因不同病因差异较大。小儿脑血管病的发病率目前多引用schoenberg等(1978)在美国明尼苏达州Rochester地区的群体流调结果,即在15岁以下小儿,脑血管病发病率为2.52/(10万·年),其中,闭塞者占55%(原因不明者占1/3,已知病因中以心脏病最多见),出血者占45%(以血管畸形最多见)。

脑血管疾病的命名如下:

(1)脑卒中:指脑动脉或脑静脉系统突然发生闭塞或破坏性出血引起的急性脑功能障碍,分别称为缺血性脑卒中与出血性脑卒中。

(2)脑梗死:指脑血管极度狭窄或完全闭塞引起的脑缺血性坏死,一般是脑动脉闭塞。

(3)脑栓塞:指来自心脏与其他部位的栓子引起的脑动脉梗死。

第一节 动脉缺血性脑卒中

儿童动脉缺血性脑卒中(AIS)是指1月龄至18岁儿童由于脑血管痉挛、狭窄或闭塞导致神经影像学显示缺血性病灶,或无影像学改变时神经系统症状或体征持续超过24h,研究报道AIS发病率为(0.6~7.9)/100000,病死率为3.0%~4.7%;在数年随访后AIS复发率为7%~20%。尽管儿童神经系统具有可塑性,但约2/3的AIS患儿遗留永久性的残疾,造成社会经济负担。

一、诊断要点

1. 病因

儿童AIS常见的病因和危险因素包括血管病变(动脉夹层、局灶性脑动脉病、血管畸形、系统性血管炎、原发性中枢神经血管炎)、心脏异常(先天性心脏病尤其是发绀型先天性心脏病、心肌炎、心内膜炎等)、血液系统异常(镰状细胞贫血、白血病、红细胞增多症、血小板增多症等)、感染(病毒、肺炎支原体、细菌、弓形体、钩端螺旋体及真菌等),头颈部创伤及遗传性疾病(Fabry 病、Menkes 病、腺苷脱氨酶 2 缺乏症、尿素循环障碍、线粒体脑肌病伴乳酸酸中毒和脑卒中样发作)。此外,器官移植后亦可引起 AIS。特发性 AIS 病因不明,由于检测手段限制,特发性 AIS 患儿中包括少量隐源性脑卒中,临床工作中应注意鉴别诊断。

2. 临床表现

根据患儿年龄不同有所差异,可表现为局灶性神经缺陷,包括单侧肢体无力和(或)颅神经麻痹和(或)感觉丧失、癫痫发作、头痛、失语、意识水平改变(短暂意识丧失或昏迷)、精神状态改变、共济失调、眩晕、恶心或呕吐、颈部疼痛、发热。其中常见的首发症状是急性局灶性神经功能障碍、癫痫发作和头痛。此外,1 岁以下患儿更容易出现癫痫发作,而学龄期患儿则主要表现为偏瘫、失语和共济失调等。

3. 神经影像学检查

对于疑似 AIS 患儿,临床上首先应进行神经功能缺损情况评估。影像学检查的任务是排除出血、明确有无急性梗死及其部位,CT 平扫是首选的初步检查方式。但头部 CT 不足以明确诊断 AIS,需行磁共振成像(MRI)才能可靠地排除脑卒中及类似疾病。在超急性期使用 MRI 弥散加权成像检测急性出血的敏感性高于 CT。

4. 初步评估的实验室检查

儿童 AIS 原因多种多样且某些 AIS 危险因素会增加复发风险,应对所有患儿进行全面体格检查,评估有无来自心脏、血管和血液系统疾病的危险因素。儿童 AIS 可同时存在多因素致病,因此即使已确定 1 种危险因素,也应该完成全面诊断性评估。建议进行心电图、血常规、电解质、尿素氮、肌酐、血糖、凝血功能、血氧饱和度及心脏超声检查对患儿进行初步评估。

二、治疗要点

1. 一般治疗

首先应予支持性措施,包括维持气道通畅、保证呼吸和循环;维持正常血糖和正常体温;控制血压,并在不同时间点反复多次地进行神经系统检查,以明确神经系统受累情况。脑卒中发作后 24h 内行持续血压心电呼吸监测。关于氧疗,推荐经皮血氧饱和度应维持于 >0.95,无缺氧患儿不建议吸氧。呼吸衰竭及循环衰竭的患儿需给予气管插管及机械通气。非空气栓塞患儿不推荐高压氧治疗。瘫痪或意识减退的卧床患儿尽早使用充气加压装置来预防静脉血栓形成。

2. 再灌注治疗(溶栓和取栓)

有研究表明，AIS 患儿在症状出现后 4.5h 内给药成功率高，临床症状改善，出现症状性颅内出血的总体风险较低。但临床上由于各种原因的限制，很难在 6h 内实施儿童 AIS 的溶栓治疗。此外由于儿童大脑处于发展发育阶段，有较大的代偿和可塑性修复能力，因此暂不推荐应用阿替普酶治疗 AIS。建议不要在临床试验或严格研究规划之外对年龄较小 AIS 患儿（<12 岁）使用静脉组织型纤溶酶原激活剂。对神经影像学检查诊断为 AIS 且符合成人用药标准的青少年（>12 岁）可考虑溶栓疗法，用药方法应严格遵守成人的用药时间限制和其他标准。

3. 早期抗血栓治疗

AIS 患儿急性期应用抗凝剂尚缺少随机对照试验研究，推荐在完成诊断性评估之前，对于 AIS 患儿初始治疗可使用普通肝素或低分子肝素或阿司匹林，在维持血压稳定的情况下，不推荐扩容治疗。

4. 其他治疗

（1）神经保护：神经保护药物可改善 AIS 患儿预后，但临床上尚有争议，疗效还有待证实。推荐在儿童 AIS 的急性阶段采取支持性的神经保护措施。

（2）营养支持：推荐尽快与营养科、康复科联合评估患儿状况，完成语言及吞咽功能评估，制定专业的康复治疗方案。发病 7d 内，进食困难患儿可应用肠内营养，吞咽困难患儿应尽早下胃管。胃管留置可延长至 AIS 发病后 2~3 周，至患儿可自主吞咽。留置胃管期间需要注意口腔护理。

三、总结

AIS 为脑血管痉挛、狭窄或闭塞而引起的卒中。在临床上应首先与出血性卒中相鉴别，也应尽快明确引起脑血管改变的病因。临床上应结合患儿表现针对性进行评估检查，对有家族史的患儿需根据病情进行相应评估。出现卒中表现的患儿应尽快就诊于儿童卒中单元，展开系统评估、明确诊断及积极治疗。

第二节　出血性卒中

一、病因及危险因素

儿童出血性脑卒中（Hs）主要包括自发性颅内出血和非创伤性蛛网膜下腔出

血,病因主要包括脑动静脉畸形、动静脉瘘、动脉瘤、海绵状血管瘤、肿瘤、感染(如水痘感染)、并殖吸虫病、血液病(血友病 A、特发性血小板减少性紫癜、镰状细胞病、维生素 K 缺乏)、医源性因素(如体外膜肺氧合、化疗等)、增殖性脑血管病、罕见的遗传因素和血液病危险因素(狼疮抗凝物、蛋白 C 和蛋白 3 缺陷)和先天性代谢病等。其他少见病因包括先天性无纤维蛋白原血症、嗜铬细胞瘤等。烟雾病是 AIS 最常见的病因,而脑动静脉畸形破裂是 HS 最常见的病因。HS 最常表现为弥散神经功能受损,包括意识障碍、恶心/呕吐和头痛,HS 常见危险因素为维生素 K 缺乏、脑血管畸形和血液系统疾病。HS 病死率高于 AIS,且预后较 AIS 更差。

PSOM 评分和 king 氏儿童颅脑损伤评分(KOSCHI)常作为儿童 HS 预后评估的手段,当 POSM >1 或 KOSCHI <4b 时通常被视为预后不良。

二、诊断

(1)病史及体格检查:HS 的症状及体征取决于出血部位和量,确定 HS 症状发作的时间至关重要,尽快诊断脑内出血或蛛网膜下腔出血也许能挽救生命,对于出现急性发作性头痛和呕吐需高度警惕 HS,出血量大的患者可伴随有急性意识水平下降,对于出现上述症状者尽快进行影像学检查,尽早明确诊断。

(2)影像学:当怀疑儿童发生 HS 时,应进行紧急头部成像扫描以快速诊断,由于 CT 扫描在急诊科的高效性和对出血的高敏感性,因此最常进行 CT 扫描,接诊原则为稳定病情,快速建立诊断,防止继发性神经损伤。如果情况允许,则应完善 CT 血管成像(CTA)、核磁共振血管成像(MRA)或数字减影血管成像(DSA)检查寻找病因。AVM 是儿童自发性脑出血最常见的血管病变,其诊断最初常通过 CTA 或 MRA 进行,而 DSA 在大多数情况下能给 AVM 诊断和治疗提供直接证据。

(3)基因检测:AVM 与已报道的遗传因素也有一定关系,RASA-1 基因突变与血管发育问题相关,包括家族性高流量动静脉病变和伴有或不伴有骨骼过度生长的皮肤毛细血管畸形。

三、治疗

支持治疗除了气道和心血管系统管理外,其他基本处理主要包括将床头抬高 30°,维持液体平衡、血糖和体温等正常,应注意避免低血压,维持正常高值的血压对维持脑灌注非常重要,如果是已知的出血性疾病,应当尽快进行原发病治疗,如使用血友病相关替代因子,其他止血蛋白缺乏的特异性治疗,或输注血小板以纠正血小板减少或血小板功能缺陷,若无已知的出血性疾病,除了神经内科、血液科和神经外科会诊外,必须尽快完成脑血管成像检查以评估病情。

脑血管成像明确为结构性异常的 HS 治疗中,AVM 的治疗通常基于其位置、解剖以及病灶的闭塞情况,可以考虑手术、放疗、栓塞或综合治疗。在某些情况下,治疗的风险可能超过观察的风险,特别是对于较大的病变或位于大脑重要部位的病变,在儿童中,手术切除(合并或不合并栓塞)是大多数低至中等风险 AVM 的一线治疗方法,放射治疗(通常是单次剂量或分阶段放射)对 AVM 的效果也非常显著,单独栓塞治疗可能会增加治疗后出血的发生率,因此需避免栓塞为儿童 AVM 的单独治疗。

四、总结

儿童 HS 病因复杂,危险因素较多,除最常见的脑血管畸形、血液系统疾病和遗传因素外,其他罕见疾病合并 HS 时,亦不容忽视。诊断该疾病时常规的 CT 或 MRI 有一定帮助。必要时应及时行 CTA、MRA 或 DSA 进一步寻找病因。考虑遗传因素时应及时进行基因筛查,HS 的外科治疗对于病情早期是获益的,但需更多的临床研究进一步证实。

第三节 脑血管畸形

脑血管畸形有 4 种主要类型:动静脉畸形、海绵状血管瘤、静脉血管瘤和囊性动脉瘤。此外,可引起出血性脑卒中的其他脑血管病还有烟雾病、夹层动脉瘤等。

一、动静脉畸形(AVM)

又分为典型者和 Galen 大静脉畸形 2 种。典型 AVM 多位于大脑半球,也见于丘脑、基底节或脑干,直径数毫米至数厘米不等,是一团动脉和静脉杂乱的血管,没有毛细血管床。出现症状的年龄由新生儿至年长儿不等。AVM 未破裂前,可无任何症状,亦可有发育延缓、癫痫发作、头痛、偏瘫、视力障碍,体积大者可有颅内压增高、脑积水、进行性加重神经症状、头围增大、颅内血管杂音等。如 AVM 破裂,则发生出血性脑卒中、蛛网膜下腔出血或脑内出血。

AVM 的血管盗血现象值得注意。AVM 的临床症状除因为占位和压迫以外,盗血也是重要的原因。由于 AVM 内部血管阻力低,动脉血被分流到畸形内,使正常(甚至远隔)的脑组织灌注不良、慢性缺血,从而引起进行性神经功能缺陷。PET 也证明此现象。

Galen 大静脉畸形是脑的大动脉和 Galen 静脉之间有血管交通,可见于新生儿和婴儿。因血管壁较厚,故少见破裂出血。主要表现是由于大量血液被分流至畸形中而产生的。新生儿可有进行性高搏出量心力衰竭,生长发育受阻,往往误为先天性心脏病。颅内血管杂音明显,婴儿期可出现脑积水。病死率很高,约 50% 死亡。血液分流量不大者,心衰较轻,可有反复一过性偏瘫。治疗困难,可进行分期手术。

二、海绵状血管瘤

儿童期常多发,有家族性倾向。海绵状血管瘤由异常、薄壁的海绵状血管间隙聚合而成,其间无正常脑实质分隔。由于瘤内血流非常缓慢,且没有动静脉分流,因此,供血动脉和引流静脉的口径都是正常的。海绵状血管瘤常伴发静脉畸形、毛细血管畸形。海绵状血管瘤可发生于脑内任何部位,约 75% 的病例发生在幕上,以额叶、颞叶最常见,幕下以小脑和脑桥多见。

临床表现主要为脑出血及癫痫,可见于任何年龄组,无性别差异。CT 和 MRI 平扫及增强扫描即可确诊本病。CT 平扫常表现为边缘清楚的圆形、类圆形稍高密度影,密度多不均匀,可伴发钙化而呈高密度,无占位效应。增强后可见不同程度的强化。MRI 为本病首选的检查方法,表现为新、旧出血区,呈特殊性"爆米花"样改变,T2WI 病变周围见低信号环,为含铁血黄素沉积所致。严重时亦可表现为蛛网膜下腔出血或脑内出血。在 MRI 上需与隐匿性动静脉畸形、微小的动静脉畸形、出血性肿瘤、胶质瘤相鉴别。DSA 检查多为阴性,这与血栓形成等因素有关。

三、静脉发育不良

静脉发育不良又名静脉畸形,是由扩张的髓静脉和皮质下静脉呈辐射状聚合而成,通常引流至单一扩张的静脉结构内,无动静脉分流存在,其间可见正常脑实质分隔。静脉发育不良好发于额叶及颅后窝,位于小脑和脑干者可有自发性出血倾向,若发生在脑室内易引起脑积水。随着影像学的发展,对本病的报道逐渐增多,患儿一般无临床症状,多为偶然发。

CT 平扫可表现为圆形、卵圆形或弧线状等稍高密度影,位于深部白质,增强后可有强化。MRI 特征性表现为"水母头"样血管流空,为一支增粗的静脉周围有羽毛状小血管影,T1WI、T2WI 均为低信号,增强后髓静脉及引流静脉均强化。脑血管造影是诊断静脉畸形的金标准。DSA 表现为实质期和静脉期出现的"水母头"样畸形静脉,即位于白质内的丛状小静脉汇合形成一条单一大静脉,然后引流至静脉窦,影像学表现十分典型。

四、毛细血管畸形

毛细血管扩张症较为少见,由正常脑实质分隔扩张的薄壁毛细血管集合而成,常见于脑桥和小脑,一般无临床症状,仅极个别有抽搐、神经功能障碍及脑出血症状。CT 检查难以直接显示。增强扫描有时可提示诊断,主要表现为特征性的不规则或毛刷状条样强化,梯度回波序列扫描相应部位表现为 T2 低信号。但本病还需病理学检查最终进行明确诊断。

五、颅内动静脉瘘

颅内动静脉瘘是颅内动静脉之间直接连接的一组先天性血管性疾病。高速及高流量的血液通过瘘管之间冲击瘘管后的静脉,致使静脉瘤样扩张。根据是否累及 Galen 静脉,颅内动静脉瘘可分为 Galen 型和非 Galen 型,这里主要介绍前者。

Galen 型动静脉瘘又名 Galen 静脉瘤或大脑大静脉瘤。该畸形是发生于颅内动脉(往往是穿支、脉络膜和大脑前动脉)和 Galen 静脉或其他原始静脉之间的一种先天性异常交通。病因不清,破裂出血少见。新生儿期可同时表现为充血性心力衰竭,颅内血管杂音等;婴儿期以头围增大,脑积水或抽搐为首发症状;年长儿或青少年期多以颅内出血为主要表现。CT 平扫表现为第三脑室后方四叠体池内境界清晰、圆形或三角形高密度影,密度可不均,边缘见弧形钙化,可与扩张的直窦相连。压迫中脑导水管常引起梗阻性脑积水。增强后多明显强化,在基底节与丘脑处可见多根螺旋状供血动脉与病灶相通。MRI 上血流较快时,呈现特有的流空低信号;湍流或血液淤滞时,T1WI 为低、等信号,T2WI 上为稍高信号;有附壁血栓形成时,T1WI 和 T2WI 均为高信号。DSA 检查可表现为 Galen 静脉囊状扩张,周围可见迂曲扩张的供血动脉,引流静脉窦早期显影。

尽管在预后方面,小儿脑血管病好于成人脑血管病,但病情严重或治疗不及时也可引起患儿癫痫及神经功能发育障碍等表现。

第四节 脑静脉血栓

颅内静脉及静脉窦血栓的发生率近年来已逐渐降低,这是抗感染和体液疗法进步的结果。脑的静脉和静脉窦之间有广泛的沟通,吻合支丰富,易建立侧支循环,从而使血栓的症状得以代偿,但也可引起静脉回流和脑脊液回流障碍。

脑的静脉窦处于两层硬膜之间,管腔大小固定不变,血循环是被动的。脑的静脉系统缺乏静脉瓣,血液可以逆流。大脑皮层静脉流经上矢状窦,达右侧横窦和乙状窦而至颈静脉;大脑深层静脉流经下矢状窦,达 Galen 大静脉和直窦,流入颈静脉;大脑前部静脉流入海绵窦和岩窦而入颈静脉。此外,上矢状窦又是脑脊液吸收的主要部位,还经过导静脉与头皮静脉相通;海绵窦又经眼静脉与面部静脉相通,从而使颅外感染可通过局部静脉而逆流至颅内。

一、诊断要点

1. 病因

颅内静脉系统的血栓可分为感染性和非感染性两类。感染性血栓多发生于海绵窦、横窦和乙状窦。海绵窦血栓的感染多来自面部、眼眶、鼻部的化脓灶,常有面部疖肿挤压史。横窦和乙状窦血栓多继发于化脓性中耳炎、乳突炎或鼻窦炎。非感染性血栓多发生于上矢状窦,见于严重营养不良、脱水、青紫型先天性心脏病、凝血异常、红细胞增多症、结缔组织病、肾病、服用抗血栓药物等,总之多见于高凝状态、血黏度增高和血流缓慢等情况。近来发现,小儿颅内静脉系统血栓可由于先天性蛋白 C 缺陷、蛋白 s 缺陷、抗心肌磷脂抗体、抗磷脂抗体综合征及血小板减少症等引起。

2. 临床表现

1) 全身症状

因年龄而异,新生儿以频发抽搐、昏睡为主,婴儿可见头皮静脉怒张、囟门膨隆、面部水肿,学前儿可有发热、呕吐、抽搐、局灶症,年长儿有抽搐、假性脑瘤综合征(视盘水肿、展神经麻痹、头痛、意识障碍)、局灶症。

2) 窦性症状

是由于局部静脉回流障碍而引起的限局性神经症状。

(1)海绵窦血栓形成:多系化脓性,起病急,除有面部或全身感染外,由于眶内静脉回流受阻,因而眼球突出,眼睑和结膜均充血、水肿,眼底静脉淤血、视盘水肿。海绵窦内穿行的颅神经(动眼神经、滑车神经、展神经、三叉神经眼支)也受累,故眼球向各方向活动均受限,瞳孔散大,对光反射消失;三叉神经眼支的分布区感觉障碍,角膜反射消失。血栓可由一侧经过环窦而扩张至对侧。如未及时治疗,还可伴发其他静脉窦栓塞、脑膜炎、脑脓肿、败血症等。

(2)横窦和乙状窦血栓形成:可突然发热、乳突疼痛、红肿、静脉怒张,严重者颈静脉压痛且变粗硬。病变波及颈静脉孔附近时,出现后组颅神经症状,即吞咽困难、构音不清等。常见颅内压增高。腰穿时行压颈试验,压迫患侧颈静脉时脑脊液压力无变化,压迫健侧颈静脉时脑脊液压力迅速增高(Ayer 征阳性)。如有感染扩延,可发生化脓性脑膜炎、脑脓肿。

(3)上矢状窦血栓形成:多为非感染性。由于静脉回流障碍和脑脊液吸收障碍,故常发生颅内压增高和交通性脑积水。意识障碍轻重不等。当血栓扩延至大脑皮质静脉时,则出现部分性癫痫发作、偏瘫、下肢瘫、偏身感觉障碍、排尿障碍等。

(4)大脑皮质静脉血栓形成:多由静脉窦血栓扩延而来。临床表现不一,决定于血栓形成的部位和程度,以及脑水肿、脑软化、脑出血等并发情况。

3. 辅助检查

(1)脑脊液:脑脊液压力增高,可见红细胞或黄变,感染者有中性粒细胞增多。

(2)影像学检查:CT 可显示病变部位,但非特异。MRI 和 MRA 可显示血栓的发展和脑实质病变。经前囟的脑超声可监测血栓病程。脑血管造影仍是主要的确诊方法。

二、治疗要点

(1)抗感染:感染性血栓形成应积极选用抗生素,应大量、长程应用。

(2)降颅压:伴发的颅内压增高可用甘露醇、速尿等脱水治疗。也有人认为用乙酰唑胺或屡次腰穿放出少量脑脊液,有助于降颅压。必要时,可用肾上腺皮质激素。

(3)止惊:有惊厥者应选用抗惊厥药以控制发作。积极纠正脱水,降低血液黏稠度。

(4)抗凝:肝素的应用尚有争论。有人报道认为对小儿颅内静脉窦血栓有一定效果,但多数人认为需进一步研究。

三、预后

取决于年龄和血栓部位。新生儿多有明显后遗症,较大婴儿则多无严重神经缺陷。血栓发生于直窦或深层静脉窦者,预后较差;大脑表面皮层静脉血栓则预后较好。

第五节 原发性中枢神经系统血管炎

原发性中枢神经系统血管炎(PACNS)是一种少见的、病因不明的仅累及中枢神经系统的炎性病变,可能与自身免疫有关,病灶可累及动、静脉,但以动脉受累为主,临床主要表现为头痛、认知功能障碍、癫痫发作及神经功能缺损等。PACNS可发生在任何年龄,中年人多见,男性略多于女性,儿童罕见。本病临床症状多样且缺乏特异性,早期常被误诊。主要分为2种类型:一种是累及大-中型血管,通常血管造影阳性;一种主要累及小血管,血管造影阴性,需通过脑活检诊断。

一、病理生理

1. 病理生理机制

PACNS的病理生理机制是免疫细胞浸润中枢神经系统血管壁,引起血管壁增厚、管腔狭窄,导致血液循环障碍;炎症反应过程引起血管壁功能减低,进而导致血管破裂和颅内出血。PACNS的临床表现多样,大小血管均可受累。

2. 病理分型

PACNS的主要病理类型分为4种:

(1)肉芽肿性:单核细胞围绕血管周围,伴肉芽肿形成。

(2)淋巴细胞性:大量淋巴细胞及少量浆细胞存在于血管壁周围,后期存在血管壁扭曲和破坏。

(3)坏死性:血管壁急性炎性反应、透壁样坏死,易发生蛛网膜下腔出血,该型病情较重,预后差。

(4)β淀粉样蛋白相关性:可见血管壁中有β淀粉样蛋白沉积。

PACNS可表现为其中一种,或几种共存。

二、诊断要点

1. 临床表现

临床可表现为抽搐、头痛、认知损伤、语言障碍、精神行为异常/性格改变、肢体瘫痪、意识障碍、视力障碍等。

2.检查

MRI 是诊断 PACNS 的重要影像学方法,灵敏度达 90% 以上。然而,PACNS 的影像学表现多样,常规 MRI 表现无特异性,病变多表现为皮质和皮质下白质大小不等的斑片状、脑回状异常信号,边界模糊,可累及单侧或双侧,病变分布的范围不符合某一血管分布区域。但是 salvarani 等提出,当新、旧病灶并存,伴颅内双侧大血管、小血管的狭窄或扩张,应高度怀疑 PACNS。

MRA 有助于证实脑血管病的存在,典型表现为颅内中小动脉狭窄、串珠状改变或闭塞。需要注意的是,MRA 在非炎性血管病变中也可显示血管狭窄,如动脉粥样硬化、放射性损伤、脑血管痉挛等。但是,长段的动脉狭窄、微动脉瘤形成和完全闭塞,提示非 PACNS 的可能性大。

虽然 MRI 具有较高的空间、时间分辨率,但仍难以检测直径 <500μm 的小动脉病变。因此,即使脑血管造影显示阴性,仍需要进一步进行脑活检来确诊 PACNS。血管成像还可用于观察 cPACNS 病变进展和评价预后。

目前,cPACNS 的诊断主要是排他性诊断。因此,首先需要排除继发性中枢神经系统血管炎(如系统性红斑狼疮、干燥综合征、类风湿关节炎、皮肌炎等自身免疫性疾病)、系统性血管炎(如动脉炎、大动脉炎、结节性多动脉炎等)累及中枢神经系统以及其他非感染性血管炎(如烟雾病)。其次,需要排除中枢神经系统感染性疾病、多发性硬化、脑梗死、脑肿瘤、烟雾综合征等。

3.鉴别诊断

主要与 TDLS 进行鉴别。TDLS 为一种特殊类型的炎性脱髓鞘病变,其发病机制复杂,影像学以占位效应、水肿及环形强化为特征,而临床表现缺乏特异性。鉴别两者需结合临床、影像学及病理学结果。TDLS 病理以髓鞘脱失为主要特点。

三、治疗要点

目前尚缺乏直接的临床试验依据,糖皮质激素及环磷酰胺是治疗 PACNS 的核心。2010 年 Hutchinson C 报道了第一个儿童队列研究($n=19$),评估了不同方案治疗小血管性 cPACNS 的有效性,建议激素诱导治疗联合环磷酰胺冲击治疗,吗替麦考酚酯维持治疗。2018 年 De Boysson H 研究表明($n=106$),成人 PACNS 患者在单独使用糖皮质激素或联合使用另一种免疫抑制剂获得缓解后,继续维持治疗可获得最佳远期预后。

综上所述，cPACNS 的诊断应包括深入的临床评估、实验室检查、CSF 检查和神经影像学检查，必要时活检。MRI 联合 MRA 不仅能提示 cPACNS 诊断，还可以用于疗效评估和随访，以准确评估疾病的变化和预后。

第七章

小脑性共济失调

第一节 概述

共济失调是儿科神经系统疾病的常见表现,病因多样。共济失调是指肌肉活动的不协调性,包括躯干、肢体、构音、眼球等各种活动。根据病变部位的不同,共济失调可分为4类:

(1)小脑性共济失调,由小脑病变所致,表现为醉酒步态等,感觉不受累。

(2)感觉性共济失调,系本体感觉障碍引起,见于周围神经病、脊髓后索病变及一些累及深感觉传导通路的脑或脊髓病变等。脊髓后索硬化产生的共济失调表现为步态急促而夸张,不能感受位置和振动,闭目后症状加重。

(3)前庭性共济失调,见于内耳疾病、前庭神经病变等,多伴有眩晕和前庭功能异常。

(4)额叶性共济失调,额桥小脑束病变引起,比小脑性共济失调轻,主要在站立或行走时出现,很少见辨距不良、眼震等症状,但可有精神症状和锥体束征。

小脑的解剖结构十分复杂,分为:

(1)中线小脑,包括小脑蚓部、顶核和中间核(球状核和栓状核)、前庭小脑(由绒球和小结组成)和蚓旁/中间区。

(2)小脑半球,包括齿状核。小脑的基本功能是协调运动,小脑损害的主要表现是共济失调。

但是,运动协调只是小脑功能的一部分,现在普遍认为基底节和小脑这两个皮层下重要结构,由双突触通路连接以确保双向联系。另外,小脑功能还涉及精神心理领域和自主神经系统。临床观察发现小脑损害的表现不仅有运动控制障碍,还包括智能、情绪和精神改变。小脑蚓部损害可产生易激惹、冲动、失抑制和情感不稳定。小脑对运动的控制与认知的关系不是相互割裂的,小脑对非连续运动的精确定时控制保证了动作的协调性。

第二节 急性小脑性共济失调

急性小脑性共济失调是小儿特有的综合征,较常见,多发生于急性病毒性感染或细菌性感染之后。症状和体征常常只限于小脑功能障碍,严重病例亦可有神经系统较广泛受累。本病预后较好,但需与其他较严重的小脑疾病鉴别。感染、中毒或肿瘤等均可引起急性小脑性共济失调,临床上多由感染性原因所致,即急性小脑炎。

一、诊断要点

1. 病因

尚不完全清楚,约有半数的病例与急性感染有关,如病毒感染、细菌感染。某些先天性代谢异常病,如色氨酸代谢病和先天性高氨血症时,也表现为急性小脑性共济失调的主要症状。某些药物中毒,如苯妥英钠、DDT、铅、铊等重金属中毒时,也可出现共济失调。

2. 临床表现

（1）发病年龄最多见于 1～4 岁,但任何年龄皆可发病。

（2）前驱感染:约半数病例 2～3 周前有前驱感染,表现为发热、呼吸道症状、腹泻及皮疹等。

（3）全身症状少,少数出现发热、嗜睡、头痛、呕吐、不安、易激惹等。

（4）共济失调表现:症状最先出现于躯干和下肢,突出的症状是步态不稳,病情在数小时及 3～4d 内发展至高峰。共济失调躯干比四肢严重,下肢比上肢严重。轻者步态蹒跚,躯干摇晃,易于跌倒;较重者完全不能走路,站立不稳,甚至不能维持正常的静止体位,即不能独立、独站、竖头。肢体共济失调时,由于对运动的距离、速度和力量估计不足而发生辨距不良,指鼻试验、跟膝胫试验不稳,轮替动作不能及意向性震颤。头、躯干和四肢可有不随意的粗大震颤。部分病例有眼球震颤。步态不稳、震颤和眼球异常运动为本病的三大症状。

（5）四肢肌张力减低,腱反射亢进或减低。

（6）共济失调性语言障碍,表现为构音不清,语言断续不流利,重者完全不能说话。

(7) 感觉检查正常,颅神经多不受累,仅少数可有面神经、舌咽和迷走神经受累,一般无颅内高压、惊厥或昏迷。少数病儿可有一过性锥体束征。

3. 辅助检查

(1) 脑脊液检查大多数正常。少数病例可见轻度淋巴细胞数增多,病程后期个别可见蛋白升高。如细胞数或蛋白明显升高应考虑其他疾病。

(2) 毒物监测对有可疑中毒史者可进行血、尿或其他分泌物的毒物监测。例如铅、铊等重金属浓度分析等。对有抗癫痫药物服用史者应特别注意进行血药浓度测定,如苯妥英钠、卡马西平、苯巴比妥等。

(3) 神经影像学检查常选头颅 CT 或 MRI 以排除后颅凹病变,特别是脑干、小脑或第四脑室肿瘤。由于后颅凹一般被认为是 CT 检查的"盲区",故首选头颅 MRI 检查。

4. 诊断

急性小脑性共济失调的症状性诊断并不困难,典型者诊断不难,特点为:①急性发病,可有前驱病毒感染;②小脑性共济失调为主要表现,神经系统的其他症状少见,全身症状不重;③脑脊液正常或轻度细胞增多;④无占位病变症候,无代谢或中毒性疾病;⑤经过良好。

5. 鉴别诊断

由于该综合征临床上主要用于描述感染后急性共济失调,因此诊断时要注意排除其他疾病。

(1) 中枢神经系统感染,如脑炎、脑膜炎等。脑脊液常规及病原学检查可确诊。

(2) 药物中毒引起的共济失调见于苯妥英钠等抗癫痫药物过量。根据病史和测定血中药物浓度可协助诊断,停用药物后则症状消失。

(3) 先天性代谢异常引起的共济失调多反复发生,如高氨血症、枫糖尿症、线粒体病等。可根据家族史、代谢特点、智力低下等诊断。

(4) 后颅凹结构改变,如头部外伤、脑血管病、肿瘤、脓肿、血肿等,有时表现为急性小脑症状,可根据影像学检查、颅内压增高等症状进行鉴别。

(5) 发作性共济失调也可能反复发生急性症状,可根据家族史、病程经过等鉴别。

(6) 其他免疫介导的小脑性共济失调(IMCAS),包括 GAD65 抗体相关小脑性共济失调、桥本脑病小脑型、副肿瘤综合征、Miller-Fisher 综合征、眼球阵挛-肌阵挛综合征等。尤其是当出现眼球阵挛（眼球向各方向运动均持续发生快速而不规则的跳动）、多灶性肌阵挛、明显易激惹、行为异常,应考虑眼球阵挛-肌阵挛综合征。另外,急性播散性脑脊髓炎或多发性硬化也可表现为急性或一过性共济失调。

（7）低血糖、缺氧、迷路疾患等也应注意鉴别。至于小脑变性病或小脑发育不良所致共济失调是慢性进行性或非进行性病程,易与本病鉴别。

二、治疗与预后

本症缺乏特效治疗。急性期以加强护理、保证营养和休息为主。应采取适当措施防止因共济失调而致意外伤害。对于难治病例有短期应用肾上腺皮质激素,或静脉注射大剂量免疫球蛋白。典型病例2~3周后症状缓解,中位持续时间为10~12d,无后遗症。少数持续数周无好转。如3周后病情仍然加重或复发,或出现新的症状,应注意考虑其他疾病。近10%病例症状持续数年,或留有不同程度的后遗症,如躯干或肢体共济失调、言语功能障碍、智力低下或行为异常等。年龄较大或EB病毒感染相关者预后相对较差。

第三节　遗传性小脑性共济失调

遗传性小脑性共济失调是一组由遗传性病因所致的以小脑及其连接结构功能障碍引起的运动不协调为特征的疾病,除少数类型外,多合并有神经系统其他部位异常,如脑干功能异常、脊髓异常、锥体外系症候、周围神经病、视网膜病、耳聋、白内障、癫痫或智力低下等。根据遗传缺陷的不同及是否具有明确的代谢异常,可将本组疾病分为2类:①遗传代谢病伴共济失调,具有明确的代谢异常,共济失调是其诸多临床表现之一;②遗传性共济失调综合征,未发现明确的代谢异常,共济失调是其最主要的临床表现,致病性遗传缺陷主要通过分子遗传学研究证实。各类遗传性共济失调的发病年龄和临床表现在同一疾病的不同家系,以及同一家系的不同成员之间都可能有所不同。遗传方式包括常染色体隐性、常染色体显性、性连锁遗传及线粒体遗传。

一、常染色体隐性小脑性共济失调

这类疾病中,较重要的有Friedreich共济失调、共济失调毛细血管扩张症等。

以下仅就这 2 种疾病加以讨论。

(一) Friedreich 共济失调

Friedreich 共济失调(FA)是常染色体隐性遗传病,由 Friedreich(1863)首先报道。估计发病率为 12/10 万。临床特点是儿童期起病,表现为进行性共济失调、心肌病、下肢深感觉丧失、膝反射消失以及锥体束征,常伴骨骼畸形。

1. 诊断要点

1) 遗传

本病是常染色体隐性遗传,致病基因(FRDA)定位于 9q13~21.1。

2) 临床表现

(1) 起病年龄大多于 20 岁以前,以 2~16 岁最多,10 岁以前起病者约占半数,但发病可早在婴儿期。

(2) 首发症状为共济失调,步态不稳,跑步困难,Romberg 征阳性;上肢共济失调比下肢相比更常见,表现为震颤、指鼻试验阳性、轮替运动不良等。少数病例以脊柱侧弯、肢体笨拙或心脏病为首发症状。早期不一定有构音障碍、锥体束征或深感觉减低或消失,数年后这些症状都相继出现。

(3) 反射异常,75% 的患儿肌腱反射全部消失,多数患者上肢腱反射也消失或减弱,双侧巴宾斯基征阳性但肌张力不高,下肢振动觉和位置觉减弱或消失。

(4) 触觉减退,痛、温觉正常。

(5) 2/3 以上患者有脊柱侧弯,严重者影响心肺功能,常见弓形足或内翻足。

(6) 晚期可见肢体远端肌肉萎缩和无力,下肢较上肢明显,亦可见视神经萎缩、眼球震颤、感觉神经性耳聋、眩晕等。

(7) 心肌病常为进行性。心律不齐、心力衰竭可在共济失调症状以后或以前出现。

(8) 不典型 Friedreich 共济失调常可见到,可能是由于不同的等位基因,也可能是其他疾病,确诊常需靠基因分析。①迟发型 Friedreich:30 岁左右起病,进展较慢,症状较轻。②腱反射保留的 FA:15 岁以前起病,膝、踝腱反射存在,早期心肌病,病死率高。③伴有维生素 E 缺乏的 FA:有典型 FA 的临床症状,维生素 E 缺乏。④不伴心肌病、骨骼异常、肌萎缩的病例。⑤MRI 显示脊髓变性轻而小脑变性重的病例。⑥共济失调伴眼球运动失用症:进行性小脑性共济失调,腱反射消失,周围神经病,眼球运动失用症,脊柱侧弯,内翻足。1~15 岁起病,寿命较长。

3) 辅助检查

(1) 心电图检查常见 ST-T 改变、T 波低平或倒置,个别甚至先于神经系统症状而出现。左、右心室肥厚或高电压也较常见。可发生心律失常和传导障碍,但较少见。

(2) 肌电图和神经传导速度检查的典型表现包括感觉神经动作电位波幅明显降低,传导速度轻度减慢。

(3) 神经影像学检查可见多数患者脊髓萎缩,或小脑、脑干萎缩。

(4) 典型病理改变包括:脊髓萎缩;后根神经节减小;后索、锥体束和脊髓小脑束变性。其他病理改变有第Ⅷ、Ⅹ、Ⅻ脑神经核细胞脱失,以及小脑齿状核神经元和上方蚓部蒲肯野细胞脱失。

4) 诊断

典型患者 25 岁前起病;神经系统病变表现包括进行性共济失调,言语(构音)障碍,下肢位置觉和/或振动觉减弱或消失,肌无力,脊柱侧弯,伸性跖反射,高弓足;肥厚性非梗阻性心肌病;糖耐量异常;糖尿病以及视神经萎缩和/或耳聋。

FRDA 致病基因为 FXN,FXN 定位于 9q21.11;96% 患者为 FXN 第一内含子的三核苷酸 GAA 重复扩增,余 4% 为此 GAA 异常扩增与另一点突变的复合杂合变异。正常为 5-33GAA 重复序列,突变前为 34~65,≥66 为致病性突变。此异常重复扩增导致,FXN 基因转录减少,编码产物 frataxin 缺乏,线粒体内铁异常蓄积致线粒体功能异常。

5) 鉴别诊断

(1) 共济失调毛细血管扩张症:有毛细血管扩张、免疫缺陷,无骨畸形,无感觉障碍。

(2) β-脂蛋白血症:棘红细胞增多,脂肪泻,血脂减低。

(3) Refsum 病:有夜盲、视网膜色素变性、鱼鳞癣,血清植烷酸增高。

(4) 遗传性痉挛性截瘫:膝反射亢进,可伴视神经萎缩,智力低下。

(5) Marinesco-sjorgren 综合征:有先天性白内障,智力低下。

2. 治疗要点

(1) 本病无特殊治疗,可对症处理。对研究抗氧化应激、清除氧自由基(辅酶 Q、维生素 E、艾地苯醌)有一定疗效。

(2) 手术治疗脊柱侧弯应慎重,如果侧弯超过 40° 仍能行走的病儿,可考虑手术。

(3) 治疗心肌病。

(4) 有糖尿病者可试用胰岛素,但多无效。病之早期应尽量做平衡训练和锻炼肌力,并进行理疗。

3. 预后

病情进展缓慢,在起病 6~27 年后不能独立行走。起病越早,不能行走也越早。心肌病和糖尿病是预后不良的指征,是大多数患者的死亡原因。

(二) 共济失调毛细血管扩张症

共济失调毛细血管扩张症(AT)是 10 岁以下小儿进行性共济失调最常见的原因之一,由 syllaba 和 Henner(1926)首先报道。本病属于 DNA 修复缺陷病,临床特点是进行性共济失调、免疫功能缺陷、眼结膜和皮肤毛细血管扩张以及肿瘤倾向。

1. 诊断要点

1) 病因

本病为常染色体隐性遗传,发病率为 1/100000~1/40000,基因携带概率为 1%。突变基因位于染色体 11q22-23,称为 ATM 基因。

2) 临床表现

(1) 起病多在生后 12~14 个月,也可晚至 6~7 岁。

(2) 首发症状是小脑性共济失调。患儿学走路时步态不稳,向两侧摇晃,上肢出现意向性震颤、眼球震颤和假性眼球麻痹,可有吞咽困难、构音障碍、腱反射减弱或消失,闭目难立征阴性。

(3) 病情进行性加重,10~20 岁常出现锥体外系症状,如手足徐动、肌张力障碍。20~30 岁常出现脊髓损害征,如深感觉缺失、病理反射阳性等,可有手足小肌肉萎缩。后期可有脊柱前凸或侧凸。

(4) 毛细血管扩张通常在 4~6 岁出现,最先见于眼球结合膜,后见于面部、颈部、锁骨上部等。皮肤和毛发常呈早老性改变,皮肤变薄、干燥、皮下脂肪减少,有不规则色素沉着。

(5) 患儿躯体发育障碍,身高和体重均明显低于同龄儿。半数患者有糖耐受不良,女性患者常见性腺功能减退。

(6) 约 1/3 病例伴有智能减退,恶性增生性疾病的发生率也明显高于正常人群,15%的病例死于恶性疾病,特别是非霍奇金淋巴瘤和T细胞白血病。患儿机体抵抗力低下,易反复发生各种感染,特别是鼻窦炎和呼吸道感染。

3）辅助检查

（1）95%病儿α胎蛋白增高,可作为本病的诊断依据之一。

（2）本病患儿有不同程度的体液和细胞免疫功能异常。体液免疫缺陷最明显,70%~80%的病儿有IgA减低,80%~90%的病儿IgE减低或消失,IgG2和IgG4也可减低,IgG1、IgG3、IgM则有增高倾向。细胞免疫缺陷常见于年长儿,扁桃体、腺样体、胸腺呈胚胎样表现。

（3）脑CT、MRI可见小脑萎缩。

4）鉴别诊断

应与Friedreich型共济失调鉴别。

2.治疗要点

无特效治疗。应积极预防和治疗呼吸道感染,可试用干扰素、胸腺素、转移因子等改善机体免疫功能药物。

二、常染色体显性小脑性共济失调

常染色体显性小脑性共济失调(ADCA)种类很多,最常见的常染色体显性遗传性共济失调为脊髓小脑性共济失调(SCA),目前已确定近50种具有特征性临床及基因异常的SCA。其中一部分疾病是由于致病基因内的三核苷酸(或者SCA10、31、37为五核苷酸,SCA36为六核苷酸)重复扩增所致。

临床特点是进行性躯干共济失调、构音障碍、辨距不良、意向性震颤等单纯小脑症状,也可见不自主运动、视觉或听觉障碍、眼外肌瘫痪、锥体束征、感觉异常、脑神经麻痹等。常见各种临床症状的组合:单纯小脑征、小脑征和脑干征、小脑和基底节综合征、脊髓或周围神经病征、小脑征和特殊感觉(听、视)障碍、小脑和垂体功能障碍、小脑和肌阵挛综合征、小脑和锥体性肌张力增高等。

本组疾病遗传异质性和表型异质性都非常明显。目前主要以基因型进行分类,而临床症状则放在次要的参考地位,因而确诊常需根据DNA分析的结果。最常见的是在编码区的CAG重复(编码蛋白产物中多聚谷氨酰胺链),CAG重复扩增产生一种有害的"功能获得"蛋白(即疾病的发生是由于突变蛋白获得了新的功能,而并非丧失其正常功能)。这种序列重复在体细胞和生殖细胞均不稳定。因此,受累家族中的连续后代会出现遗传早现,即在后代出现发病更早、逐渐加重的现象。

以下仅就比较常见的两种疾病介绍。

(一)Machado‐Joseph病

Machado‐Joseph病(MJD)以所有运动系统进行性变性为特征,包括小脑、锥体外系、锥体系和运动神经元的广泛变性。最初只见于西班牙裔,现认为MJD是最常见的脊髓小脑变性疾病。

1. 诊断要点

1)病因

为常染色体显性遗传,致病基因ATXN3位于染色体14q32.12,该区CAG重复的扩增是MJD基因突变的机制。在正常人群,该基因包含13~36个CAG拷贝,而MJD患者则具有一个正常的等位基因和一个带有52~86个CAG拷贝的扩增等位基因。

2)临床表现

(1)发病年龄:多在青春期及成人起病,少数儿童早期起病。

(2)主要表现:病初有共济失调,步态不稳,继而出现双手辨距不良,常有眼球上视困难、垂直性眼震、腱反射减低、肌张力减低。有锥体束病变时,腱反射亢进。MJD有明显异质性,在同一家族,有些成员以肌张力不全为主要表现,有些表现为共济失调和锥体束征,还有的则为肌萎缩。在儿童患者,首发症状为肌张力不全者更为多见。

(3)眼球突出是本病另一早期特征,但发生率不高。

(4)实验室检查:应进行分子遗传学检查。

(5)预后:所有病例最终均发展至多运动神经系统变性,中年前后死亡。

2. 治疗要点

无特异疗法。安坦或左旋多巴用于肌张力不全或其他锥体外症状等对症治疗。

(二)齿状核红核苍白球路易核萎缩

齿状核红核苍白球路易核萎缩(DRPLA)是常染色体显性遗传病,儿童及成人均可发病。临床症状变异很大。

1. 诊断要点

1) 病因

致病基因 ATN1 位于染色体 12p13.31。在该位点存在异常数量的 CAG 序列重复。在正常人群,该位点的(CAG)n 重复数为 8~25,而 DRPLA 患者存在 2 个等位基因,一个(CAG)n 重复数在正常范围,另一个重复数则为 54~68。重复数量与发病年龄呈负相关,少年起病者重复数为 62~68,而成年人起病者重复数为 54~62。在 DRPLA 位点分析中 CAG 重复数可用于鉴定 DRPLA 患者及家系。

2) 临床表现

(1) 儿童起病者多表现为进行性肌阵挛性癫痫综合征(PME)。少年型 DRPLA,首发症状可能是全身性强直阵挛发作,脑电图有棘慢复合波频发,甚至发展为 Lennox-Gastaut 综合征,智力倒退。随后渐出现共济失调、手足徐动、肌张力不全、意向震颤、辨距不良、言语不清、锥体束征阳性。

(2) 成人起病者,主要症状为共济失调、痴呆、舞蹈手足徐动和言语障碍,随着病程发展最终都有痴呆和躯干及四肢共济失调。

3) 辅助检查

(1) 脑电图:持续性棘慢复合波并有光惊厥反应。

(2) 脑 CT、MRI 检查:显示大脑、小脑、中脑被盖部有广泛萎缩。

(3) 近年来用分子遗传学检查三核苷酸重复序列以明确诊断。

2. 治疗要点

主要用丙戊酸等抗癫痫药物治疗癫痫。少年型 DRPLA 如经早期治疗,除了可以减少或停止癫痫发作以外,还可以减轻共济失调症状,甚至预防脑萎缩的发生。

(三) 遗传性阵发性共济失调

遗传性阵发性共济失调(EA)或称间歇性共济失调,是一组常染色体显性遗传病,有明显遗传异质性和表型异质性。近年来由于对离子通道病的深入研究,发现了几种阵发性共济失调与离子通道基因突变有关。在中枢神经系统,钠、钾、钙 3 类离子通道的基因突变均可引起神经元损伤,引起各种离子通道病。神经元的钾离子通道病已发现多种,其中 KCNAI 是阵发性共济失调 I 型的突变基因,定位于 12p1.32。基因突变可能降低通道的表达,或改变通道闸门机制,损害了膜的除极化和细胞兴奋性的调节功能。临床症状的发生多由于膜电位再极化功能降低或消失所致。神经元钙离子通道病见于阵发性共济失调Ⅱ型、家族性偏瘫型偏头痛、脊髓小脑性共济失调。以上三者是等位基因病,都是由于在19p上的钙通道基因(CACNA1A)的各种不同的突变引起。另一种钙通道病表现为特发性全身性癫痫及阵发性共济失调,是染色体2q22-23的钙通道基因(CACNB-4-亚单位基因)的突变引起。

上述离子通道病引起的阵发性共济失调应与其他原因的阵发性共济失调鉴别。首先应除外药物过量引起的共济失调,见于苯妥英钠等抗癫痫药物;其次,是排除各种代谢病引起的阵发性共济失调;此外,还应排除其他共济失调,如脊髓小脑变性、多发性硬化、癫痫、间歇性梗阻性脑积水、体位性眩晕、椎基底动脉缺血、梅尼埃病等。

阵发性共济失调的许多病种是可以治疗的,特别是代谢病引起的阵发性共济失调,可以根据代谢异常的特点加以纠正或补充。本文介绍的离子通道病所致显性遗传的阵发性共济失调用乙酰唑胺治疗有效,作用可能是通过抑制脑组织内碳酸酐酶的活性,改变pH值而稳定离子通道的功能。乙酰唑胺用于横纹肌的离子通道病已有一定经验,对如高钾性或低钾性周期性麻痹等都有效。

1. 发作性共济失调Ⅰ型(EA1)

1)诊断要点

(1)病因:常染色体显性遗传病,突变基因(KCNAl)位于染色体12p13.32,编码钾离子通道。

(2)临床表现:儿童期起病,表现为发作性共济失调,持续数秒至数分钟,激动和运动可诱发或加重发作。发作间期在眼周或手部有肌肉小抽动,或有轻度震颤,常合并构音障碍、姿势性震颤。

(3)肌电图:可见自发性反复的肌纤维颤搐性放电。

(4)预后较好,随年龄增长而症状减轻。

2)治疗要点

可用乙酰唑胺,使发作减少或完全停止。

2. 发作性共济失调Ⅱ型(EA2)

1)诊断要点

(1)病因:常染色体显性遗传病,突变基因位于染色体19p13.13,是电压依赖性钙离子通道基因(CACNAIA)突变,外显率和表现度都有极大差异。

(2)起病年龄多为儿童,也有成人起病者。

(3)临床表现 EA2 的共济失调可由疲乏、体力活动、情绪激动、应激反应等诱发,持续时间较长,发作持续数小时或数天。常伴其他症状,如眩晕、复视、头痛等,也可有构音障碍、言语不清。有的合并阵发性偏头痛,有的合并偏瘫,有的合并偏头痛以及癫痫,有的合并前庭障碍。

(4)辅助检查:MRI 检查可见小脑蚓部萎缩。PET 在共济失调间歇期显示小脑、大脑颞叶下部和丘脑有葡萄糖代谢率降低。

2)治疗要点

治疗药物是乙酰唑胺。

3. 家族性偏瘫性偏头痛

是常染色体显性遗传病,与阵发性共济失调Ⅱ型(EA2)是等位基因的钙离子通道病。突变基因位于染色体 19p13.13。本病在头痛发作的先兆期有一过性偏瘫,可伴躯干共济失调、眼震、眼球的异常运动、前庭小脑功能紊乱。MRI 可见小脑蚓部萎缩。用乙酰唑胺治疗有效。

4. 发作性舞蹈手足徐动伴阵发性共济失调

是常染色体显性遗传病,基因在染色体 1p 表达,在钾离子通道的基因内。

1)诊断要点

(1)发病年龄为 2~15 岁。

(2)诱发因素为体力活动、情绪激动、睡眠不足、酒精。

(3)临床表现为阵发性不自主运动、肌张力不全、共济失调、构音障碍、口周和下肢感觉障碍、复视,常伴头痛,可伴痉挛性截瘫。发作持续 20min 左右,发作频率不等,多者一天 2 次,少者一年 2 次。

2)治疗要点

乙酰唑胺可停止或减少发作。

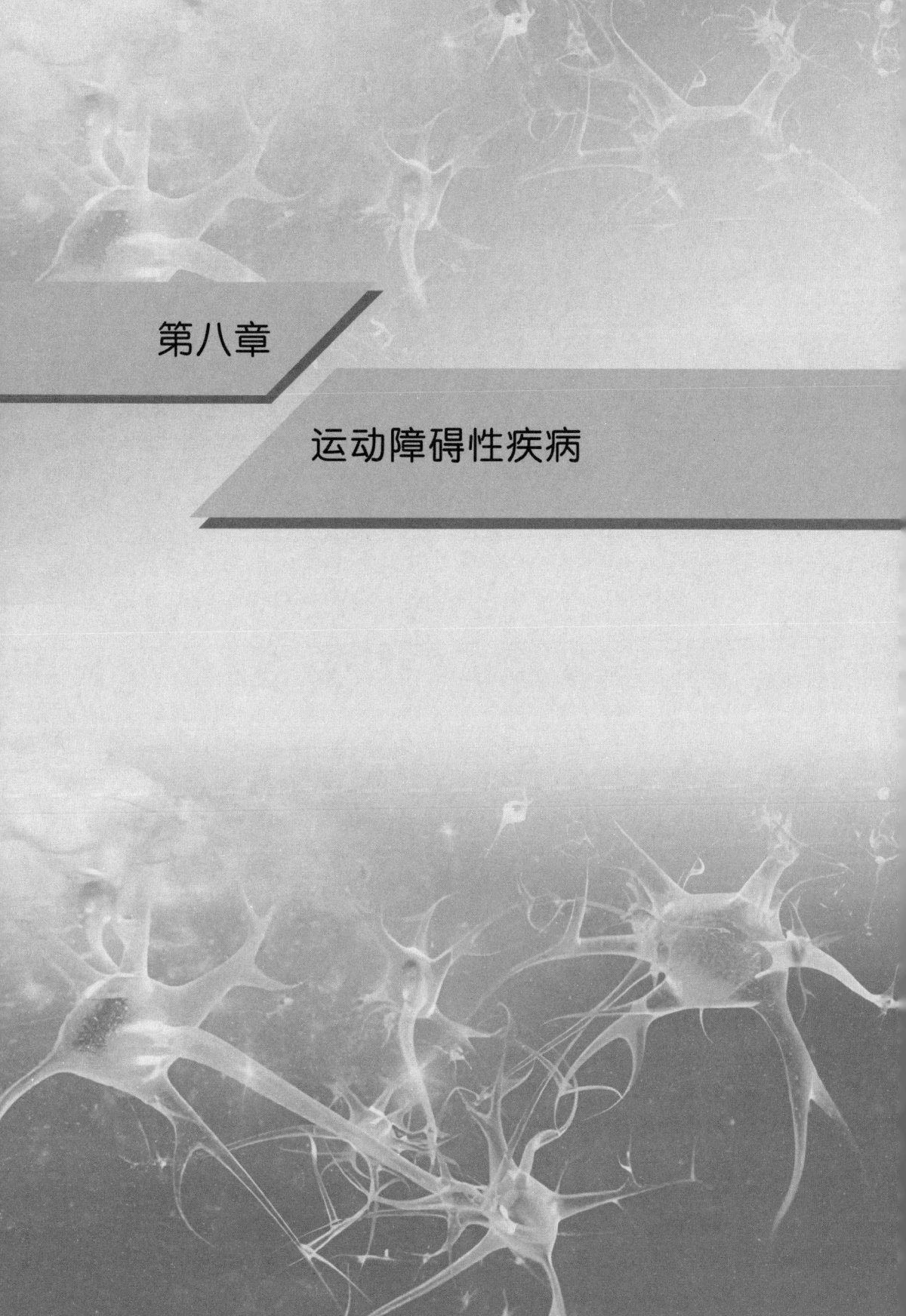

第八章 运动障碍性疾病

第一节　概述

运动障碍性疾病,以往称锥体外系疾病,是损害自主性运动活动调节,而不直接影响肌力、感觉及小脑功能,基底核的皮质下深部灰质结构功能障碍所致(基底核是大脑皮质下一组灰质核团,由尾状核、壳核、苍白球、丘脑底核和黑质组成)。各核团之间有广泛的联系。锥体外系的功能是维持肌张力,调节身体的姿势,完成半自动的刻板动作及反射性动作,如表情动作、联合运动、防御反应等。当直接通路被激活时,能易化大脑皮层发动运动。反之,当间接通路被激活时,可抑制皮层发动运动,平时以直接通路活动为主。

锥体外系统有丰富的神经递质和神经调质。基底节各系统之间的信息传递要依赖神经递质,主要包括多巴胺、乙酰胆碱、γ-氨基丁酸(GABA)、5-羟色胺、去甲肾上腺素、谷氨酸等。神经调质有 P 物质、胆囊收缩素、脑啡肽、生长抑素等,对神经递质起调节作用。不同神经元合成不同的神经递质,并分布于不同的核团。GABA 在纹状体、黑质、下丘脑中很多,主要作用于纹状体-黑质径路及其中间神经元。乙酰胆碱在脑内普遍存在,纹状体内很高。多巴胺主要在黑质、尾状核和壳核。

多巴胺减少或其受体结合缺陷可引起动作减少,如帕金森病;多巴胺活动增强可引起多动,如 Tourette 综合征。当各种神经递质之间的平衡被破坏或特异受体的功能异常时,即引起锥体外系症状。

锥体外系病变所产生的临床症状有两大类,即肌张力的变化和不自主运动。肌张力的变化有增强、减低和增强及减低交替出现。不自主运动主要有:①舞蹈样动作;②手足徐动;③震颤;④肌阵挛;⑤肌张力不全;⑥偏身投掷运动;⑦抽搐。以上各型不自主运动可能混合出现。锥体外系的不自主运动均在清醒时出现,情绪激动、紧张时加重,安静时减轻,睡眠后消失。一般说,以尾状核和壳核为主病变时,常表现为肌张力减低和运动增多,即不自主运动;而苍白球、黑质为主病变时,则引起肌张力增高和运动减少,动作缓慢,联合动作减少,肌肉僵直,表情缺乏,静止震颤等。临床症状之间经常交叉和重叠。

锥体外系疾病的病因主要有感染、中毒、药物作用、遗传代谢障碍等,治疗常用药物有多巴类制剂,如左旋多巴、美多巴、多巴胺受体抑制剂氟哌啶醇、抗胆碱药(如安坦、盐酸苯海索)、肌肉松弛剂(如巴氯芬)等。

第二节　以舞蹈手足徐动为主要表现的疾病

舞蹈表现为肢体及头面部迅速、随机、无节律、无目的、粗大且不能随意控制的动作,但有时可以乘势变为主动运动。发生于面、下颌及舌咽肌时,可引起发音困难、言语含糊不清,舌和咽肌的过度活动导致吞咽困难。手足徐动表现为肌强直和手足缓慢的不规则的扭转动作,手臂徐动的姿势为腕关节屈曲,掌指关节处于过伸位置,手臂呈旋前位,足徐动的姿势为旋后位。舞蹈手足徐动是舞蹈和手足徐动的统称,两者常在一起出现。舞蹈手足徐动开始为非持续性收缩,逐渐演变为持续性的,精神紧张或自主运动时加剧,睡眠时消失,在思睡时症状可加重。不自主运动会导致严重残疾,肢体的投掷样动作会伤及自己或他人。患者常有精神障碍,表现为多动不安、注意力不集中、学习困难、行为异常。

导致舞蹈症的病变部位主要在纹状体即尾状核、壳核,也可在丘脑下核和丘脑。主要机制为基底节正常抑制性传出活动减弱所致,导致其兴奋性传出加强,从而使运动前区及辅助区皮层兴奋。舞蹈症分为原发性和继发性,前者包括少年型遗传性进行性舞蹈症(亨廷顿病)、良性家族性舞蹈症、共济失调毛细血管扩张及神经棘红细胞增多症等,后者常见于风湿性舞蹈症、脑性瘫痪及某些遗传和代谢性疾病继发的基底节损害。引起小儿舞蹈手足徐动的原因很多,常见病因为遗传、感染、免疫性疾病、代谢障碍、核黄疸、血管性疾病等。

一、亨廷顿病

亨廷顿病(HD)是一种常染色体显性遗传的神经变性疾病,临床特征为肌张力不全、舞蹈、肌阵挛、行为异常、共济失调及进行性痴呆。该病在西方人群中的发病率为(10.6~13.7)/10万,在日本、中国台湾和中国香港的发病率为(1~7)/100万。

(一)诊断要点

1.遗传学特点

常染色体显性遗传病,致病基因 IT15 或称 HTT,位于 4p16.3,含 67 个外显子,编码亨廷顿蛋白(Htt)。该基因在外显子 1 起始密码子 ATG 下游第 17 个密码子处有一段 CAG 重复序列,在正常情况下 CAG 的重复数为 9~14 次,当此三核苷酸重复序列过度扩展,重复次数大于 37 产生临床表型,介于 36~39 者可不全外显。CAG 重复次数越多,起病越早,30 岁以前起病者,重复次数多在 55 次以上。此病存在遗传早显现象,即致病基因由父亲遗传而来的患者发病早,其 CAG 的重复次数较父亲进一步增加,80%~90% 的少年型亨廷顿病患者突变基因遗传自父亲。本病的发病机制尚不清楚。

2.分型

本病根据起病年龄分为少年型和成人型。

1)少年型

少见,20 岁之前起病者占 5%~7%,10 岁以前起病者不到 1%;通常发病早,进展快,病程短。临床表现有:①早期可表现精神行为异常(主要表现为情绪低落);②运动障碍以动作减少,肢体僵硬,肌张力增高,面部表情减少和联合运动减少为主要表现,称为强直型亨廷顿病,舞蹈样动作少见;③癫痫发作,发作形式可为全面性强直-阵挛发作、肌阵挛发作等。

2)成人型

多见,发病高峰年龄为 35~44 岁,进展缓慢,病程较长,15~18 年。临床表现有:①患者兼有肌张力不全、舞蹈、肌阵挛、行为异常、共济失调、进行性痴呆和精神症状;②三联征包括不自主运动、痴呆、精神异常。不自主运动以舞蹈为主要表现,痴呆表现为认知功能障碍,常见的精神症状有淡漠、抑郁、孤僻、多疑等。

3.辅助检查

1)头颅 MRI 检查

双侧尾状核头、壳核萎缩,侧脑室前角对称性扩张。晚期大脑、小脑普遍萎缩。

2)头颅 PET 检查

尾状核葡萄糖代谢率明显减低。

3）基因检测

IT15（HTT）基因具有动态突变，CAG 重复次数大于 37 次具有诊断意义，重复次数介于 36~39 者可以不全外显，27~35 为正常与病态的重叠区间。

（二）治疗要点

（1）目前尚无阻断或逆转疾病发展的有效手段，多以对症治疗为主。

（2）成人患者最常用神经镇静剂，也可用丁苯那嗪、氯硝西泮及丙戊酸钠等。少年型亨廷顿可根据临床症状选药，如强直少动者，可试用左旋多巴、金刚烷胺、溴隐亭，对舞蹈手足徐动、行为异常者，可试用氟哌啶醇、利血平、吩噻嗪类，肌张力较高者可用抗胆碱药（苯海索），癫痫发作者应合理应用抗癫痫药物。

（三）预后

少年型亨廷顿病预后较差，病情进行性加重，寿命及症状的严重程度与 CAG 重复次数相关，一般发病后存活 10~15 年。

二、风湿性舞蹈症

风湿性舞蹈症（又称小舞蹈症）是风湿热在神经系统方面的重要表现。随着社会的进步风湿热及小舞蹈症的发病率在逐步降低，且病情也随之减轻。

（一）诊断要点

1. 病因

与 A 组乙型溶血性链球菌感染有关，是一种免疫性变病。

2. 临床表现

多于 8~12 岁发病，女孩多见，距链球菌感染 2~7 个月，此时抗链球菌溶血素 O 的滴度已下降近正常。

舞蹈可与其他风湿症状并存或单独存在。

多逐渐起病，先表现为苍白、虚弱、情绪不稳、注意力散漫、性格行为改变，2~4 周后出现典型症状；少数可急性起病。舞蹈样运动、随意运动失调及肌肉软弱无力是本病特征性的三联征。

1）舞蹈样运动

可为全身性也可为偏侧的、局限的。

(1) 面部肌群受累症状：表现为不时举眉、挤眼、牵面、噘嘴、缩唇、舔舌、缩伸舌等变化莫测,致面部怪相,影响构音、咀嚼及进食。

(2) 上肢受累症状：近端受累幅度较大,甚至带有一定程度的投掷状,如肩、肘关节的快速收展、屈伸、举重等不规律活动,发生于肢体远端时表现为腕关节轻垂、中或小幅度地屈伸不停,掌指关节过伸、指间关节轻度伸屈、展收不停,并含扭转活动状的指部舞蹈样表现。远端重于近端,上肢重于下肢。

(3) 下肢受累症状：举步前进时踏步无序、快速变幻,致步态不稳、曲线前进；当躯体受累时,此现象更明显,并伴有躯体扭动。舞蹈样动作在情绪紧张、技巧动作及讲话时明显,睡眠时消失。

2) 肌张力减低及肌力减退

可致旋前肌束征,即当患者举臂过头时,手掌旋前；手臂前伸时,可致腕曲、掌指关节过伸,称舞蹈症手姿。当患者握检查者第二、三手指时,检查者可感到时紧时松,称为挤奶妇手法。

3) 情绪不稳,行为异常

3. **辅助检查**

(1) 评估链球菌感染：抗链球菌溶血素 O 试验(ASO),用于评估既往链球菌感染,可在感染后数月持续升高,连续多次检测抗体滴度的变化更有意义。

(2) 心脏检查：心电图、超声心动图、心肌酶等。

(3) 炎症标志物检查：C-反应蛋白和/或血沉升高可见于链球菌感染复发导致的复发性舞蹈症患者,或其他病因如系统性红斑狼疮、脑炎等所致的舞蹈样症状。

(4) 脑脊液分析：排除其他病因所致的舞蹈症状,在风湿性舞蹈症脑脊液细胞计数、蛋白质和葡萄糖水平正常。

(5) 神经影像学检查：头颅 MRI 大多正常。但有报道基底节如尾状核头、苍白球、壳核及白质肿胀,T_2 高信号。存在持久性影像学检查异常的患者,提示有疾病复发的可能。

(6) 其他检查：PET 和单光子发射计算机断层扫描(SPECT)成像显示纹状体高灌注。

4. **鉴别诊断**

需与药物诱发的舞蹈和小儿时期起病的慢性进行性舞蹈症、抽动症等鉴别。

(二)治疗要点

(1)一般治疗:休息,保持安静,减少刺激,心理支持治疗。

(2)对症治疗:可应用氟哌啶醇、安定类等。用药5~10d后多病情好转,应用2~6个月停药。

(3)抗生素治疗:急性期给予抗生素治疗,另外,可应用长效青霉素防止或减少舞蹈症复发,控制心肌炎、心瓣膜病的发生。维持至少5年。

(4)免疫调节:免疫球蛋白静脉注射、血浆置换可缩短病程及减轻症状。

(三)预后

预后较好,一般病程为1~3个月,多能完全恢复。约10%患者于1~2年内复发,2年后再发可能性小,约25%患者最终发生心肌炎。

三、少年型遗传性进行性舞蹈症(少年HD)

是显性遗传的神经系统变性病,临床特点是进行性不自主运动和智力减退。

(一)诊断要点

1.病因及病理改变

常染色体显性遗传,外显率接近100%,少年HD 80%~90%是由父亲传来,基因突变在染色体4p16.3,编码蛋白质为Huntington。主要病理改变为基底节神经元过早地选择性死亡。

2.临床表现

(1)少年HD占全部HD病例的10%,起病多于5~10岁间,也可早至2岁,与HD有很大不同。

(2)智力倒退,行为异常,可以学习成绩下降为早期症状。

(3)锥体外系运动障碍,主要表现为强直性肌张力增高、面部表情减少、联合运动减少,称为肌强直型;成人以舞蹈症状为特点。

(4)可伴有其他症状,约1/2有癫痫发作,约1/5有小脑症状。

3.辅助检查

MRI示纹状体T2WI高信号。

(二)治疗要点及预后

只能对症治疗,肌张力高、强直少动者可用左旋多巴类制剂,舞蹈表现者可用氟哌啶醇,伴癫痫发作者用抗癫痫药物。无药物及方法可阻止病情进展。预后差,最终死亡,平均病程约 8 年。

四、神经棘红细胞病

神经棘红细胞病是一组进行性神经系统变性病,特点是血中棘红细胞增多。棘红细胞增多可见于 4 种疾病:β-脂蛋白缺乏症、Hall-ervorden-spatz 综合征、舞蹈-棘红细胞病及 HARP 综合征。

1. β-脂蛋白缺乏症

是常染色体隐性遗传病。婴儿期有脂肪泻。2~17 岁出现神经系统症状,表现为步态不稳、共济失调、深感觉异常、智力低下、视网膜色素变性、心律失常。血胆固醇及甘油三酯降低,β-脂蛋白完全消失,维生素 E 减低,血中见大量棘红细胞,约占红细胞总数的 50%。无特殊治疗,维生素 E 对部分患者有一定效果。

2. 舞蹈-棘红细胞病

见于年长儿及成人,但 10 岁以下亦可发病。主要表现为肢体及面部的舞蹈样症状,全身或面部肌张力不全,构音障碍,腱反射减低或消失,进食困难;亦可见帕金森病样症状、癫痫发作、精神异常、认知障碍。末梢血片红细胞有特别形态,表面呈棘状或锯齿状突起,红细胞不能排列成串,血沉很慢。MRI 见尾状核和豆状核高信号,PET 检查纹状体多巴胺的 D_2 受体部位严重缺失。无特殊治疗方法,预后不良,一般起病后 20 年内死亡。

3. HARP 综合征

是常染色体隐性遗传病,特点为:①β-脂蛋白缺乏;②棘红细胞;③视网膜色素变性;④苍白球变性。早期有夜盲和轻度智力低下,10 岁以后出现局部性肌张力不全、构音障碍、吞咽困难、表情减少。

五、其他疾病

1. 良性家族性舞蹈症

是常染色体显性遗传病,外显率在男性概率达 100%,女性为 75%。婴儿期或儿童期发病。常于 1 岁左右开始学走路时出现舞蹈样多动,以后持续多年,呈非进行、非阵发性病程。症状轻重不一,轻者见有轻微抖动,或肌张力低下,重者有大幅度舞蹈动作,精神紧张时加重,入睡后消失。亦可伴有轻度共济失调、构音障碍、意向性震颤、手足徐动,影响走路、进食、书写和语言,无智力减退。可试用氟哌啶醇、氯丙嗪等多巴胺受体阻滞剂。

2.婴儿双侧纹状体坏死

病因及发病机制不明,主要病变为双侧对称性纹状体变性。婴儿或儿童期起病,运动发育迟缓,间歇性出现舞蹈手足徐动,运动时减轻,静止时加重;肌张力低下,腱反射消失伴智力低下。CT 示纹状体低密度,MRI 早期 T1 加权像示小片状高信号灶,以后呈双侧纹状体病变,T2 加权像为高信号影,T1 加权像为高低混合性信号灶。PET 示壳核对多巴胺的摄取减低,葡萄糖代谢率减低。可试用左旋多巴,对部分患者可能有效。

第三节 以肌张力不全为主要表现的常见疾病

肌张力不全又名肌张力障碍,是一种持续性或间断性肌肉收缩引起的异常运动和/或姿势,可被随意动作诱发或加重,异常运动主要表现为模式性、扭转性和颤抖性动作。在儿童运动障碍中,抽动(Tic)最为常见,其次为肌张力不全。肌张力不全疾病谱复杂,其临床分类也随着研究的进展和认识的提高而变化。以往根据病因将肌张力不全分为原发性、继发性(有其他遗传性神经系统疾病或明确病因)和心因性肌张力不全。根据发病年龄分为早发型(≤26 岁)和晚发型(>26 岁),根据症状的分布,分为局灶性、节段性(身体两个连续的部分)、多灶性、偏身性、全身性。2011 年,欧洲神经科学协会联盟(EFNS)指南将肌张力障碍根据病因分为原发性(包括单纯原发性、原发性肌张力不全叠加症和发作性原发性肌张力不全)、遗传变性、继发性(或其他系统性疾病相关)肌张力不全。

目前,对肌张力不全的治疗目标为减少发作次数、缓解疼痛、减轻异常运动和异常姿势、预防肌肉关节挛缩和改善神经功能缺损等。

一、特发性扭转性肌张力不全

特发性扭转性肌张力不全,属于原发性肌张力不全,又称畸形性肌张力不全,是常染色体显性遗传病,临床特点是以局部肌张力不全开始,逐渐发展为全身性肌张力不全,不伴其他神经系统疾病,智力发育多正常。

(一)诊断要点

1. 遗传特点

属原发性肌张力不全的一种,为常染色体显性遗传,外显率约 30%,突变基因 DYT1 定位于 9q34。

2. 临床表现

(1)发病年龄多在 4~12 岁。以局部肌张力不全开始,经 4~6 年病程进展为全身性肌张力不全。

(2)最常见从一侧下肢开始,足呈内翻跖屈位,膝部稍屈曲,呈特殊的步态;症状进行性加重,由间歇性到持续性,由局部累及全身,约 80% 最终进展为持续性全身性肌张力不全,肢体及躯干固定于某一异常体位。伴有口面部肌肉受累者,可出现构音障碍、言语不清、吞咽困难、眼睑下垂等症状;累及呼吸肌,可引起阵发性呼吸困难。

(3)肌收缩一般为无痛性,但严重持久的肌收缩可致局部肌肥大或局部关节挛缩、脊柱弯曲等。

(4)各种肌收缩在持续紧张时加重,入睡后消失。

(5)病情严重者肌肉剧烈收缩,可呈角弓反张、牙关紧闭等。

(6)不伴智力障碍、锥体系统、小脑系统或感觉系统障碍。

3. 辅助检查

(1)剧烈肌肉收缩者,因肌细胞损伤致血肌酶明显增高。

(2)头颅 CT 或 MRI 正常,检查目的是排除症状性肌张力不全。

(3)遗传学检查 DYT1 基因有 GAG 缺乏可确诊。

(二)治疗要点

可用抗震颤麻痹药物治疗,如左旋多巴、盐酸苯海索、丁苯那嗪、氯硝西泮、巴氯芬等,还可应用肉毒毒素,但疗效多不肯定。深部脑刺激对部分患者疗效显著。

二、特发性局部性肌张力不全

特发性局部性肌张力不全又称晚发型遗传性肌张力不全,是一组原因不明的局部性肌张力不全,常染色体显性遗传可能性大。

(一)诊断要点

多见于年长儿和成人,年幼儿童亦可起病。可分以下5种临床类型:

(1)痉挛性斜颈:多表现为单独斜颈,也可伴上肢肌张力不全。表现为颈肌不自主收缩,引起头面一侧扭转或阵发性倾斜。情绪激动时加重,睡眠中消失。

(2)眼睑痉挛:两侧眼睑不自主地反复痉挛性闭合,儿童少见,应与抽动症、Tourette综合征、儿童失神癫痫伴眨眼等鉴别。

(3)痉挛性发音困难:多在自主发音开始时诱发,语言紧张、费力、不流畅、中断。

(4)下颌肌张力不全:表现为牙关紧闭,构音障碍,吞咽困难,下颌闭合困难等。

(5)书写痉挛:是手部和前臂肌肉的局部肌张力不全,发生于写字、打字、弹钢琴或其他手臂活动时。

(二)治疗要点

(1)肉毒杆菌毒素A:作用是使神经肌肉局部传导阻滞,适用于痉挛性斜颈、特发性眼肌痉挛、口-下颌肌张力不全、痉挛性发音困难等。每次2~8IU/kg,注射间隙为3~6个月。约80%有效,不良反应为注射局部疼痛或肌肉力弱、发热、皮疹等。

(2)其他药物治疗:可应用安坦、巴氯芬等。

三、多巴反应性小儿肌张力不全

占小儿特发性肌张力不全的5%~10%。主要特点为起病早,多表现为步态异常,症状呈昼夜波动,多巴胺治疗效果良好。

(一)诊断要点

(1)呈染色体显性遗传,伴不完全外显率。少数病例为散发。最常见的致病基因GCH1定位于染色体14q22。

(2)新生儿至成人均可起病,男女比例为1:4。

(3)病情呈缓慢进行性,起病越早者症状越重。

(4)由下肢向上发展。开始时影响一侧下肢,表现为步态异常、行走发僵、内翻足,用脚趾走路,常有自发的不完全性大踇趾伸直后翘。病初上肢受累少见,晚期上肢、躯干、颈部受累,表现为痉挛性斜颈或颈项背曲,躯干沿中线轴扭转,甚至脊柱前侧弯曲等异常姿势,上肢受累致无法写字。可同时伴随帕金森病症状,如动作缓慢减少、面部表情缺乏、静止性震颤、肌张力增高等。

(5) 症状有显著昼夜波动,清晨时症状轻微或可以行走,下午症状加重,睡眠后症状好转。

(6) 查体可见肌张力增高、腱反射亢进,有自发性指背屈,主动运动时加重,智力正常。

(7) 肌电图可见主动肌和拮抗肌同时收缩。脑脊液中草香酸及四氢生物蝶呤减低。

(8) 左旋多巴治疗效果良好,无效则可排除本病。

(二) 治疗要点

左旋多巴小剂量即有良好效果,儿童患者由 1mg/(kg·d) 开始,逐渐加量,多数最终剂量控制在 4~5mg/(kg·d),最大剂量儿童 20mg/(kg·d) 及成人 1000mg/d。不良反应有恶心、呕吐、多动、注意力不集中等。为减少其副作用,可应用左旋多巴复方制剂美多巴(左旋多巴与苄丝肼 4:1 混合),其中的苄丝肼为外周脱羧酶抑制剂,能减少因左旋多巴在外周中代谢成多巴胺所致的多种副作用。

(三) 预后

早期用左旋多巴治疗,绝大多数预后良好,但一般需长期服药。

四、Hallervorden-spatz 病

是一种遗传性锥体外系变性病,呈常染色体隐性遗传,基因位于染色体 20q12.3-13,基因突变引起泛酸的代谢缺陷,影响能量代谢和细胞膜稳定性。主要病理变化为脑内蓄积过多的铁,肉眼上苍白球和黑质网状带呈铁锈棕色,特点为进行性运动障碍。

(一) 诊断要点

1. 发病特点

发病年龄多为 2~10 岁。

2. 进行性病程

早期为下肢肌张力不全,内翻足,步态异常,并可伴有震颤、构音障碍。进展快者常因进食困难、呼吸障碍,1~2 年内死亡;进展慢者 30 岁仍保持正常生活能力。

平均病程11年,晚期呈痉挛性瘫痪、痴呆。

3.其他症状

1/2患者有舞蹈手足徐动样不自主运动,1/5的人有视网膜色素变性,甚至是首发症状,并可伴有癫痫发作,锥体系症状如中枢性运动障碍、腱反射亢进、病理反射等及视神经萎缩等。

4.分型

表型差异较大,可分为以下临床型:

(1)儿童早发型:5~8岁起病,病程又分为较急、较慢两种。起病较急者以锥体系受累开始,然后出现锥体外系症状,影响进食及呼吸,存活时间较短,常见视网膜色素变性,亦可伴棘红细胞增多。起病较慢者主要表现为肌张力不全,亦可有视网膜色素变性、视神经萎缩、智力障碍或死亡,存活时间较长。

(2)儿童晚发型:10~18岁起病,病程长,主要表现为肌张力不全、构音障碍、步态异常。

(3)成人型:罕见。

5.辅助检查

(1)MRI:T_2加权像上可见苍白球有明显的低信号,中央区有新信号,称为虎眼症;但此症并非其独有,亦可见于有机酸尿症、leigh病、梗死及感染性疾病。

(2)骨髓内有海蓝组织细胞,末梢淋巴细胞内有异常小体。

6.鉴别诊断

应与肝豆状核变性、神经元蜡样质酯褐质沉积症、少年Hantington病、神经棘红细胞症等鉴别。

(二)治疗要点

尚无特殊疗法,可试用左旋多巴、溴隐亭、安坦、巴氯芬等。有癫痫发作者应用抗癫痫药物。禁用吩噻嗪类和丁酰苯类可使肌张力不全加重的药物。可用大剂量维生素B_5(泛酸),开始剂量为50mg/d,而后逐渐加量,效果尚待研究。

五、药物诱发的运动异常

许多药物可以引起小儿异常运动和姿势,尤其是神经抑制类药物,可能此类药物部分性阻断多巴胺受体,从而影响了黑质纹状体多巴胺能系统所致。

(一)诊断要点

1. 病史

有应用或误用胃复安、氟哌啶醇、冬眠灵或其他长效抗精神病药,如5-氟利多等病史。

2. 临床表现

(1)急性肌张力不全反应:多发生于用药1d内,表现为局部或全身肌张力不全、舌或下颌痉挛、斜颈、角弓反张、伸舌受限或舌伸在口外不能缩回、语言障碍、双眼上视状等,但意识无障碍,可持续数分钟、数小时甚至数天。此种情况多发生于误服或首次剂量过大者。

(2)慢性迟发性运动障碍:多发生于用药3个月以上小儿。少数发生于用药数天后。表现为主观及客观的无法静止状态,可伴有刻板无目的的异常运动,如拍手、双手"绞索状"反复摩擦等。

(3)帕金森综合征:发生于用药后数日至数月。表现为运动迟缓及僵直,可伴静止震颤。

3. 其他

停药、减量后上述症状可自行缓解。

(二)治疗要点

(1)药物治疗可应用安坦、安定类消除症状。

(2)减少用药剂量或停用换用另一种药物。

(3)若过量或误服所致者,可静脉输液及应用利尿剂促进排泄。

第四节 以肌阵挛为主要表现的疾病

肌阵挛是指在脑和脊髓疾病以及正常生理活动中,所发生的一种突然的、急速而短暂、强烈的不随意的肌肉收缩。可分为全身性、局部性、节律性或多灶性,节律性和非节律性,生理性和病理性,癫痫性和非癫痫性。引起小儿非癫痫性肌阵挛的常见病因为感染、脑发育畸形、缺氧缺血性疾病、遗传代谢性疾病、神经系统变性病、中毒、脑白质病等;某些患儿为生理现象,如生理性睡眠肌阵挛、良性新生儿睡眠肌阵挛、良性早婴肌阵挛等。

一、生理性肌阵挛

可分别在觉醒或睡眠的情况下发生。常见生理性肌阵挛为：

1. 睡眠肌阵挛

发生于睡眠中，多表现局部或全身突然抽动，可表现为手指或脚趾的单下抽动，次数不定。可能是网状激动系统中介的运动觉醒反应的一部分。对健康一般无影响。同期 EEG 无异常改变。

2. 呃逆

是膈肌、肋间外肌的不自主收缩所致，可为精神因素及进食因素所致。

3. 良性新生儿睡眠肌阵挛

生后第一周出现，在 REM 睡眠期上肢或下肢发生同步性肌阵挛性抖动，安定可使发作加重，脑电图正常。

二、病理性肌阵挛

1. 良性早婴肌阵挛

起病于出生后 3~8 个月，最晚为 15 个月，病因不明。临床表现为强直性或肌阵挛性抽搐，连续成簇出现，每日 2~3 次到数十次不等。多表现点头样发作，也可有上肢、躯干强直或肌阵挛，有时有眨眼或面部肌肉异常表情。发作时无意识障碍，均非睡眠状态发作，发作期间和发作期脑电图均正常。病程为自限性，起病 10 个月内停止发作，不需治疗。

2. 点头痉挛

起病于 4~16 个月间，临床特点是间歇性点头、眼球震颤和斜颈。点头的方向不定，直立位时加重，仰卧位时不明显。有时在数秒钟内连续点头多次。眼球震颤为一侧性或以一侧为主，呈快速的细小颤动，遮盖眼睛或入睡时消失。点头与眼震的方向和速度均不一致。斜颈可能是一种代偿性体位。神经系统和眼底检查均正常。本病原因不明，是自限性疾病，在 2~3 岁内症状自动消失，不需特殊治疗。应与遗传性眼球震颤相鉴别。后者有家族倾向，起病早（生后数周内），两眼都有震颤，摇头与眼震的方向一致，症状随年龄减轻，但在 5 岁以内不完全消失，常需矫正屈光不正。此外，还需与先天性弱视引起的眼震相鉴别。

3. 战栗发作

在生后 4 个月至 3 岁间起病,表现为阵发性发抖样动作,头部战栗,有如小儿排尿时的颤抖,可伴手臂伸直、头部稍后倾、握拳、咬牙。有时屈膝弓背,好像有人把水突然撒在他的背上。每次发作持续 4~6 秒,多系成簇出现,发作频率不等,睡眠时不发作。兴奋、激动时易于诱发。发作时无意识障碍,脑电图正常,智力发育正常。预后良好,多在 5 岁前完全停止。本病应与婴儿痉挛鉴别,根据脑电图正常、发育正常、无意识障碍、自限性病程等鉴别不难。此外,本病与良性早婴肌阵挛的表现很相近,Kanazawa(2000)认为二者属于同一疾病,并指出,虽然早期文献认为战栗发作的病儿不必进行临床深入检查,但是有时神经影像可发现异常,如胼胝体发育不良等,故应注意。

4. 眼球阵挛

肌阵挛综合征又称为婴儿肌阵挛性脑病。主要特点为:①急性或亚急性起病,发病年龄多小于 2 岁;②眼球阵挛,表现为双眼球快速的不规则无节律的杂乱不自主运动,寻找注视目标时最明显,主要为注视前的眼球震颤;③严重肌阵挛,见于颜面肢体及躯干,严重影响运动功能;④小脑性共济失调;⑤可合并各种肿瘤,最多见于神经母细胞瘤;⑥头颅影像学无肯定病变。现认为本病是自身免疫性疾病,可应用 ACTH 及免疫球蛋白静脉注射,血浆置换亦有效。

5. 其他病理性肌阵挛

有些疾病除肌阵挛外,以显著的脑病、共济失调、痴呆、锥体系或锥体外系症状为主要特征。

(1)伴有癫痫并以脑病为主的症状性肌阵挛:癫痫性肌阵挛一般以癫痫为最主要的症状,尤其在疾病的早期就已出现。此病又称为进行性肌阵挛性癫痫,多伴有严重脑病的临床表现及癫痫发作。大多数患者脑电图均示背景节律异常及棘波发放,常见于以下疾病:唾液酸沉积症、神经鞘磷脂沉积病及线粒体脑肌病、Lofora 病、神经元蜡样脂褐质沉积病等。

(2)不常伴有癫痫症状性肌阵挛:症状性肌阵挛通常多有上述脑部病变的突出症状,即使发生癫痫也并不严重,有的仅在疾病后期才出现。见于以基底神经节损害为主的各种遗传性、代谢性及原因不明的变性性疾病。

(3)其他原因所致病理性肌阵挛:常见于脑炎、脑白质性疾病、脑缺氧损伤、脑外伤、中毒等。

第五节 震颤

震颤是身体某部的不自主节律性抖动,是相反两组肌群(主动肌和拮抗肌)交替收缩引起的。震颤有生理性和病理性两类,病理性震颤又分为静止性、意向性、姿势性3种。

一、生理性震颤

是指表现在正常人身体某部分的细小的动作性震颤,通常为双手,也可累及身体任何部分。主要表现为姿势性震颤,一般不明显,不被注意,也可包含运动性震颤成分,但紧张、疲劳、惊恐时震颤加重,变为明显可见。生理性震颤在某些情况下明显增强称为过度生理性震颤,见于甲状腺功能亢进、服用拟交感药物、焦虑、疲劳等,可能由于交感神经活动加强、肾上腺素释放过多所致。

二、病理性震颤

震颤多见于手部、上肢、颅面、颈部,亦可为全身性。静止性震颤在肌肉放松时出现,肌收缩或运动时消失,可见于肝豆状核变性、原发性震颤、帕金森病等。意向性震颤又称运动性震颤,仅出现于自主运动时,整个运动过程均存在,但接近运动的目的目标时显著增强。姿势性震颤指肢体或躯体某一部位抵抗重力在维持某种姿势或体位时出现,多见于上肢及头部。后两者可见于病毒性脑炎、中毒、肝豆状核变性、小脑疾病等。震颤除见于基底节病变外,也可见于小脑及小脑传出通路病变或脑干、大脑额叶病变。

1. 良性原发性震颤

又名良性家族性震颤或遗传性震颤,是常染色体显性遗传病,基因在染色体2q22~25和3q13。多发生于8岁以后,开始为双手节律性震颤,随后见头部震颤和语言震颤,为运动性震颤,与小脑性震颤相似,但动作达到终点时不加重,情绪激动时加重。无其他小脑症状,呈良性经过,智力语言发育正常,一般不影响正常生活,不需维持治疗。

2. 少年帕金森病

又名进行性苍白球萎缩。现认为本病与多巴治疗有效的小儿肌张力不全和少年特发性肌张力不全、帕金森综合征等有明确相似之处,很可能同属一组疾病。多于 4～8 岁起病,早期常以足部肌张力不全、步态异常为主要表现,亦可开始时表现为肌张力不全伴震颤,然后出现帕金森症状,即僵直、静止性震颤、少动、姿势异常、动作缓慢、语言减少、面无表情、构音障碍、四肢有齿轮样肌张力增高,亦可伴有动眼危象(双眼球持续上翻)、眼睑痉挛、语音变小、多汗等,智力发育正常,可存活至成年。可应用左旋多巴、安坦等治疗。

3. 婴儿维生素 B_2 缺乏性不自主运动

主要表现为震颤和肌阵挛。多于 4～8 个月起病,主要见于单纯母乳喂养而母亲只摄入植物性食物者。神经系统症状主要为神经精神发育倒退和不自主运动,表现为表情呆滞、精神淡漠、反应迟钝、少哭、少笑、嗜睡、运动发育落后;开始时手指、唇、舌不规则小幅度震颤,渐加重,出现面部、头颈、上肢震颤,严重者全身抖动,可伴有肌阵挛样或手足徐动样不自主动作及腱反射亢进,甚至睡眠时震颤亦不停止。神经症状与大细胞贫血同时存在,有的神经系统症状突出而贫血较轻。CT 可见脑萎缩。用维生素 B 治疗,每次 100μg,每周 2 次,连用 2～4 周,亦可一次给予 500μg。治疗后 2～3d 精神好转,1 个月后震颤、肌阵挛方能消失。震颤严重者可同时应用氯硝安定治疗。用叶酸治疗可使症状恶化,应加以注意。治疗及时者可完全正常,如果治疗太晚则智力发育不能完全恢复。

第六节　家族性基底节钙化

又称 Fahr 病、锥体外系铁-钙沉着综合征,家族性特发性基底节钙化,是一种以精神发育迟滞、锥体外系损害、抽搐和锥体束征为主要表现的临床综合征,共同特点是双侧对称性基底节钙化。

一、诊断要点

1. 病因

未明,部分患者与遗传有关。

2. 病变部位

主要位于双侧基底节、大脑半球深部白质(内囊、放射冠)、小脑齿状核及深部白质,病变部位主要为钙沉积,亦有少量锰、铜、铁、锌、铝、镁等元素。

3.发病特点

(1)多于青春期或中年起病,儿童及老年亦可发病。

(2)儿童期起病主要临床表现为进行性智力发育落后,癫痫发作,舞蹈样手足徐动样不自主运动,可伴小头畸形及小脑症状。

4.辅助检查

(1)头颅 CT 可显示双侧基底节部、齿状核、大脑及小脑深部白质钙化,追踪观察发现钙化开始于小脑齿状核和脑桥,继之基底节,最后胼胝体钙化。

(2)钙磷代谢检查正常。

5.鉴别诊断

应与甲状旁腺功能减退性疾病、钙磷代谢异常、Cockayne 综合征等相鉴别。Cockayne 综合征除有基底节钙化外,还有早老症、光敏性皮炎、视网膜变性、小脑性共济失调等。另外,还需与脑炎、脑膜炎、宫内感染、脑外伤、脑出血及某些寄生虫感染鉴别。

二、治疗

无特殊治疗方法,可对症处理。

第九章

遗传代谢性疾病

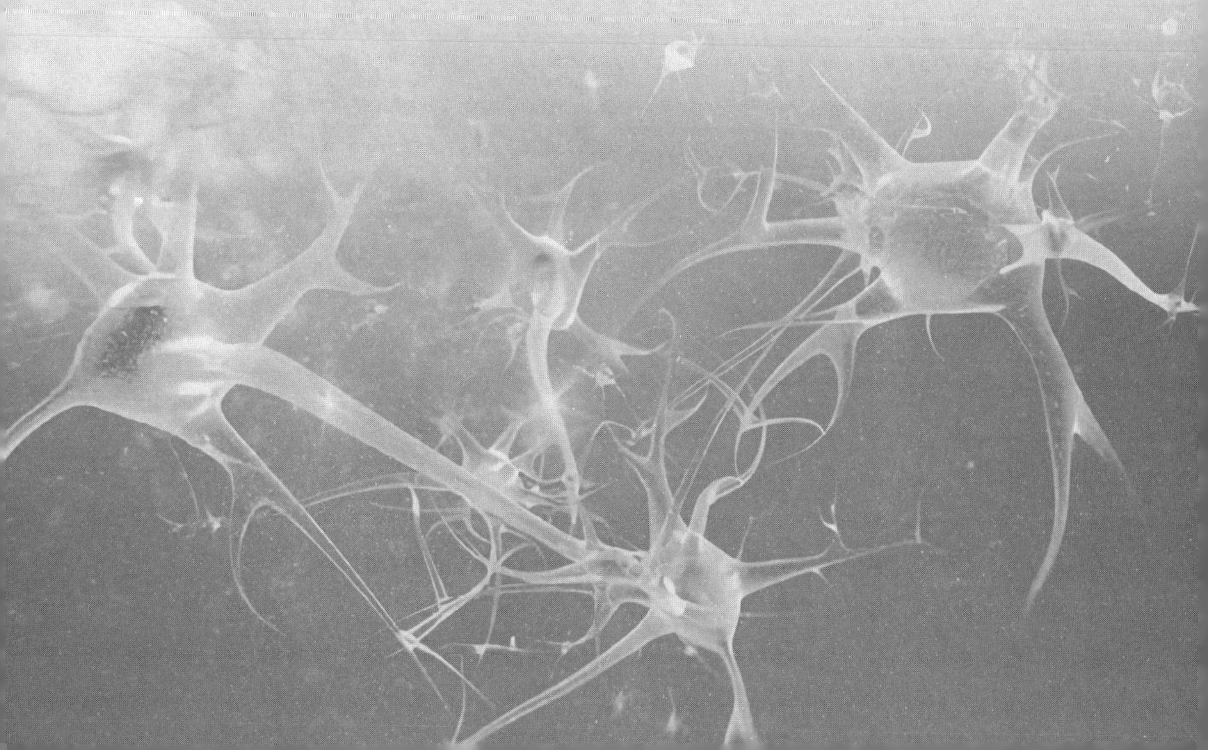

第一节 概述

先天代谢异常或称遗传性代谢的概念,是由英国 Ardribald Garrod 医生在 1902 年通过观察和研究黑尿酸尿症首次提出的,并发现黑尿酸尿症的发病规律是符合蒙德尔遗传定律的,首次提出"一个基因一个酶的学说",建立了生化检测方法,开创了这类疾病诊断的新局面。

先天代谢缺陷病是指由于人体内某些酶、膜及受体等生物合成的遗传缺陷而导致的疾病的总称,多为单基因遗传病,以常染色体隐性遗传为最多。基因突变导致蛋白质分子在结构上发生缺陷或在合成、分解的速度上有异常,从而使蛋白质的功能发生改变,同时出现相应的病理和临床症状,其对机体的不良影响可表现为以下一个或几个方面:①代谢终末产物缺乏;②前质堆积;③次要的代谢途径加强;④物质的生物合成障碍;⑤物质的转运功能障碍。

先天代谢性疾病的病种繁多,迄今已发现千余种。根据累及的生化物质的特点可分为下列几类:

(1)糖代谢异常:半乳糖血症、糖原贮积症、果糖不耐受症、先天性乳酸酸中毒等。

(2)氨基酸与有机酸代谢异常:苯丙酮尿症、枫糖尿症、同型半胱氨酸尿症、黑尿酸尿症、白化病等。

(3)血浆蛋白质及脂蛋白代谢异常:高脂蛋白血症、无β脂蛋白血症、无白蛋白血症、转钴氨素Ⅱ缺乏症等。

(4)脂类代谢异常:戈谢病、尼曼-皮克病等。

(5)嘌呤代谢病:Lesch-Nyhan 综合征。

(6)色素代谢异常:高铁血红蛋白血症、卟啉病等。

(7)肾小管运转功能障碍:肾性尿崩、抗维生素 D 性佝偻病、凡可尼综合征、肾小管酸中毒等。

(8)其他代谢异常:肝豆状核变性、黏多糖病、特发性高钙血症、高磷酸血症等。

此外，根据异常代谢物的分子大小，可将先天代谢性疾病分为2类：

(1)小分子病：例如氨基酸病、有机酸代谢异常、单糖类代谢病等。这类代谢病的特点是起病较早，在新生儿期起病者可表现为急性脑病症状的发作。

(2)大分子病：又称沉积症。例如糖原病、脂类代谢病、黏多糖病、糖蛋白病等。其特点是在较大婴儿或儿童期起病，病程多为慢性、进行性变性过程。性疾病的临床表现复杂多样、轻重不等、体内任何器官和系统均可受累。并随年龄、性别不同而有差异。

一、新生儿期表现

1. 神经系统异常

是此类疾病在新生儿最先出现的常见症状。如：患儿最初表现为吸吮和喂养困难，继而出现呼吸异常或暂停、呃逆、心率缓慢、体温不升，甚至进入昏迷；阵发性肌张力增高，或躯体与四肢肌张力的改变不一、新生儿惊厥，少数疾病可能有肌张力低下。

2. 消化系统异常

拒食、呕吐和腹泻等均较常见，吐、泻常在进食后不久发生；持续黄疸伴生长迟缓；肝脏肿大且伴有低血糖和惊厥发作；荒诞、出血症状、转氨酶升高、腹水等肝功能衰竭症状。

3. 循环系统表现

心脏病变、心力衰竭和心律失常。

4. 代谢紊乱的表现

(1)低血糖：当新生儿低血糖发生于进食以后，补给葡萄糖后低血糖仍得不到很好的纠正；伴有明显的酮中毒或其他代谢紊乱或经常发作时，均应考虑遗传性代谢缺陷的可能性。可能的原因有内分泌异常、遗传性糖类代谢缺陷及遗传性氨基酸代谢缺陷等。

(2)高氨血症：除新生儿败血症和肝炎等所致肝功能衰竭以外，新生儿期的高氨血症大都由遗传代谢病引起，而且起病急骤。患儿出生时正常而在喂食奶类数日后逐渐出现嗜睡、拒食、呕吐、肌力减退、呻吟呼吸、惊厥和昏迷，甚至死亡。代谢缺陷导致的高氨血症多伴有程度不等的代谢性酸中毒。

(3)代谢性酸中毒、乳酸酸中毒、酮中毒：在无重症感染和组织缺氧情况下，血中乳酸含量增高(3~6mmol/L)提示有有机酸血症或高氨血症的可能,但如含量＞10mmol/L时,则多由缺氧引起;如乳酸酸中毒无明显外因可查,或与饮食密切相关而治疗效果不佳时,即应考虑代谢缺陷病。用同一标本同时检测血中乳酸(L)、丙酮酸(P)、3-羟基丁酸(3-OHB)和乙酰乙酸(AA)含量,测算 L/P 和 3-OHB/AA 的比值有助诊断。

新生儿期即发病的遗传代谢缺陷病常预示病情严重,临床表现多为非特异性,易被误诊为颅内出血、新生儿窒息和感染性疾病。如患儿在宫内生长发育和出生过程均正常,出生后亦无症状,但随着喂给奶类食物后立即或逐渐出现神经系统、消化系统和代谢紊乱等症状,并迅速恶化者,应高度警惕本病的可能性。

二、遗传代谢缺陷病反复发作的急性症状

约 1/3 遗传代谢缺陷病的患儿有无症状期,甚至迟至青春发育期或成人期才发病(晚发型),感染、发热、摄食乳类、糖类或大量蛋白质食物等可能为其发病诱因,患儿两次发作期间可完全正常。

(1)昏迷:是此类疾病的常见症状,由于代谢性酸中毒或(和)低血糖导致的昏迷,通常无明显的神经系统体征,易与糖尿病酮症酸中毒相混淆;有些昏迷可伴有肝大、肝功能受损。

(2)共济失调发作:常同时出现酮中毒、酸中毒和高血糖以及或轻或重的高氨血症。

(3)代谢性酸中毒:对代谢性酸中毒患儿首先须排除感染、缺氧、重度脱水、饥饿或中毒等常见致病原因;不伴有阴离子间隙增高、高乳酸血症和低血糖的代谢性酸中毒患儿首先考虑肾小管酸中毒。

(4)高乳酸血症:伴有酮中毒者常提示遗传代谢缺陷病的可能,但应首先排除腹泻、脱水、重症感染或肝功能衰竭等因素导致的高乳酸血症。

(5)低血糖:伴有其他代谢指标异常者应疑及此类疾病。

三、慢性进展症状

(1)消化系统症状为长期食欲不佳、喂养困难、慢性呕吐和腹泻。

(2)神经系统表现为进行性精神运动发育迟缓、惊厥发作、感觉障碍以及其他中枢和外周神经功能异常;可有生长发育迟缓、喂养困难、肌张力低下、共济失调和与外界交流困难等非特异性表现。

(3)运动系统异常表现为肌力和肌张力低下,在新生儿期即出现严重全身肌张力低下和进行性肌病。

四、其他

(1)特殊气味:主要见于氨基酸和有机酸代谢异常,苯丙酮尿症的发霉气味是由尿、汗等排出苯乙酸所致,枫糖尿症的枫糖气味是由支链α酮酸所致,异戊酸血症的汗脚气味是由异戊酸所致,多种羧化酶缺乏会有猫尿气味。

(2)容貌怪异:多见于黏多糖病和神经鞘磷脂病,亦可见于过氧化物酶体病。

(3)皮肤和毛发异常:色素减少见于苯丙酮尿症、白化病、同型半胱氨酸尿症等。皮肤黏膜色素加深见于肾上腺脑白质营养不良。脱发见于多种羧化酶缺乏。脆发见于Menkes病。皮肤血管角质瘤见于Fabry病。皮下结节见于Farber病。鱼鳞病见于Refsum病。

(4)眼部异常:角膜混浊见于黏多糖病、黏脂病、Fabry病。白内障见于半乳糖血症、同型半胱氨酸尿症、Lowe综合征。青光眼和晶体半脱位见于同型半胱氨酸尿症、Lowe综合征。眼底黄斑部樱桃红点见于GM1和GM2神经节苷脂病、尼曼—皮克病等。

(5)耳聋:见于黏多糖病Ⅰ、Ⅱ、Ⅲ、Ⅳ各型,某些神经鞘磷脂病,Menkes病,先天性甲状腺功能减退,肾上腺脑白质营养不良。

先天代谢性疾病的诊断必须依靠实验室检查,其分为筛查和确诊两个方面。新生儿代谢病的筛查是为了在临床症状出现之前做出诊断及早期治疗。确诊应靠生化检查、代谢物的测定和酶活性的测定(详见各有关疾病)。

本组疾病的治疗多缺乏特殊的方法,一般给予支持和对症治疗,少数的病例可使用特殊治疗,如限制底物的摄入,供给缺少的代谢物,大剂量维生素(辅酶),用螯合剂使毒物排出等。现在正在探索根本的治疗方法,如酶的补充,药物诱导酶的产生,组织和器官的移植等。骨髓移植可以矫正的代谢病是戈谢氏病(成年型),其他代谢性疾病如肾上腺脑白质营养不良、异染性脑白质营养不良、球形细胞脑白质营养不良、黏多糖病、Lesch-Ny-han综合征等也可以通过骨髓移植加以矫正。糖原贮积症、枫糖尿症、肝豆状核变性、某些先天性高氨血症可以通过肝移植来矫正。基因治疗正在进一步研究中。

先天代谢病的预防措施主要是在人群中和患者亲属中进行携带者检出,给予遗传学咨询,避免近亲婚配,以减少隐性遗传病的发生;严重的显性遗传的患者要节育或绝育;对高危妊娠进行产前诊断,阳性者做选择性人工流产,减少严重代谢病的出生率。

第二节 氨基酸代谢障碍

先天性氨基酸代谢障碍可分为两大类:一类为酶的缺陷使氨基酸的分解代谢被阻滞,另一类为氨基酸吸收转运系统的缺陷,后者少见。代谢阻滞的氨基酸在脑组织内含量异常增高,加之其前体、旁路产物在脑组织中蓄积而产生毒性作用,并且亦影响其他氨基酸的代谢及向脑内转运,从而导致蛋白质合成减少,影响脑功能,出现神经精神症状。智力低下是其主要之一,几乎均为常染色体隐性遗传方式。

一、苯丙酮尿症

苯丙酮尿症(PKU)是一种由于体内苯丙氨酸代谢途径中酶缺陷所致的较常见的氨基酸代谢病,属常染色体隐性遗传病,以智力低下、癫痫、色素减少及高苯丙氨酸血症为主要临床特征。发病率随各民族而异,根据我国12个省市20万新生儿的调查(1985),发病率约为1/16500。

(一)诊断要点

1. 病因及机制

本病按酶缺陷的类型可分为典型和非典型2种。前者占绝大多数,后者仅占1%~3%。

典型PKU是由于患儿肝细胞缺乏苯丙氨酸-4-羟化酶(PAH),导致苯丙氨酸不能转化为酪氨酸,而使体内苯丙氨酸蓄积,而酪氨酸不足;还可通过转氨基作用,产生大量苯丙酮酸、苯乙酸等旁路代谢产物,进一步导致脑细胞损伤。酪氨酸来源减少,致甲状腺素、肾上腺素和黑色素等合成不足。非典型PKU又称BH4缺乏型PKU,是由于在苯丙氨酸的羟化过程中,还必须有辅酶四氢生物蝶呤(BH4)的参与,而参与BH4转化和再生过程的酶,包括鸟苷三磷酸环化水合酶(GTP-CH)、6-丙酮酰四氢蝶呤合成酶(6-PTS)、二氢生物蝶呤还原酶(DHPR)和甲醇胺脱水酶(CD)等的缺乏,使苯丙氨酸不能氧化成酪氨酸;同时,还造成多巴胺、5-羟色胺等重要神经递质缺乏,加重神经系统的功能损伤。

已知 PAH、GTP-CH、6-PTS、CD 和 DHPR 等酶的编码基因分别位于 12q22~24.1、14q22.1~22.2、11q22.3~23.3、4p15.3 和 10q22。

2. 临床表现

患儿出生时正常,3~6 个月时出现症状,1 岁时症状明显。

(1)神经系统:智力低下是本病最突出的表现。在婴儿期逐渐出现智能发育迟缓,约 1/4 未经治疗的患儿随着年龄增长发生癫痫,还可有多动、行为异常、肌张力增高和腱反射亢进等。非典型 PKU 患儿的神经系统症状出现较早且较严重,常见肌张力减低、嗜睡和惊厥,智能落后明显。如不经治疗,常在幼儿期死亡。

(2)外貌:患儿在出生数月后因黑色素合成不足,约 90% 的患儿出现毛发、皮肤和虹膜色泽变浅。

(3)其他:婴儿期常有呕吐、皮疹等表现,年长后消失;患儿尿和汗液中含有大量苯乙酸,因此患儿有特殊的鼠尿臭味。

3. 实验室检查

(1)新生儿期筛查:目前大多数仍采用 Guthrie 细菌生长抑制试验半定量法测定其苯丙氨酸(PA)浓度。当血液苯丙氨酸含量 2 倍于正常参考值时,应重复检查或采取静脉血进行苯丙氨酸和酪氨酸定量分析。

(2)尿液筛查:临床常用三氯化铁试验和 2,4-二硝基苯肼试验检测尿中的 PA,但两者的特异性均较差,仅可作为初筛。因患儿尿中苯丙酮酸出现较晚,常于出生 4 周后才能查出,故新生儿期不宜用测尿苯丙酮酸来诊断。

(3)血浆游离氨基酸分析和尿液有机酸分析:血浆和尿液的氨基酸、有机酸分析不仅为本病提供生化学诊断依据,同时还可鉴别其他可能的氨基酸、有机酸代谢缺陷。目前可选用的方法有氨基酸自动分析仪、气相层析(GC)、高压液相层析(HPLC)或气-质联用(GC-MS)等。筛查阳性后,都要经过血 PA 和酪氨酸的生化定量以确诊。

(4)四氢生物蝶呤负荷试验:由于非典型 PKU 患儿的神经系统损害严重,且单纯饮食治疗效果不佳,故对每例高苯丙氨酸血症患儿均应进行 BH4 负荷试验,以早期鉴别,采取必要的治疗措施。典型 PKU 患儿血苯丙氨酸浓度在服用 BH4 前后无大改变,BH4 缺乏型患儿在服用 4h 后血浆苯丙氨酸即明显下降。

(5)尿蝶呤分析:应用高压液相层析测定尿液中新蝶呤和生物蝶呤的含量,可以鉴别各型 PKU。

(6)酶学分析:PAH仅存在于肝细胞中,因取材检测其活性比较困难,所以其活性测定一般不适用于PKU的临床诊断。其他3种酶的活性都可采用外周血中红、白细胞或皮肤成纤维细胞测定。

(7)基因诊断:对PAH和DHPR缺陷均可用DNA分析进行基因诊断、杂合子检出和产前诊断。但由于基因的多态性众多,分析结果务须谨慎。

(二)治疗要点

本病为少数可治性遗传性代谢病之一,应力求早期确诊和治疗,对疑为本病的患儿在进行确诊期间即应开始正确治疗,以避免神经系统的不可逆性损伤。

1. 低苯丙氨酸饮食

PKU的治疗主要是饮食疗法,即给予低苯丙氨酸饮食。在症状出现之前开始治疗,可使智力发育接近正常;出生6个月以后开始治疗者,大部分将有智力低下;4~5岁以后开始治疗者,可能减轻癫痫发作和行为异常,但对已有的严重智力障碍难以改进。

(1)低PA饮食适应证:包括典型PKU,以及血PA持续高于1.22mmol/L者。对于轻型或一过性高苯丙氨酸血症,则应根据情况选择治疗,不必一律控制饮食。

(2)低PA饮食的原则:应使PA摄入量能保证生长发育和体内代谢的最低需要,同时又不要使血中PA过高。治疗过程中应定期检查血PA水平,注意生长发育情况,以调整饮食。在生后6个月以内,每周监测血PA 2次,以后每月监测2次,使血中PA控制在0.12~0.16mmol/L为宜。

(3)不良反应:低PA饮食可能出现的不良反应有低血糖、低蛋白血症、大细胞性贫血,以致生长发育落后或糙皮病样皮疹、腹泻等症状,应予注意。不可过早停用饮食疗法,一般认为应维持至8~10岁或10岁以后。目前国际上主张低苯丙氨酸饮食至少应到12岁,最好终生食疗。

2. 药物治疗

包括四氢生物蝶呤(BH4)、左旋多巴(L-DOPA)和5-羟色氨酸,应根据酶缺陷情况予以不同治疗。DHPR和CD缺陷者应给予低苯丙氨酸饮食,同时给予L-DOPA 30~50mg/kg和5-羟色氨酸3~8mg/kg口服,不需服BH4;6-PTS和GTP-CH缺陷患儿,除用L-DOPA和5-羟色氨酸治疗外,尚需口服BH4 2~5mg/kg,但不用低苯丙氨酸饮食;其他类型的高苯丙氨酸血症,即变异型PKU,如DHPR酶缺陷,单独用低PA饮食无效,应补充L-DOPA和5-羟色氨酸。

3.其他

有癫痫发作者给予抗癫痫药物。基因治疗尚在研究中。

(三)预防

避免近亲结婚,杂合子之间不应婚配。对 PKU 母亲,应在孕前先降低饮食中苯丙氨酸再妊娠,以避免高苯丙氨酸透过胎盘危害胎儿;对有家族史者,必须采用 DNA 分析或监测羊水中蝶呤等方法,对其胎儿进行产前诊断;积极开展新生儿 PKU 筛查,早期发现患儿,早期治疗,防止发生智力低下。

二、枫糖尿症

枫糖尿症(MSUD)为支链氨基酸代谢障碍,是一种常染色体隐性遗传病。因患儿尿液中排出大量 α-酮-β-甲基戊酸,故带有枫糖浆的香甜气味而得名。根据各国对 2680 万活产新生儿筛查的资料,其发病率约为 1/18.5 万。

(一)诊断要点

1.病因及发病机制

支链氨基酸代谢过程中必须由支链 α 酮酸脱氢酶进一步催化脱羧,该酶是一个复合酶系统,由脱羧酶(E1,包括 E1α、E1β 两个亚单位)、二氢硫辛酰胺酰基转移酶(E2)和二氢硫辛酰胺酰基脱氢酶(E3)等组成,编码基因分别位于 19q13.1~q13.2、6p21~p22、1p21~31 和 7q31。这一酶系统还需焦磷酸硫胺作为辅酶参与作用。任一上述基因的突变均会导致这一酶复合体的缺陷,造成各种不同类型的枫糖尿症,使患儿神经系统中支链氨基酸(包括亮氨酸、异亮氨酸和缬氨酸)增高,谷氨酸、谷氨酰胺和 γ-氨基丁酸等明显下降,髓质脂类如脑苷脂、蛋白脂质和硫酸脑苷脂等不足。患儿脑白质发生海绵状变化和髓鞘形成障碍,以大脑半球、胼胝体、齿状核周围和锥体束等处最为显著;由于急性代谢紊乱导致死亡的患儿,大都有脑水肿发生。

2.临床表现

本症依酶缺乏程度和临床症状分为 5 型。

(1)经典型:最常见且最严重的一型,其支链 α-酮酸脱氢酶活力低于正常儿的 2%。患儿于生后第 4~7d 逐渐呈现嗜睡、烦躁不安、哺乳困难、体重下降等症状,随即肌张力减低和增高交替出现,去大脑样痉挛性瘫痪、惊厥和昏迷等常见,病情进展迅速。部分患儿可伴有低血糖,酮症酸中毒,前囟饱满等。本型预后甚差,多数患儿于生后数月内死于反复发作的代谢紊乱或神经功能障碍,少数存活者亦都有神经系统伤残。

(2)轻(中间)型:本型酶活力为正常人的3%~30%,除可能有轻、中度智力低下外,神经系统症状多不明显,在有感染等应激状态时可出现惊厥或代谢性酸中毒等症状。多数患儿在婴儿期至学龄期前(5个月~7岁)时因智能落后或癫痫等就医时始获确诊。本型与硫胺有效型(后述)不易鉴别,临床可应用治疗试验帮助判断。

(3)间隙型:酶活力为正常人的5%~20%。出生后正常,通常在6个月~2岁始发病,亦有迟至成人期发病者;大多由于感染、手术、摄入高蛋白饮食等因素诱发,发作时出现嗜睡、共济失调、行为改变、步态不稳,重症可有惊厥、昏迷,甚至死亡,亦可有低血糖、低钾、酮症酸中毒。患儿在发作间隙期血、尿生化检查正常,少数可有智能低下。

(4)硫胺有效型:酶活力为正常人的30%~40%,临床表现与中间型患儿类似。使用硫胺(维生素B_1)治疗可使患儿临床症状好转,血尿生化改变恢复正常。

(5)二氢硫辛酰胺酰基脱氢酶(E3)缺乏型:极为罕见。临床表现类似中间型,但伴有严重乳酸酸中毒。患儿在出生数月后,逐渐出现进行性的神经系统症状,如肌张力减低、运动障碍、发育迟滞等。尿液中大量排出乳酸、丙酮酸、α-酮戊二酸和α-羟基异戊二酸等。由于丙酮酸的大量累积,血中丙氨酸浓度亦增高,治疗效果差。

3. 辅助检查

(1)新生儿期筛查:迄今大多仍应用 Guthrie 细菌生长抑制法筛查本病,当血中亮氨酸浓度 >4mg/dL(305μmol/L)时,应进一步检测尿中支链酮酸排出量。

(2)生化常规检测:对临床拟诊患儿应进行电解质和血气分析,如有代谢性酸中毒和阴离子间隙增宽,应立即进行血和尿液的氨基酸和有机酸分析,可先用简单的2,4-二硝基苯肼试验测试尿中是否有酮酸存在。部分患儿在急性期可有低血糖。

(3)氨基酸和有机酸分析:应用 GC-MS 对患儿的血、尿或脑脊液中氨基酸和有机酸进行定量检测。可作为确诊依据有:①血中支链氨基酸和支链有机酸水平增高;②急性期血中α-酮异戊酸浓度增高,尿液中α-羟异戊酸增高;③血中可检出 L-别异亮氨酸。L-别异亮氨酸是由累积的异亮氨酸生成的特征性产物,这是

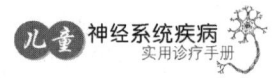

本病所特有的。

(4)酶学检测:在培养的成纤维细胞、淋巴母细胞中,检测支链酮酸脱氢酶复合体的活力。

(5)DNA 分析:对已知突变类型的家庭成员,可用 PCR 扩增 DNA 后用标记的寡核苷酸探针检测。

(6)亮氨酸氧化测定:口服稳定同位素^{13}C 标记的亮氨酸 60、90min 后,定量测定呼出气体中$^{13}CO_2$,可以检测机体氧化亮氨酸的功能状况,有助于杂合子的判定。

(7)影像学检查:急性期常显示脑水肿。

(二)治疗要点

(1)一般治疗:饮食治疗应尽早开始并持续终生。若在严重神经系统症候群出现前(生后 1 周以内)开始,可望达到正常发育。必须限制食物中支链氨基酸的摄入量,以在血中浓度维持在正常范围内为准。应每周进行血氨基酸分析,并根据血浓度调节摄入量。

(2)急性代谢危象的治疗:MSUD 急性代谢失调导致血中支链氨基酸及其酮酸大量累积、重度酮症酸中毒和神经系统功能迅速衰退,必须采取积极措施,以挽救患儿生命。治疗原则是迅速减少体内累积的毒性代谢产物,提供足够的营养物质,促进机体合成代谢,抑制分解代谢。可采用的措施包括:①腹膜或血液透析;②全静脉营养,可用去支链氨基酸的标准全静脉营养液;③用胰岛素 0.3~0.4u/kg 和葡萄糖 26g/kg,治疗需持续数日,以使血支链氨基酸及其酮酸保持在低水平;④基因重组生长激素(r-hGH)皮下注射,可减少组织蛋白分解,可试用。

(3)其他药物治疗:对硫胺素有效型可给维生素 B_1 110~1000mg/d,3 周后可获明显疗效。

(4)肝移植:典型 MSUD 患儿一经确诊即可考虑肝移植,术后很快有效,生化代谢恢复正常。

(5)对症治疗:有癫痫发作者给予抗癫痫药。

(三)产前诊断

测定羊水或绒毛细胞酶活性进行产前诊断,控制患儿出生。

三、同型半胱氨酸尿症

同型半胱氨酸尿症是一种含硫氨基酸(蛋氨酸)的先天代谢障碍病。临床主要表现为多发性血栓栓塞,智力落后,晶体异位和指(趾)过长。本病国内已有报道 20 余例。

(一)诊断要点

1. 病因

本病是常染色体隐性遗传病,基因位于 21 号染色体长臂。根据生化缺陷不同可分为 3 型:

(1)胱硫醚合成酶缺乏型(简称合成酶型),是由于同型半胱氨酸变为胱硫醚的代谢途径发生阻滞,维生素 B_6 对部分病例有效。

(2)甲基四氢叶酸-同型半胱氨酸甲基转移酶缺乏型(简称甲基转移酶型),是同型半胱氨酸经甲基转移酶作用变为蛋氨酸的代谢途径发生紊乱。维生素 B_{12} 是甲基转移酶的辅酶,用于治疗有效。

(3)5,10-N-甲烯四氢叶酸还原酶缺乏型(简称还原酶型)。此酶缺乏时,同型半胱氨酸的甲基化作用不足,而与同型半胱氨酸共同蓄积于体内。

2. 临床表现

(1)合成酶型:最多见。出生时正常,多在出生后 5~9 个月间起病。主要的症状是:①骨骼畸形常见,有脊柱侧弯或后弯、鸡胸、四肢细长、蜘蛛状手指或脚趾,易骨折;②眼部症状,多有晶体脱位,多发生在 3~10 岁间,常有青光眼、视网膜剥离;③血栓形成,可发生于任何器官,颈动脉和颅内动脉血栓形成可发生急性瘫痪,肺静脉血栓形成可引起肺梗死;④其他可有面部发红,皮肤大理石样花纹,皮肤薄,毛发少而细、易断,牙齿排列不齐,凝血酶原减少,以及肌肉病变、智力发育落后、惊厥等。

(2)甲基转移酶型:表现较轻,但眼晶体异位和血管内血栓形成少见。本型还可合并甲基丙二酸尿症。

(3)还原酶型:表现主要以神经系统症状为主,无血管、骨骼及眼晶体的症状。

3. 实验室检查

(1)尿同型半胱氨酸测定:可用硝普钠试验做尿筛查,阳性表示尿中有过量的含硫氨基酸。本病具有遗传性,小儿出生后 4d 即可查尿检查确诊。

(2)酶活性测定:可用皮肤,成纤维细胞测定酶的活性以确诊,亦可测羊水细胞的酶活性进行产前诊断。

4. 鉴别诊断

要与马凡氏综合征鉴别,二者共同的特点是晶体异位、蜘蛛指(趾)、心血管症状,但遗传方式和病情发展不同。马凡氏综合征是常染色体显性遗传,初生即可见指趾细长,无血栓栓塞、骨质疏松、椎骨双凹畸形等,亦无生化代谢异常。

(二)治疗要点

应尽早开始治疗。对于合成酶型患儿应限制蛋氨酸的摄入或限制蛋白,甲基转移酶型和还原酶型则不应限制蛋氨酸入量。本病各型均应试用大剂量维生素治疗,可先用大剂量维生素 B_6 100~500mg/d,连用数周,有效后减量,然后维持至最低有效量(25mg/d)。对维生素 B_6 无效的病例,可加用叶酸 10~20mg/d,也应补充维生素 B_{12} 0.5~1.1.0mg/d。大剂量维生素无效者,应限制蛋氨酸入量,补充胱氨酸,加用甜菜碱。

四、色氨酸转运异常

食物中的色氨酸是形成体内烟酰胺的重要来源。色氨酸的转运异常可导致烟酰胺生成不足,引起糙皮病样综合征,即遗传性烟酸缺乏病(Hartnup 病)。本病是一种少见的常染色体隐性遗传病,临床特点是光过敏性皮疹、间歇性小脑性共济失调、智力发育落后和肾性氨基酸尿。

(一)诊断要点

1. 病因

本病是中性氨基酸的膜转运系统功能紊乱,肾小管和肠管上皮对中性氨基酸的吸收和转运都有障碍。

2. 临床表现

本病症状轻重不等,病程可有间歇性加重和缓解。神经系统症状主要是间歇性小脑性共济失调,一般可持续 2 周左右;还可有眼球震颤、复视、头痛、智力低下、精神症状(包括情绪不稳、行为异常、焦虑、恐惧、怕光等)等,皮肤暴露于阳光的部位有干燥、红斑、色素沉着,与糙皮病相似。营养不良、暴露于阳光、心因性激反应、服用磺胺药等可能是使症状间歇性加重的诱因。

3. 实验室检查

尿、粪便中有大量中性氨基酸,尿中有尿蓝母和吲哚乙酸,血中氨基酸浓度正常。

(二)治疗要点

摄入高蛋白食物和服用大剂量烟酸,常使病情好转。应避免日光直晒,也有人认为不需要治疗,因为症状可随年龄的增长而减轻。

五、非酮症性高甘氨酸血症

(一)诊断要点

1. 病因及发病机制

本病是常染色体隐性遗传病,是由甘氨酸裂解系统(GCS)遗传缺陷所致。

2. 临床表现

可分为以下类型。

(1)新生儿型:最为多见。患儿足月顺产,出生时正常,多在生后48h内发病,逐渐出现嗜睡、肌张力减低和拒食、眼球不自主运动和间歇性眼肌麻痹、深腱反射亢进,甚至昏迷、肌阵挛性抽动、呃逆、呼吸暂停等。绝大多数患儿需用呼吸机维持。约30%本型患儿在新生儿期死亡,幸存者多数脑发育障碍。

(2)非典型:包括婴儿型(出生后6个月发病者)和晚发型(2~33岁始发病者),前者酷似新生儿型,但临床症状较轻;后者以进行性痉挛性瘫痪和视神经萎缩为主,亦有出现智能轻度低下、癫痫、舞蹈手足徐动症等。

(3)暂时型:临床表现与新生儿型无异,但症状在发病2~8周后消失,血浆甘氨酸水平恢复正常,可能是与新生儿肝、脑中的GCS不成熟有关。

3. 实验室检查

动态检测血浆和脑脊液中甘氨酸水平并计算其比值。由于脑脊液中的浓度常高出正常水平的15~30倍,远超过血浆中浓度的增高幅度,故当脑脊液与血浆甘氨酸浓度比值>0.08时,即可诊断。其他常规生化检查,包括血气分析、电解质测定、尿液有机酸检测等均属正常。

4. 鉴别诊断

不少疾病,如丙酸血症、甲基丙二酸血症、异戊酸血症和β-酮硫解酶缺乏症等,均可造成血液和尿液中甘氨酸浓度增高,但其脑和脑脊液中的甘氨酸水平正常,可资鉴别。

(二)治疗要点

尚无有效治疗方法。有研究认为早期应用苯甲酸盐、右美沙芬、肉碱,并配合饮食治疗,限制甘氨酸摄入,可改善患儿病情。男孩预后较女孩佳。

第三节 有机酸代谢障碍

一、甲基丙二酸血症

甲基丙二酸血症又称甲基丙二酸尿症,是我国先天性有机酸代谢异常中最常见的疾病。患者临床表现复杂多样,轻重不等,可表现为急性或慢性病程,严重患儿于新生儿期死亡,轻症可晚至成年发病。据调查报告美国发病率为1/29000,加拿大为1/61000;我国发病情况不详,新生儿筛查发现河南、河北、山东、山西几省发病率高达1/4000,南方发病率稍低。

(一)病因与发病机制

根据酶缺陷的类型,甲基丙二酸血症主要分为甲基丙二酰辅酶A变位酶缺陷及其辅酶维生素 B_{12}(钴胺素)代谢障碍两大类,迄今共发现10个亚型。其中,仅cblX型为X连锁遗传,其余9种亚型均为常染色体隐性遗传病。甲基丙二酰辅酶A变位酶完全缺陷(mut^0)最重,多于新生儿期死亡,变位酶部分缺陷(mut^-)患者病情轻重不一;两种腺苷钴胺素(AdoCbl)合成缺陷,即线粒体钴胺素还原酶(cblA)缺乏和线粒体钴胺素腺苷转移酶(cb1B)缺乏;MCEE基因突变导致甲基丙二酰辅酶A异构酶缺陷;以及5种由胞质和溶酶体钴胺素代谢异常引起的腺苷钴胺素和甲基钴胺素(MeCbl)合成缺陷(cblC、cblD、cblF、cblJ、cblX)。患者为mut^0、mut^-、cblA、cblB或MCEE缺陷时仅有甲基丙二酸血症,临床表现相似。缺陷为cblC、cblD、cblF、cblJ时临床表现为甲基丙二酸尿症合并同型半胱氨酸血症。cblX型患者生化表型可为单独甲基丙二酸尿症或甲基丙二酸尿症合并同型半胱氨酸血症。此外,SUCLG1、SUCLA2基因缺陷导致线粒体DNA耗竭综合征9型,生化表现为轻度甲基丙二酸尿症,临床症状严重,表现为线粒体脑肌病及多脏器损害。

由于甲基丙二酰辅酶A、甲基丙二酸、3-羟基丙酸、同型半胱氨酸等有机酸蓄积,造成一系列神经系统损害,严重时引起酮症酸中毒、低血糖、高血氨、高甘氨酸血症等生化异常。

（二）临床表现

甲基丙二酸尿症患者轻重不同，个体差异较大，发病年龄越早病情越重。重症患儿可于新生儿期发病，mut°型半数于生后1周内发病，起病急骤，死亡率极高。婴幼儿期起病的患儿初发症状多为喂养困难、发育落后、惊厥、肌张力低下，常因发热、饥饿、高蛋白饮食、感染等诱发代谢性酸中毒急性发作，出现呕吐、呼吸困难、意识障碍，若不能及时诊断、合理治疗，猝死率很高。存活者常遗留癫痫、智力低下等严重神经系统损害。但是，近年来，随着本症筛查的普及，尚发现了一些发育良好、无症状的"良性"甲基丙二酸血症。

（三）辅助检查

对于临床可疑的患儿应进行血糖、氨、电解质测定和血气分析，立即进行血液氨基酸及酯酰肉碱谱、总同型半胱氨酸和尿液有机酸分析。

(1) 尿有机酸分析：尿中有大量的甲基丙二酸、3-羟基丙酸、甲基枸橼酸等有机酸排出，即可诊断。

(2) 血液氨基酸、酯酰肉碱谱分析：正常人血液丙酰肉碱水平低于 $5\mu mol/L$，患者多显著增高，游离肉碱降低，丙酰肉碱/游离肉碱及丙酰肉碱/乙酰肉碱比值增高。甲基丙二酸尿症合并同型半胱氨酸血症患者血液甲硫氨酸常明显下降。

(3) 血清或血浆、尿液总同型半胱氨酸测定：正常人血清或血浆总同型半胱氨酸浓度低于 $15\mu mol/L$，甲基丙二酸尿症合并同型半胱氨酸血症患者血液及尿液总同型半胱氨酸浓度常显著增高。

(4) 维生素B_{12}负荷试验：根据维生素B_{12}治疗是否有效，临床分类为维生素B_{12}有效型和B_{12}无效型，为鉴别病型、指导治疗的重要手段。方法为每天肌内注射维生素B_{12} 1mg，连续3d，如果临床症状好转、生化指标改善则为维生素B_{12}有效型。

(5) 酶学分析：采用培养的外周血白细胞、皮肤成纤维细胞可进行 MUT 酶活性分析。

(6) 基因诊断：可采用桑格尔测序或高通量测序，对 mut、cblA、cblB、cblC、cblD、cblF、cblJ、cblX、sUCLG1、sUCLA2 等蛋白的基因进行分析。

（四）治疗

1. 急性期的治疗

应以补液、能量支持、纠正酸中毒、对症治疗为主，必要时进行腹腔透析或血液透析。同时,保证高热量供给以减少机体蛋白分解。鉴于重症患儿或代谢性酸中毒急性发作期死亡率极高,临床高度怀疑时,可在确诊前进行治疗,如限制蛋白质摄入、静脉补液保证高热量供给、肌内注射大剂量维生素 B_{12}。

2. 长期治疗

根据病型进行饮食和药物治疗。对于维生素 B_{12} 无效型单独甲基丙二酸尿症,需以饮食治疗为主,限制天然蛋白质,补充去除异亮氨酸、缬氨酸、甲硫氨酸、苏氨酸的特殊配方奶粉。天然蛋白质摄入量应控制在 $0.8 \sim 1.2 g/(kg \cdot d)$,蛋白质总摄入量婴幼儿期应保证在 $2 \sim 4 g/(kg \cdot d)$,年长儿保证在 $2 \sim 3 g/(kg \cdot d)$。维生素 B_{12} 有效型患者长期维持剂量为每周1次或数次肌内注射1mg,使血脂酰肉碱谱、尿甲基丙二酸浓度维持在理想范围。对于甲基丙二酸尿症合并同型半胱氨酸血症的患者,则无须限制蛋白质,正常饮食,保证甲硫氨酸等营养支持。限制蛋白质摄入可能造成甲硫氨酸等多种氨基酸缺乏,引起皮肤损害、营养不良、免疫力下降等一系列并发症。

3. 药物

左卡尼汀常用剂量为 $30 \sim 60 mg/(kg \cdot d)$,急性期可增至 $100 \sim 500 mg/(kg \cdot d)$,有助于急性酸中毒发作的控制,有效地改善远期预后。对于高氨血症(血氨 > $100 \mu mol/L$)的患者,需静脉滴注或口服精氨酸或精氨酸谷氨酸 $100 \sim 500 mg/(kg \cdot d)$。合并同型半胱氨酸血症的患者需口服甜菜碱 $2 \sim 5 g/d$。

(五)预后与预防

甲基丙二酸血症患儿的预后取决于病型、发现早晚和长期治疗3方面。维生素 B_{12} 有效型预后较好,其中 cblA、cblD 型预后最好。据日本1985年报道,维生素 B_{12} 无效型患儿半数于生后1周内发病,mut^0 型预后最差,死亡率60%,存活者均遗留重度神经系统损害。GC - MC、LC - MsMs 筛查技术的应用显著地提高了本症的早期诊断率,患儿预后明显改善。目前,国内外均有许多患者健康成长。

运用羊水有机酸测定、同型半胱氨酸测定、胎盘绒毛或羊水细胞的基因诊断,国内外在甲基丙二酸血症的产前诊断方面也取得了成功的经验。

二、支链有机酸尿症

亮氨酸、异亮氨酸和缬氨酸均为人体必需支链氨基酸,通过转氨作用转变成为 α-酮基支链有机酸,并经氧化脱羧形成支链酰基辅酶 A 产物,后者经不同途径进行降解代谢。这些代谢通路的缺陷导致的代谢性疾病统称为支链有机酸尿症。

(一)异戊酸血症(即异戊酰辅酶 A 脱氢酶缺乏)

1. 诊断要点

1)病因

因患者体内异戊酸浓度升高而得名。异戊酰辅酶 A 脱氢酶缺乏,导致异戊酰辅酶 A 及其代谢产物积聚。该酶的基因定位于 15q14~q15,属常染色体隐性遗传病,同一家族中的患者临床表型可不一,部分是由非遗传因素所致。

2)临床表现

(1)急性型:出生时正常,数天内出现拒奶、呕吐,继而表现为脱水、倦怠和嗜睡,多有体温低下、震颤、惊厥、严重酸中毒、高氨血症以及因异戊酸增高引起的难闻的"汗脚"气味,严重者迅速出现青紫,继而昏迷、死亡。死亡原因可能是严重代谢性酸中毒、脑水肿、出血或继发性感染。如患者在新生儿期存活,随后病程可转为慢性间歇型,其后发育可能正常。

(2)慢性间歇型:通常在 1 岁以内发病,一般在上呼吸道感染或高蛋白饮食后发生。反复发作的症状包括呕吐、嗜睡,可进展为昏迷;亦可有酸中毒伴酮尿,以及特殊的"汗脚"气味等。限制蛋白质摄入和输注葡萄糖可缓解症状。其他伴随症状包括腹泻、血细胞减少、脱发、高血糖等。本型在婴儿期发作最为频繁,随年龄增长感染机会减低,蛋白质摄入减少而发作减少。多数病例精神运动发育正常,部分可有轻度甚或重度智力落后。

3)实验室检查

(1)血生化检查:疾病急性期应完善血气、血常规、凝血功能、肝肾功能(包括转氨酶、电解质、血糖)、血氨、血脂肪酶、胰淀粉酶、血培养等。急性发作期可出现严重的代谢紊乱。原发性代谢紊乱包括阴离子间隙升高的代谢性酸中毒、尿酮水平升高。继发改变包括低血糖(抑制糖异生通路)、高血氨(抑制尿素循环)、中性粒细胞水平降低或者全血细胞减少(抑制骨髓造血细胞)等。

(2)血氨基酸和肉碱谱分析:血异戊酰肉碱(C5),异戊酰肉碱(C5)/乙酰基肉碱(C2)比值明显升高。血片串联质谱分析可应用于新生儿异戊酸血症筛查。

(3)尿有机酸分析:异戊酸、3-羟基异戊酸、异戊酰甘氨酸及其代谢产物都明显增高,急性发作期浓度可极度升高。

(4)异戊酰辅酶 A 脱氢酶活性测定:皮肤成纤维细胞或白细胞异戊酰辅酶 A 脱氢酶活性下降。

(5)基因分析:IVD 等位基因致病突变,具有确诊价值。

2.治疗要点

无特殊治疗。早期予以限制亮氨酸饮食,补充甘氨酸、左旋肉碱治疗可能有效。

(二)单纯性 3-甲基巴豆酰辅酶 A 羧化酶缺乏

1.诊断要点

1)病因

大多为常染色体隐性遗传。患儿在第一次急性发作前生长发育多为正常。首次发作一般在生后 14~33 个月,亦可早至 11 周或迟至 5 岁。

2)临床表现

患儿在第一次急性发作前生长发育多为正常。临床表现类似于 Reye 综合征。通常在轻微感染后发生,有喂养困难、呕吐、嗜睡、呼吸暂停、肌张力低下或反射亢进,可有肌阵挛或惊厥。部分病例有中性粒细胞增多,可能与感染或非特异性应激性肾上腺素释放有关。个别病例有脱发、心跳骤停、脑水肿或 Reye 综合征样脂肪肝。

3)实验室检查

典型实验室检查发现为严重低血糖(血糖低于 1mM)、高氨血症、肝脏转氨酶活性增高、轻度代谢性酸中毒、中度酮尿等。血浆游离肉碱浓度极低,为 0.7~5μM (正常大于 20μM),且肉碱酯比例增高。少数病例可无临床症状。

4)鉴别诊断

此症对生物素治疗无反应,尿中主要代谢产物为 3-羟基异戊酸和 3-甲基巴豆酰甘氨酸,必须与生物素反应性多种羧化酶缺乏相鉴别。后者是由于生物素代谢障碍,即生物素酶和全羧化酶合成酶缺乏,累及全部 4 种生物素依赖性羧化酶。所有这一类疾病均有 3-甲基巴豆酰辅酶 A 羧化酶缺乏,但在多种羧化酶缺乏病例,尿中同时还伴有异戊酰甘氨酸、3-甲基戊烯二酸、3-羟-3-甲基戊二酸、3-羟基丙酸、甲基枸橼酸和乳酸等的增高,因此单纯性 3-甲基巴豆酰辅酶 A 羧化酶缺乏的诊断有赖于尿有机酸谱的定量分析,或成纤维细胞、白细胞酶学检查,以及血浆生物素酶测定,确定是否为单纯此酶缺乏或同时伴有其他羧化酶缺乏。

2. 治疗要点

急性发作时应积极矫正脱水,平衡电解质,改善代谢性酸中毒,并以高浓度葡萄糖持续灌注。另外,可给予病患甘氨酸药物治疗以增加三甲基巴豆酰辅酶甘氨酸在代谢危机期的排泄。长期治疗以控制饮食中白胺酸为主。若患者血液中游离态肉毒碱降低时应该给予 50~100mg/(kg·d) 的肉毒碱。另外要避免长期饥饿,以免引起身体代谢走向分解蛋白质的路径,而产生毒素堆积。三甲基巴豆酰辅酵素羧化酵素缺乏症若经早期诊断及治疗,病患的生长和发展大多可以正常。

(三)3-羟基-3-甲基戊二酸尿症(即3-羟基-3-甲基戊二酰辅酶A裂解酶缺乏)

3-羟基-3-甲基戊二酸尿症(3-HMG)又称3-羟基-3-甲基戊二酰辅酶A裂解酶缺乏症(HMGCLD),是由于3-羟基-3-甲基戊二酰辅酶A裂解酶(HMGCL)缺乏而引起的一种罕见的有机酸尿症,为常染色体隐性遗传病,于1976年由Faull等首先报道。近年来,随着遗传代谢病筛查水平的提高,3-HMG病例不断被发现,据欧洲及美国研究报道,该病发病率约为1/10万,我国发病情况不详,广西对16075例高危儿童进行了筛查,发现该病的发病率在筛查出的遗传代谢病中排第12位。

1. 诊断要点

1)病因

HMG的致病基因是HMGCL基因,HMGCL存在于肝细胞线粒体中,是亮氨酸代谢和产生酮体的终末酶,可以将亮氨酸和脂肪酸代谢最后一步生成的3-羟基-3-甲基戊二酰辅酶A(HMG-CoA)分解为乙酰乙酸和乙酰辅酶A。HMGCL缺乏导致机体对亮氨酸的分解能力降低,酸性产物大量聚积,酮体(乙酰乙酸、β-羟丁酸和丙酮)合成受阻。由于酮体在肝细胞线粒体内合成,是人体血糖降低时心、脑、肾等器官的主要能量来源,因此,3-HMG酮体合成受阻时,参与引发低酮性低血糖,对人体器官造成严重损害,可引起脑损伤和中枢性呼吸抑制,为患儿致死的主要原因。

2)临床表现

3-HMG的临床表现复杂,无特异性,多累及神经系统、消化系统和免疫系统等多个系统。3-HMG多见于新生儿和婴幼儿,其中60%~70%的患者于出生1~5d发病,多有严重的代谢危象,表现为低温、呕吐、腹泻、反复的肺部感染、脱水、肌张力低下、呼吸或者代谢性酸中毒和高氨血症,严重者可伴随低酮性低血糖甚至产生昏迷、脓毒血症等症状,部分病例出现心肌致密化不全。年长患儿可表现为小头畸形、巨头畸形、肝大、发育迟缓及转氨酶增高,也可出现类似急性胰腺炎的症状。另外,脑白质病变也较常见,磁共振成像结果多显示脑萎缩以及基底神经节、皮质脊髓束、丘脑、尾状核的多发性异常信号灶或弥漫性信号变化。新生儿期起病者症状较多,且致死率高。年长患儿症状比较温和,成人大多无临床症状。有神经系统病变特别是脑白质病变的患儿症状持续时间较长。

3)实验室检查

(1)血尿筛查:目前普遍采用气相色谱质谱法尿有机酸分析,串联质谱法血液氨基酸及酰基肉碱谱分析,患儿肝细胞、粒细胞和皮肤成纤维细胞培养测定HMGCL活性进行筛查和确诊。典型患儿尿亮氨酸代谢产物3-羟基-3-甲基戊二酸、3-甲基戊烯二酸、3-羟基异戊酸和3-甲基戊二酸升高;血串联质谱检测酰基肉碱谱分析显示3-羟基异戊酰基肉碱(C5-OH)和乙酰基肉碱同时升高。近年来有研究发现巴豆甘氨酸也成为3-HMG的特征性生物标志。

(2)基因检测:HMGCL基因突变检测可明确诊断,可取患儿全血提取DNA进行分析,孕妇则在15~18周行羊膜穿刺术,提取羊水细胞DNA进行分析。另外,提取绒毛膜上皮细胞进行HMGCL活性测定也可以进行诊断。

2. 治疗要点

限制亮氨酸饮食、静脉注射葡萄糖、补充左卡尼汀是治疗本病的主要方法。

(1)非急性期新生儿期或婴儿期患儿,推荐用去亮氨酸奶粉喂养,年长患儿以日常生活习惯的控制为主,如高碳水化合物、低蛋白、低脂肪饮食。同时,给予左旋肉碱,剂量为$100~200mg/(kg \cdot d)$,以促进体内有机酸的代谢,促进脂肪消耗,纠正体内酸中毒。另外,任何年龄阶段的患儿都应注意微量元素的补充。

(2)急性期患儿的治疗主要以纠正患儿低血糖和代谢性酸中毒为主,可静脉滴注或口服葡萄糖控制低血糖,静脉滴注碳酸氢钠等纠正酸中毒。同时给予左旋肉碱治疗。

3-HMG是少数可进行治疗的遗传代谢病之一,早期接受规范治疗的患儿大多能够正常地生长发育。未能早期干预的患儿病死率较高,达20%,往往与非酮症性低血糖有关。

三、赖氨酸氧化缺陷所致的有机酸尿症

包括α-酮己二酸血症和戊二酸血症Ⅰ型。α-己二酸为羟基-L-赖氨酸和L-色氨酸氧化的中间产物,在两次酶促反应作用下转化成脂肪酸氧化的中间产物巴豆酰辅酶A。这两种酶(即α-酮己二酸脱氢酶和戊二酰辅酶A脱氢酶)的遗传缺陷分别引起α-酮己二酸血症和戊二酸血症Ⅰ型。下文将重点介绍戊二酸血症Ⅰ型。

戊二酸血症Ⅰ型(GA1)是一种常染色体隐性遗传病,又称为戊二酸尿症Ⅰ型,是由于戊二酰辅酶A脱氢酶(GCDH)活性降低或缺失,导致赖氨酸、羟赖氨酸及色氨酸分解代谢受阻,代谢产物戊二酰肉碱(C5DC)、戊二酸及3-羟基戊二酸等在体内异常蓄积,引起代谢紊乱,主要导致神经系统受损。GA1的患病率各地差异较大,国外报道为1/492000~1/69165,中国为1/310200~1/52078。

(一)诊断要点

1. 临床表现

GA1患者常于婴幼儿期发病,临床表现多样,差异较大,以神经系统表现为主,可伴有其他系统异常。未治疗的婴幼儿患者80%~90%将出现神经系统受累表现,常由感染、发热、疫苗接种及手术等诱发急性脑病发作。

1)神经系统

约75%的GA1患者头围增大,部分患儿出生时即有巨颅,部分患儿出生时头围正常,生后不久头围迅速增大。新生儿和婴儿期约50%的患者表现为肌张力低下和运动发育落后,部分患者无症状。患儿常在生后3~36个月发病,出现急性脑病危象,表现为肌张力减退、意识丧失和癫痫发作,恢复期出现进行性肌张力障碍和发育倒退,包括运动、言语、吸吮咀嚼和吞咽反射等。

2)其他系统

患者可伴喂养困难、呕吐等消化系统症状,部分成年患者表现为慢性肾损伤,或反复发生横纹肌溶解。

2. 辅助检查

1)常规实验室检测

包括血尿常规、肝功能、肾功能、血气分析、血糖、血氨、血乳酸及肌酸激酶等。

GA1 患者可出现低血糖、血氨及血乳酸升高,代谢性酸中毒、谷丙转氨酶、谷草转氨酶及肌酸激酶升高。

2)血酰基肉碱检测

血游离肉碱及酰基肉碱谱水平可通过串联质谱检测,GA1 患者血 C5DC、C5DC/辛酰基肉碱(C8)比值(C5DC/C8)和/或 C5DC/丙酰肉碱(C3)比值(C5DC/C3)升高,可伴游离肉碱水平降低。

3)尿有机酸检测

尿有机酸水平可通过气相色谱质谱技术检测,GA1 患者尿戊二酸水平升高,可伴 3-羟基戊二酸水平升高。

4)基因检测

GCDH 基因可通过 sanger 测序法及新一代测序技术检测。所有临床疑似患者、质谱检测疑似或诊断的患者及其父母均需要进行基因检测。

5)影像学检查

(1)头颅磁共振检查:GA1 患者头颅磁共振成像表现多样,典型表现为额颞叶脑实质萎缩,双侧大脑侧裂和颞前极蛛网膜下腔增宽及囊肿,称为"蝶翼状改变",灰质结构中最常见的受累部位为苍白球。20%~30% 的 GA1 患者可出现硬膜下血肿。晚发型 GA1 患者表现为额颞部发育不全及脑白质营养不良。

(2)脑电图检查:部分患儿脑电图可呈异常放电或癫痫样放电。

(3)其他影像学检查:孕期超声检查可能发现胎儿双顶径异常增大。

6)新生儿遗传代谢病筛查

GA1 新生儿筛查方法:新生儿出生 48h 后采血,最迟不超过生后 7d 采血,滴于专用滤纸片上,利用串联质谱检测干血滤纸片中 C5DC、C5DC/C8 和/或 C5DC/C3 水平进行 GA1 筛查。

(二)治疗要点

戊二酸血症Ⅰ型治疗目的为减少戊二酸及其旁路代谢产物的生成,加速清除,主要以饮食治疗、左卡尼汀及对症治疗为主。

(1)饮食治疗:限制天然蛋白质,减少赖氨酸、色氨酸的摄入,为保证营养,须补充去除赖氨酸、色氨酸的特殊配方奶粉。

(2)左卡尼汀急性期静脉滴注或肌内注射,稳定后口服维持。

（3）对症治疗：对于肌张力不全患者，可给予巴氯芬；对于急性期伴发感染的患者，应补充液体、左卡尼汀、葡萄糖、碳酸氢盐和精氨酸，纠正酸中毒，保证热量，以防止或减轻脑纹状体损伤。

四、乳酸血症

乳酸是碳水化合物和非必需氨基酸代谢过程中重要的中间代谢产物之一，属强酸性物质，在体内几乎完全以离子化的乳酸根和氢离子状态存在。临床测定的是血乳酸根浓度，并以此代表血乳酸浓度，正常值为 $0.5 \sim 1.5 mmol/L$，$>2 mmol/L$ 为高乳酸血症，一般以 $2 \sim 5 mmol/L$ 为轻度高乳酸血症，$>5 mmol/L$ 为重度高乳酸血症。乳酸酸中毒则指乳酸增高同时伴代谢性酸中毒，血 pH 值 <7.35，伴阴离子间隙（AG）增高，多见于重度高乳酸血症患者。血乳酸水平增高常见于危重症患者，其增高幅度和住院病死率呈正相关，动态监测乳酸变化更有助评估预后。儿童高乳酸血症原因复杂，结合临床特点尽快明确病因，对及时诊治、改善预后至关重要。

（一）诊断要点

1. 乳酸的代谢

在乳酸脱氢酶作用下，丙酮酸通过还原反应，可逆性转变为乳酸，这是乳酸唯一的产生途径。因为乳酸仅来源于丙酮酸，所以乳酸血症一般继发于体内丙酮酸的增加。人体内的丙酮酸来源于丙氨酸和磷酸烯醇丙酮酸。丙氨酸作为重要的糖异生氨基酸，可通过氨基酸转氨酶的脱氨基作用形成丙酮酸。后者则来源于糖代谢，每 1mol 的葡萄糖代谢产生 2mol 丙酮酸。所有能促进糖异生和糖酵解的因素都会增加丙酮酸的产生，丙酮酸通过 2 种可逆反应进行代谢，一种是三羧酸循环，另一种是糖异生途径进行代谢，一些氨基酸神经递质，如天冬氨酸盐、谷氨酸盐和 γ-氨基丁酸（GABA）也是由三羧酸循环的中间产物合成，并且也依赖于丙酮酸羧化酶（PC）的活性。另外，作为丙酮酸的主要氧化代谢途径，在线粒体中由丙酮酸脱氢酶复合物（PDHC）催化为乙酰 CoA 和二氧化碳。PDHC 的调控在乳酸代谢中非常重要，因为任何抑制丙酮酸氧化的紊乱都会导致丙酮酸的累积，继而使乳酸盐增加。

2. 乳酸生理学

几乎身体的所有组织均可产生乳酸，通常乳酸的增加是一个缺氧代谢结果。

因为肌肉的血供相对较差,肌肉收缩通常会产生乳酸。高血糖、碱中毒、儿茶酚胺和糖酵解会刺激乳酸增加,特别在婴儿中因为利用葡萄糖不成熟,能力有限,过度地输注葡萄糖也可以导致乳酸酸中毒。正常情况下,丙酮酸产量增加时,乳酸和丙酮酸的蓄积不会太多,因为可以通过其他途径代谢丙酮酸。然而,如果代谢途径被阻断,乳酸就会蓄积。肝脏和肾脏是乳酸的主要代谢场所,其他心脏和骨骼肌也可代谢。当乳酸产生增多、摄取减少或两者同时存在时,则血乳酸水平增高。

3. 儿童高乳酸血症的病因及临床表现

多种后天和遗传性疾病可导致乳酸酸中毒。乳酸酸中毒原因分为以下3组:丙酮酸代谢障碍,糖异生异常,呼吸链缺陷。大多数先天性乳酸酸中毒无特殊病因可循。

1) 丙酮酸代谢障碍

丙酮酸氧化先天性缺陷由丙酮酸脱氢酶(PDHC)缺陷造成。其临床表现与缺陷的严重程度有关。明显缺乏时在新生儿就表现为暴发性酸中毒,而中度缺乏则有慢性或者复发的过程。这些患者不一定出现低血糖,但可能出现急性发作的神经系统恶化症状,特别是在感染情况下容易诱发。在发作间歇期,有时很难发现乳酸酸中毒。常见的临床表现包括:共济失调,运动失调,眼部运动失调,周围神经病变,肌张力低下,生长发育迟缓。病理检查时,很多PDHC缺乏患者出现Leigh综合征(亚急性坏死性脑脊髓病)的症状。

PDHC反应链与其他脱氢酶反应链存在交叉,有时候会出现联合缺陷,表现为混合型酸中毒、氨基酸和其他有机酸尿症和血症。

线粒体一系列酶中的丙酮酸羧化酶(PC)缺乏,可产生乳酸酸中毒,不仅因为它是丙酮酸主要代谢途径,而且它还干扰了糖异生。这种酶的先天性缺陷疾病包括原发性PC缺陷和多种羧化酶缺陷。与其他糖原异生疾病不同,原发性PC缺乏症通常不伴有低血糖,也不像PDHC缺陷病,此病通常有乳酸与丙酮酸比值增加。PC缺陷的临床特点包括酸中毒、精神和运动发育迟缓、癫痫、共济失调。

生物素缺乏,作为多种羧化酶缺乏的原因之一,在婴幼儿可引起不同的症状:肌张力低下,共济失调,听觉丧失,发育迟缓,酮症酸中毒,皮疹和脱发。生物素是丙酰辅酶A、甲基巴豆酰辅酶A和丙酮酸羧化酶系统的必要辅基,分别参与了异亮氨酸、亮氨酸和丙酮酸的分解代谢。多种羧化酶缺乏症也可由生物素吸收障碍引起。

酶的缺陷影响PC活性的疾病包括甲基丙二酸血症、丙酸血症和肉碱缺乏症。

酰基辅酶毒性聚积抑制 PC 酶活性。PC 活性的继发性损害在 Reye 综合征,以及生物素缺乏中都可以发生。严重肝病也可能导致继发性 PC 不足。

2) 糖异生异常

低血糖是糖原分解和糖异生的一个重要刺激因素。因此,酶的缺陷影响糖异生导致丙酮酸生产增加,同时向乳酸转化增加,丙氨酸浓度也有增加。低血糖和肝脾肿大有助于诊断,患儿不一定会有其他神经系统症状。临床上对这些可疑患者,应进行血、尿有机酸及氨基酸和血肉碱筛查,以排除一些继发性引起糖异生抑制的疾病。

3) 呼吸链紊乱

临床上乳酸酸中毒最常见的原因为后天性组织损伤缺氧。低氧或局部缺血可导致无氧代谢和乳酸产生。在遗传代谢病中,因为线粒体呼吸链紊乱而导致的一系列疾病,如线粒体肌病、MELAS 综合征等已得到广泛关注。主要表现为能量产生障碍:NADH 的氧化损伤,细胞色素或细胞色素氧化缺陷,或氧化磷酸化不对称。由于储备能量耗尽,糖酵解激活,导致丙酮酸和乳酸的生产增加。临床出现乳酸酸中毒,酸中毒程度、临床表现和病理变化很大。人体能量代谢需求旺盛的器官组织往往受累严重,如神经系统、肌肉、心脏。患儿常表现为虚弱和体力下降,一些患者可出现眼肌麻痹、共济失调、肌阵挛性癫痫和心脏疾病。临床严重程度不一定与生化或病理改变呈正比。有许多肌肉活检异常,光镜下出现"破碎红"纤维,电子显微镜下出现异常线粒体。该线粒体形态增大或数量增加,线粒体内膜增生伴有嵴的改变,以及次晶阵列和嗜锇脂质或糖原夹杂物。

(二) 治疗要点

高乳酸血症治疗的要点包括原发病治疗和针对高乳酸血症的治疗。治疗原发病是纠正高乳酸血症的根本,应尽早开始。当原发病得到有效控制,随着代谢恢复,轻度高乳酸血症和乳酸酸中毒多不需特殊治疗即自行纠正。对严重高乳酸血症、乳酸酸中毒的治疗时机和疗效仍有争议。多数认为当 pH 值 <7.1,导致细胞代谢功能障碍、心血管抑制和对儿茶酚胺反应性降低时,应予碱性药物以尽快减轻代谢性酸中毒,恢复细胞的代谢功能;对 pH 值在 7.1~7.2 但存在重度急性肾损伤(血清肌酐升高≥2 倍或少尿)的患者,也应给予碱性药物治疗。碱性药物一般选择碳酸氢钠。对碳酸氢钠治疗无效或病情进行性加重、危及生命的严重乳酸酸中毒,应予血液净化以快速纠正严重代谢紊乱。

五、线粒体脂肪酸氧化缺陷

线粒体脂肪酸β-氧化在能量产生过程中起重要作用,尤其在空腹时。β-氧化途径十分复杂,经过细胞摄取脂肪酸、活化、转酯化作用、通过线粒体膜、再酯化、线粒体内β-氧化、电子产生和转运以及乙酰辅酶A在肝脏内形成酮体等约20个步骤。在人类,已知有9种蛋白与遗传性线粒体脂肪酸氧化缺陷直接相关,包括胞膜肉碱转运酶缺陷、肉碱酰基肉碱转运酶缺陷、肉碱棕榈酰转移酶Ⅰ、Ⅱ缺陷,长链、中链和短链酰基辅酶A脱氢酶缺陷,2,4-二烯酰-辅酶A还原酶和长链3-羟酰基辅酶A脱氢酶缺陷。下文将重点介绍中链酰基辅酶A脱氢酶缺陷(MCAD)。

(一)诊断要点

1. 发病机制

MCAD缺陷时,机体在空腹情况下不能产生足够酮体以满足组织能量需要,血浆脂肪酸随空腹时间延长而增高,出现低血糖;线粒体内中链(C8~C12)辅酶A中间产物积聚,抑制线粒体β-氧化;脂肪酸与甘油三酯结合,急性期患者肝脏中有大量脂肪沉积。临床表现和常规实验室检查很难鉴别MCAD缺陷和Reye综合征,其表型相似可能与两者均有辛酸积聚有关。MCAD缺陷时的脑病和脑水肿可能为相同机制。三碳以上的酰基化合物有明显致脑病特性,积聚的酰基化合物碳链愈长,进入中枢神经系统的速率愈快,患者出现昏迷愈快。

在多数MCAD缺陷患者中,检测到其MCADcDNA第985碱基处有A→G替换,致多肽羧基端α-螺旋区氨基酸序列改变(谷氨酸替代赖氨酸)。

患者成纤维细胞中MCAD活性低于正常的10%,酶活性缺乏亦可在外周血单核细胞、肝、心、骨骼肌和羊水细胞中检出,残余酶活性与临床严重程度无明显关系。患者父母MCAD活性为正常的35%~67%,提示本症属常染色体隐性遗传。

2. 临床表现

患儿多在空腹后出现呕吐、嗜睡,胃肠道或呼吸道病毒感染可诱发。患者可有昏迷、低血糖,尿酮阴性或较低,血氨水平显著增高,肝功能异常。静脉输注10%葡萄糖可迅速改善症状,患儿在发作期间无任何症状。患者首次发作可十分严重,甚至可猝死。多数病例在出生后3~15个月出现,最迟者为14岁,约20%患者在首次发作时死亡。病理改变主要有肝脏脂肪变性和脑水肿。患者死亡均在诊断前发生,无一例在确诊后死亡,表明早期诊断,或者在症状出现前进行新生儿筛查诊断是降低死亡率的关键。患者存活后,可有发育落后(21%)、语言障碍(15%)和注意力障碍(12%)、脑性瘫痪(10%)等。MCAD 缺陷临床表现型多样,患者常被诊断为肉碱缺乏、婴儿猝死综合征(SIDS)、Reye 综合征、低血糖昏迷等。

3. 实验室检查

(1)初步实验室检查应包括血电解质、血糖、血氨、转氨酶和尿常规等。通常仅有轻度代谢性酸中毒,但阴离子间隙明显增大;低血糖常见;血氨多轻度增高,少数可明显增高;血清转氨酶可增高 2~4 倍。

(2)患儿血浆肉碱水平低下,为正常的 10%~50%。酰基肉碱增高。应用串联质谱仪测定血浆酰基肉碱对 MCAD 缺陷诊断有特定意义。血浆酰基肉碱的测定无须定量或肉碱负荷实验,即能诊断发作期和缓解期 MCAD 缺陷患者。该方法敏感性高,可利用新生儿筛查血滴纸片进行检查。

(3)患者血浆和尿中可检测到多种异常中链(C6~C12)代谢产物,包括 C6:0-、4-cis-和 5-cis-C8:1-、C8:0 和 4-cis-C10:1-酰基肉碱。

(二)治疗要点

治疗原则包括提供足够热量供应,避免空腹和在伴发感染时积极支持治疗。

第四节 尿素循环中的酶缺陷

机体内各种蛋白质在生命过程中不断地合成和分解,其分解的最终产物之一为游离氨,后者对机体特别是神经系统具有很强的毒性。氨通过尿素循环转化为水溶性的、无毒的尿素,通过肾脏排出。

尿素循环的运转必须有 6 种酶的参与:首先,在线粒体内,氨与 CO_2 在氨甲酰磷酸合成酶(CPS)和变构激活因子 N-乙酰谷氨酸的作用下,形成氨甲酰磷酸;氨甲酰磷酸在鸟氨酸氨甲酰基转移酶(OTC)的作用下,与鸟氨酸缩合成瓜氨酸,然后通过线粒体膜进入细胞质;在细胞质中,瓜氨酸和天冬氨酸经由精氨酰琥珀酸合成酶(AS)的作用,形成精氨酰琥珀酸;精氨酰琥珀酸由精氨酰琥珀酸裂解酶(AL)分解成为精氨酸和延胡索酸;精氨酸酶(ARG)将精氨酸分解成鸟氨酸和无毒尿素,前者又被转化为瓜氨酸,后者由肾排出。

尿素循环所需的 N-乙酰谷氨酸(NAG)，系由谷氨酸和乙酰辅酶 A 经过 N-乙酰谷氨酸合成酶(NAGS)催化而成，以上任何一种酶的缺陷都会造成尿素循环障碍、血氨增高。除 OTC 缺陷为 X 连锁显性遗传外，其他各种酶的缺陷均属常染色体隐性遗传。

一、诊断要点

1. 发病机制

由于尿素循环酶缺陷致体内氨不能转化为尿素排出，导致了脑细胞水肿、脑功能受损，产生相应的临床症候，即高血氨性脑病。

2. 临床表现

尿素循环中各种酶缺乏的临床表现，都是以高氨血症所导致的神经系统症状为主，但各型之间或同型的不同患儿之间症状变异较大，酶缺陷愈近尿素循环起始端，症状愈重。发病年龄可自新生儿期至成人阶段。在新生儿期发病的婴儿大多为足月儿，娩出时一切正常，出生后 24~72h 内无明显症状，随后逐渐出现嗜睡、拒食，病情进展迅速，在数小时内可发生呕吐、体温不升、过度换气等，并由嗜睡进入昏迷。此时，如检测血清尿素氮水平常低于 1mg/dL，血氨浓度增高。颅脑 CT 或 MRI 可发现脑水肿，但多数患儿被误诊为肺部疾病、败血症或颅内出血等疾患，以致处理不当而夭折。

晚发型患者见于各个年龄阶段，在婴儿期发病者可能与由母乳喂养改为普通牛奶(含较高蛋白)喂养有关，较大儿童或成年人则可能由进食高蛋白引发。轻症者在停止摄入蛋白或静脉输注葡萄糖液后即可好转；重症者在发生高氨血症时，常见呕吐、嗜睡、不宁、易激惹、失定向力、共济失调等神经系统症状。发作时除高氨血症外，呼吸性碱中毒常见，常易被误诊为胃肠炎、周期性呕吐、脑炎、Reye 综合征、癫痫、无黄疸型肝炎等疾患。病程较长、发作次数频繁者，多伴有生长发育迟滞、癫痫发作等情况。

3. 实验室检查

(1) 血氨测定：常用酶学方法检测，患儿常 >200μmol/L(正常婴儿 <35μmol/L)。

(2) 尿素氮测定：常为正常或偏低。

(3) 血气分析：因氨对呼吸中枢的刺激作用，常引致患儿呼吸深快、过度换气而发生呼吸性碱中毒，据此可与其他疾病时的高氨血症相鉴别。

(4) 血、尿液氨基酸和有机酸分析:高氨血症可以导致血中谷氨酰胺、丙氨酸浓度升高;AS 和 AL 缺乏患儿血浆瓜氨酸明显增高,尤以 AS 最为显著;AL 缺乏者的血和尿液中精氨酰琥珀酸浓度显著增高,其他各型均不能测得;ARG 缺乏者,血和尿液中精氨酸明显增高。

(5) 酶学诊断:尿素循环中各种酶的活力检测,应通过采集肝、肠黏膜、培养的皮肤成纤维细胞或红细胞等标本进行。

(6) DNA 分析:迄今仅对 CPS 和 OTC 两酶缺陷者进行 DNA 分析技术比较成熟。

4. 鉴别诊断

高氨血症除见于尿素循环各种酶的缺乏外,尚见于:①各种有机酸血症,如丙酸血症、甲基丙二酸血症、异戊酸血症和Ⅱ型戊二酸尿症等;②脂肪酸 β 氧化障碍,如中链酰基辅酶 A 脱氢酶缺乏等;③碱性氨基酸转运缺陷,如赖氨酸尿性蛋白不耐症、HHH 综合征(高鸟氨酸血症-高氨血症-同型瓜氨酸血症综合征)等。这些疾病通常都伴有酮、酸中毒和低血糖,且通过检测血、尿液中的氨基酸和有机酸成分即可鉴别。

二、治疗要点

治疗目的是纠正患儿的生化代谢异常,但同时又应保障其生长发育的营养需求。

1. 急性高氨血症性昏迷的治疗

①禁止蛋白质摄入,静脉输入葡萄糖和胰岛素,以补充热量,减少体内蛋白质分解;②血液透析或腹膜透析,以清除过多的氨;③静脉注入苯甲酸钠 0.25g/kg,随后 0.25~0.5g/(kg·d),或用同量的苯乙酸钠;④盐酸精氨酸 0.8g/kg 即刻给予,随后 0.2~0.8g/(kg·d)。

2. 长期治疗

尿素循环缺陷时的高氨血症常需长期治疗:①低蛋白饮食;②用药物建立代谢旁路以排出过多的氨,使血氨接近正常。例如,苯甲酸钠可与甘氨酸结合,形成马尿酸,很快由尿排出;苯乙酸钠可与谷酰胺结合为苯乙酰谷酰胺,很快由尿排出;精氨酸是尿素循环的底物,可促进氨的排出;氨甲酰谷氨酸可提供 N-乙酰谷氨酸,以活化 CPS 酶。

3. 其他治疗

应避免应激反应和感染,以防加重高氨血症。有惊厥者,不宜应用丙戊酸,因可能诱发严重的高氨血症。肝移植对 CPS 缺乏和 OTC 缺乏有一定效果。

第五节 脂类代谢障碍

脂类代谢障碍是指脂酸、脂蛋白、胆固醇和鞘脂类等在代谢过程中由于酶缺陷所造成的各种疾患。本节主要叙述其对神经系统造成严重损害的脂类沉积症,它是由于鞘脂类在降解代谢过程中发生障碍所造成的溶酶体累积症。鞘脂类广泛存在于人体各种组织内,是构成各种膜的重要部分,其中神经组织和脑内含量最高。

鞘脂类在细胞溶酶体内一系列溶酶体水解酶的作用下逐步分解,任何一种酶的缺陷都将导致相应的脂类降解障碍而沉积在溶酶体中,最终造成细胞、脏器功能损伤。若鞘脂类同时沉积在中枢神经系统和外周组织、器官,临床可出现神经系统症状、肝脾肿大、骨骼和肺部病变等表现;如仅累及中枢神经系统,则无其他系统症状。这类疾病包括戈谢氏病、神经节苷脂沉积病、尼曼-皮克病、Fabry 病等。目前,已明确的这类疾病除 Fabry 病为伴性隐性遗传外,其余都是常染色体隐性遗传病。

一、戈谢氏病

戈谢氏病(CD)是一种常染色体隐性遗传所造成的葡糖脑苷脂沉积症,脂类沉积症中最常见。临床特征表现为肝脾肿大、脾功能亢进、骨骼病变,也可出现造血系统和中枢神经系统症状。全世界各地均有发病,发病率为 1/140 万~1/10 万。

(一)诊断要点

1. 病因及发病机制

由于 β-葡糖脑苷脂酶(GBA)缺乏,葡糖脑苷脂(GC)在网状内皮系统内蓄积而致病。GBA 编码基因位于 1q21。近年研究发现,GBA 尚需与 sap-C 结合成复合体后才能充分发挥其降解作用。sap-C(或称 sap-2)是一种硫酸脑苷脂激活蛋白,编码基因位于 10q21。已证实该基因的突变可导致 sap-C 缺陷,并造成与Ⅲ型类似临床表现的类戈谢氏病。

2. 临床表现

根据临床症状的差异,本病可分为3型。同一家族中发病者都属相同类型。

(1) Ⅰ型:即慢性(非神经)型,最常见,GBA为正常人的18%~40%。儿童和成人均可发病,以学龄前儿童发病者多。起病缓慢,病程长,无神经系统受累症状,脾大为突出表现,并见全血细胞减少、骨关节症状。脾功能亢进及骨髓衰竭为晚期症状。

(2) Ⅱ型:即急性(神经)型,较慢性型少见。GBA活性低于正常人的5%。发病年龄多在1岁以内,也可早在出生后1~4周即出现症状,是预后最差的一种类型。发病越早,病情进展越快。开始常出现消化不良症状,以后则导致生长发育迟缓。除肝脾肿大和贫血外,主要是神经系统症状,如意识障碍、斜视、颈强直、角弓反张、四肢肌张力增强,以及下肢呈剪刀样交叉、牙关紧闭、咽下困难、喉喘鸣、惊厥等。晚期对环境完全失去反应。肺内可有大量戈谢细胞浸润或并发肺炎,多有咳嗽、呼吸困难和发绀。X线检查可见肺内浸润病变。多于2岁内死于肺部感染。

(3) Ⅲ型:即亚急性(神经)型,较少见,CBA活性为正常人的13%~20%。可在婴儿或儿童期发病,起病缓慢,以进行性肝脾肿大、轻至中度贫血为常见。多在10岁左右逐渐出现神经系统症状,多有癫痫样发作、斜视或水平注视困难。脑电图广泛异常。病情进展时,四肢渐僵直,全身肌肉消耗萎缩,行走困难,语言障碍,智力障碍较Ⅱ型轻。晚期出现骨骼病变、脾功能亢进、全面细胞减少及出血症状。

3. 辅助检查

(1) 血常规:可正常,脾功能亢进者可见三系减少,或仅血小板减少。

(2) X线检查:典型X线表现为骨质疏松、局限性骨破坏、股骨远端膨大,似烧瓶样;有些合并股骨颈骨折或脊柱压缩性骨折。骨骺中心愈合较晚。胸片有肺浸润病变。

(3) 戈谢细胞检查:患儿骨髓、脾、肝或淋巴结穿刺液均可供检测。

(4) β-葡糖脑苷脂酶活性测定:通常采用外周血白细胞或培养皮肤成纤维细胞进行。

(5) DNA分析:较酶法诊断可靠,但是本病基因突变种类繁多,目前尚未完全查明,因此分析结果正常者亦不能完全排除本病。

(二) 治疗要点

对Ⅱ型主要为对症治疗。Ⅲ型与Ⅰ型病儿由于脾脏极度肿大,继发脾功能亢进,可做脾切除手术。骨痛可用镇痛剂,短期应用强的松可使症状减轻。目前试用人胎盘提取的 GBA 静脉注射,用药后药物迅速进入肝脏,使肝、红细胞和血浆中的 GC 含量下降,但不能透过血脑屏障改善神经系统症状,因此仅为替代疗法。彻底治疗有待基因治疗或骨髓移植植入含有 GBA 的细胞,产生具有生物活性的 GBA,起到持久治疗作用。

(三)预防

对有本病家族史的孕妇,可测定培养羊水细胞或绒毛细胞中的 β-葡糖脑苷脂酶活性进行产前诊断。近来,亦已开始应用 PCR 方法进行 DNA 分析,更为容易。

二、尼曼-皮克病

尼曼-皮克病(NPD)是一组罕见的鞘磷脂沉积症,其特点是全身单核巨噬细胞和神经系统有大量的含有神经鞘磷脂的泡沫细胞。较戈谢氏病少见,是常染色体隐性遗传病。临床上以肝脾肿大和神经系统受损为主。

(一)诊断要点

1. 病因和发病机制

溶酶体中酸性鞘磷脂酶(ASM)的缺陷,使鞘磷脂和胆固醇在溶酶体内蓄积,导致肝、脾、骨髓、肺、淋巴结和脑组织等功能障碍。ASM 的编码基因位于 11p15.1~p15.4。

2. 临床表现

各型的共同特点为肝脾肿大和生长发育障碍,有些类型有神经系统被侵犯的症状。

(1)急性神经型(A 型或婴儿型):为典型的 NPD,多在出生后 3~6 个月内,少数在生后几周或 1 岁后发病。初为食欲不振、呕吐、喂养困难、极度消瘦,皮肤干燥呈蜡黄色,进行性智力、运动减退、肌张力低软瘫;半数可见眼底黄斑部樱红斑、失明、黄疸伴肝脾大、贫血、恶病质,多因感染于 4 岁以前死亡。ASM 活性为正常的 5%~10%,最低小于 1%。

(2)非神经型(B 型或内脏型):患儿病情较 A 型轻,在婴幼儿或儿童期发病,常见脾脏先增大,然后出现肝增大。病情进展缓慢,多数患者无神经受累,智力正常。患儿肺部因弥漫性浸润而容易发生感染,一般不影响寿命。ASM 活性为正常的 5%~20%,低者同 A 型。

(3)幼年型(C 型慢性神经型):多见于儿童。生后发育多正常,常以肝脾肿大为初起症状,多数在 5~7 岁时出现神经系统症状,如智力减退、语言障碍、学习困难、感情易变、步态不稳、共济失调、震颤、肌张力及腱反射亢进、惊厥、痴呆等,眼底可见樱桃红斑,并有核上性垂直性眼肌瘫痪。可活至 5~20 岁。ASM 活性减低,亦可正常。

(4)Nova Scotia 型(D 型):临床经过较幼年型缓慢,临床表现与 C 型相似,有些患儿除肝脾肿大和神经系统症状外,尚呈现黄疸,多于学龄期死亡。ASM 活性减低。

(5)成年型(E 型非神经型):本型在成人期发病,患者仅见轻度肝脾肿大而无神经系统症状,可长期生存。亦有少数患者临床症状与 C 型类似。ASM 活性正常。

3. 辅助检查

(1)血象:血红蛋白正常或轻度贫血;脾亢明显时白细胞减少;单核细胞和淋巴细胞常显示特征性空泡,具有诊断价值。患者白细胞缺乏神经磷脂酶活性。

(2)骨髓象:骨髓涂片可见典型的尼曼-匹克细胞,常称泡沫细胞。

(3)血浆胆固醇、总脂可升高,SGPT 轻度升高。尿排泄神经鞘磷脂明显增加。

(4)肝脾淋巴结活检均有成堆、成片或弥漫性泡沫细胞浸润。

(5)X 线检查:无特征性改变。长期存活病例,由于充脂性组织细胞在骨骼内大量增殖,可表现骨质疏松、髓腔增宽、骨皮质变薄,甚至长骨可出现局灶性破坏区,但无骨骼膨大畸形改变。婴儿期以后肺泡受充脂性组织细胞浸润,肺部可见弥漫性网状或结节状浸润,类似组织细胞增生症 X 线的表现。

(6)测定白细胞或培养的成纤维细胞鞘磷脂酶活性,各型酶的活性呈不同程度降低。

4. 主要鉴别疾病

(1)戈谢氏病婴儿型:以肝肿大为主,肌张力亢进、痉挛,无眼底樱桃红斑,淋巴细胞胞浆无空泡,血清酸性磷酸酶升高,骨髓中找到戈谢细胞。

(2)Wolman 病:无眼底樱桃红斑,腹部 X 线平片可见双肾上腺肿大,外形不变,有弥漫性点状钙化阴影。淋巴细胞胞浆有空泡。

(3)GM 神经节苷脂病 I 型:出生后即有容貌特征,前额高、鼻梁低、皮肤粗,

50%病例有眼底樱桃红斑和淋巴细胞胞浆空泡。X线检查可见多发性骨发育不全,特别是脊椎骨。

(4)Hurler病(黏多糖病Ⅰ型):肝脾大,智力差,淋巴细胞胞浆有空泡。有心脏病损,多发性骨发育不全,无肺浸润。黏多糖排出增多,中性粒细胞有特殊颗粒。出生1个月后外貌、骨骼变化明显,视力减退,角膜浑浊。

(二)治疗要点

目前尚无有效治疗方法,以对症治疗为主,宜富脂饮食,加强营养。

(1)抗氧化剂:维生素C、E或丁羟基二苯乙烯,可阻止神经鞘磷脂M所含不饱和脂肪酸的过氧化和聚合作用,减少脂褐素和自由基形成。

(2)脾切除:适用于非神经型、有脾功能亢进者。

(3)胚胎肝移植:已有成功的报道。

(4)骨髓移植:有异基因骨髓移植治疗B型的报道。

(三)预防

如家庭中有本病患者,再次怀孕的胎儿有50%的患病风险,故应采取胎儿羊水细胞进行酶活力检测,必要时终止妊娠。

三、神经节苷脂沉积病

神经节苷脂类广泛存在于人体各种细胞内,而以脑和神经组织中含量最高。人脑内至少含有10种不同结构的神经节苷脂,GM1是最主要的一种。GM1降解必须在溶酶体中经一系列水解酶的作用逐步进行,其中任一酶的缺陷都将造成神经节苷脂在溶酶体中沉积,进而破坏细胞和脏器,即为神经节苷脂沉积病。临床表现以中枢神经系统症状为主。

(一)GMl神经节苷脂沉积病

1.诊断要点

1)病因及发病机制

本病属常染色体隐性遗传病,系由于溶酶体中缺乏酸性β-半乳糖苷酶,使GM1降解过程产生障碍,导致其在脑、肝、肾、肺、骨髓及白细胞中沉积。此外,患者各种组织中还有硫酸角质素等的累积。该酶编码基因位于3p21.33。

2）临床表现

本病通常分为3型,即Ⅰ型(婴儿型)、Ⅱ型(幼年型或晚发婴儿型)和Ⅲ型(慢性晚发型)。

(1)Ⅰ型:常在出生后不久即发病,初起表现为全身肌张力低下、吸吮力差、喂养困难、对外界反应差,出生数月内即可见肝脾肿大,常伴丑陋面容,如前额凸出、大耳、鼻梁低平、齿龈增生和巨舌。患儿精神、动作发育迟缓,至7~8个月时尚不能独坐;对声音敏感,稍加刺激即可使之惊跳;并逐渐出现眼震颤、阵发性痉挛、惊厥、腱反射亢进、腰部脊柱后凸、关节强直等症状。如能存活至1岁以上,患儿常呈去大脑状态,且易反复罹患呼吸道感染,多2岁左右死于支气管肺炎。患儿的骨髓、肝脾、淋巴结中可找得特殊的泡沫细胞。骨骼X线平片常显示多发性骨发育不良、骨质疏松,椎体前缘尖突和畸形等现象。约50%患儿眼底检查可发现樱红色斑。

(2)Ⅱ型:发病年龄稍晚,多数在12~18个月。首发症状常是共济失调、失语和乏力,逐渐发展至强直及抽搐,常见癫痫发作。患儿通常无外周神经受累和肝脾肿大,视网膜和角膜无病变,视力正常,面容正常。骨骼X线平片可见轻度髋臼和胸、腰椎椎体发育不良,近端掌骨畸形。患儿常因肺部感染在3~10岁死亡。

(3)Ⅲ型:发病年龄在4岁以后,多数在儿童期和青春期,亦有迟至三四十岁者。患者常以构音障碍和肌张力改变为初始症状,病情进展缓慢,可长达数十年,智力可能轻度受损;通常无共济失调、肌阵挛、癫痫等症状,无面容异常、肝脾肿大,无视网膜、角膜病变。骨骼X线平片可能见到脊椎椎体轻度扁平。

3）辅助检查

患儿尿中可见硫酸角质素排出,外周血淋巴细胞常有空泡形成,骨骼X线平片有特征性改变等。外周血白细胞、成纤维细胞培养或肝活检材料的酸性β-半乳糖苷酶活性测定可确诊。

4）鉴别诊断

主要是与婴儿型与黏多糖病的鉴别。后者病程较长,神经症状进展较缓慢。与婴儿型戈谢氏病和NPD的鉴别点为后两者骨髓有特殊细胞。与Tay-Sachs氏病的鉴别为后者没有肝、脾肿大。这些疾病的最终鉴别是酶活性的测定。

2.治疗

本病无特殊治疗,主要是对症处理,酶的补充疗法尚待研究。

(二) GM2 神经节苷脂沉积病

GM2 神经节苷脂沉积病是因氨基己糖苷酶的活性有缺陷,致使 GM2 神经节苷脂不能正常分解而蓄积于神经元内,导致进行性智力和运动功能衰退。本病以前曾称为脑黄斑变性,其中婴儿型曾称为家族性黑矇痴呆。

本病是常染色体隐性遗传病。氨基己糖苷酶有 2 种同工酶,即氨基己糖苷酶 A(HexA)和氨基己糖苷酶 B(HexB)。两者均由 2 条多肽链组成:HexA 为 1 条 α 肽链和 1 条 β 肽链(α,β),HexB 则为 2 条 β 肽链(β,β)。α 和 β 肽链的编码基因分别位于 15q23~q24 和 5q13,α 肽链基因突变即导致 HexA 活性丧失,临床表现为 Tay-Sachs 病;β 肽链基因突变时,HexA 和 HexB 两酶的活性均丧失,临床表现为 Sandhoff 病。由于基因突变的种类繁多,这类疾病的临床表现变异甚大。

1. 诊断要点

1) Tay-Sachs 病

(1) 病因:本病又称为 B 型 GM2 节苷脂沉积病,是由于氨基己糖苷酶 α 链缺陷、GM2 在神经元累积所导致,发病率约为 1/11.2 万。

(2) 临床表现:根据起病年龄和临床表现可分为婴儿型、晚发婴儿型和晚发(儿童、青春期、成人)型 3 种。①婴儿型:最多见。患儿在初生时均正常,至出生后 4 个月左右即对声音刺激(少数亦对光线或触摸等刺激)特别敏感,表现为突发惊跳和四肢伸展性阵挛。至 4~6 个月时呈现精神运动发育方面的衰退征象,渐出现对外界反应淡漠、肌张力减退、锥体束征阳性、眼震颤、失明、眼底樱红斑、癫痫呆状,常在 3~5 年时死于恶病质。②晚发婴儿型:患儿通常在出生后第 2 年起病,临床表现类似婴儿型。慢性晚发型患者可在儿童期、青春期或成人期的任一年龄发病,约 1/3 病例在 10 岁以前起病。初起以失语、构音障碍、行走困难、小脑共济失调等症状为主,随病程进展,逐渐出现智能衰退、肌阵挛、癫痫、失明等症状;起病 3~10 年后,患者呈痴呆状。③晚发型:患者的临床表现虽然变化多端,但多数有下运动神经元和脊髓小脑受侵犯的征象,表现为眼肌麻痹、肢体肌肉张力减低、肌萎缩等。有些患者病情发展缓慢,病程可长达数十年。

(3) 实验室检查:酶学检测是诊断 Tay-Sachs 病的唯一方法,可采用外周血白细胞和培养皮肤成纤维细胞进行,患儿的氨基己糖苷酶 A 活力降低,氨基己糖苷酶 B 活力正常或增高。

2）Sandhoff 病

（1）病因及发病机制：本病又称为 O 型 GM2 节苷脂沉积病，是由于氨基己糖苷酶 β 肽链的编码基因突变所致。由于 β 肽链的缺陷，患儿氨基己糖苷酶 A 和 B 的活力均阙如，因此患儿同时有 GM2 和 GA2（无涎酸神经节苷脂）的累积。

（2）临床表现：本病临床表现与 Tay‐Sachs 病极相似，患儿在出生后数月内大多正常，仅惊跳现象较多；至 6 个月左右，逐渐出现肌张力降低，不能坐、站，并有失明、惊厥、肝脾轻度肿大等表现。病情进展迅速，尚无有效治疗方法，常在 2 岁内死亡。

（3）实验室检查：可测定血清、白细胞或培养皮肤成纤维细胞的 HexA 和 HexB 的活性，根据酶检测结果进行诊断和鉴别。羊水细胞酶活性测定可作为产前诊断的依据。

2．治疗要点

此类疾病无特殊治疗方法，主要是对症处理。酶替代疗法和骨髓移植正在试用阶段，尚未确定其效果。应重视预防，避免杂合子结婚。发现酶缺陷胎儿时，应进行选择性人工终止妊娠。对患儿家庭应进行遗传咨询。

五、Krabbe 病

本病又称为 Krabbe 脑白质营养不良、球形细胞脑白质营养不良或半乳糖苷酰鞘氨醇脂沉积症，发病率为 1/20 万~1/10 万。

（一）诊断要点

1．病因

本病属常染色体隐性遗传病，是由于溶酶体中的半乳糖脑苷脂酶缺乏，使半乳糖脑苷脂不能降解成神经酰胺和半乳糖所致。该酶的编码基因位于 14q21~q31。脑白质中有大量球形多核细胞（球形细胞是胞内充满未降解的半乳糖脑苷脂的血源性巨噬细胞），髓鞘质和少突神经胶质大量丧失，脑白质中星形细胞神经胶质增生，外周神经通常可见到节段性脱髓鞘变、轴突退行性变、纤维化和巨噬细胞浸润等病变。

2．临床症状

（1）婴儿型：患儿多数在 3~6 个月时发病，首发症状以易激惹、阵发性哭闹、淡漠或呕吐、喂养困难为主,多数伴有营养不良;病情发展迅速,很快出现进行性躯干和四肢肌张力降低、肌阵挛、腱反射亢进和锥体束征阳性,1岁时即可发生眼震颤、斜视、视神经萎缩、失明,少数患儿听力亦丧失;晚期患儿肌张力亢进,常呈角弓反张,多数在2岁以内死于呼吸困难或肺部感染。

(2)晚发型:发病年龄自15个月至10岁不等,但多数在5岁以前,临床症状与婴儿型相似。初起出现进行性行走困难,或痉挛性单侧下肢瘫痪或偏瘫,数周或数月后出现双侧锥体束征,半数以上患儿可见腱反射消失、神经传导速率减低等外周神经受侵的征象。随着病程延长,神经系统症状日益加重,常见失明,患儿或迟或早出现智能衰退和行为异常,但癫痫发作不多见。病程长短不一,多数在起病2~5年后出现四肢瘫和痴呆,少数可长达10~20年。

3.辅助检查

脑脊液中蛋白质含量异常增高,神经传导速率降低,脑部MRI可见脑室周围和顶枕叶部有脱髓鞘病变。确诊必须依据对半乳糖脑苷脂酶活力的检测,通常采用外周血白细胞进行。产前诊断可采取培养羊水细胞或绒毛活检进行酶学检测。

(二)治疗

迄今仍无满意的治疗方法,目前骨髓移植在Krabbe病鼠模型中已取得成功。

六、Fabry病

(一)诊断要点

1.病因及发病机制

本病系α-半乳糖苷脂酶A缺乏症,属X连锁隐性遗传病。男性发病,杂合子的女性患者则基本正常或仅有轻微症状。α-半乳糖苷脂酶A的编码基因位于xq22.1,基因突变种类甚多。发病率约为1/40000。

α-半乳糖苷脂酶A的缺陷,使3-已糖基神经酰胺和2-半乳糖基神经酰胺等糖鞘脂类在血循环中、血管壁上皮细胞和平滑肌细胞的胞浆与溶酶体中大量累积,累及皮肤、肌肉、脑、肾等全身各系统器官。由于这种糖鞘脂的来源之一是B型红细胞裂解物,因此B型或AB型的男性患者病情尤为严重。

2.临床表现

男性患病,典型患者大都在儿童期至青春期发病。

(1) 神经系统症状：指（趾）等四肢反复发作的烧灼样或刀割样疼痛和肢端感觉异常最先出现，每次发作历时数日至数周，可伴有手足肿胀、发热和血沉增快等。运动、疲劳、感染发热等为常见诱发因素。

(2) 皮肤症状：典型的皮损最多见于脐至膝之间，口腔黏膜、腿部、臀部等亦可见到，为对称分布的、自针尖大小至数毫米直径的暗红或蓝黑色斑疹或丘疹，压之不褪色，称之为血管角化瘤。皮疹大小和密集程度随年龄而增加，多数伴有少汗症。

(3) 眼部症状：用裂隙灯检查可及早发现角膜浑浊，初起在其上皮细胞深层出现弥漫云雾状变化，继而有直的或屈曲的细线自角膜四周向中心蔓延，这是本病的特征表现。

(4) 肾、心、脑血管受累：肾血管病变可在儿童期即出现蛋白尿，尿中有红细胞和管型等，20～40岁时呈现肾功能衰退征象。心脑血管病如高血压、心肌缺血和梗死、脑梗死等表现则在中年时逐渐发生。疾病晚期，患者多有肺功能不全、失语、癫痫、偏瘫等情况，大都在40～45岁时死于尿毒症、心力衰竭或脑猝死等。少数轻症患者临床上无症状或症状轻微，这类患者尚具有一定的残留酶活力。

3. 实验室检查

测定血浆、白细胞、泪液或培养成纤维细胞中α-半乳糖苷脂酶A活力，典型患者常测不到；测定血浆或尿液（沉渣）中三己糖基神经酰胺含量，同时可用偏振光显微镜检测尿液中呈双折射特征的脂质颗粒。对疑为杂合子女性，还可用RFLP法进行分析检测。绒毛或羊水细胞的酶学或分子生物学检测可供产前诊断。

(二) 治疗

应避免曝晒和高温，保证足量饮水，以减少诱发疼痛。苯妥英钠或卡马西平可减轻疼痛和缓解肢端感觉异常症状；噻氯匹定和阿司匹林可抑制血小板聚集，可用以预防血管栓塞；肾移植有效，可改善肾功能，并提供有活性的酶，能减轻疼痛和脑血管症状；酶的补充（静脉给）可暂时减少脂质沉积，但对临床无明显效果。

七、异染性脑白质营养不良

异染性脑白质营养不良（MLD）又称为脑硫脂沉积病，是常染色体隐性遗传病。

(一) 诊断要点

1. 病因和发病机制

本病由编码溶酶体芳基硫酸脂酶A（ASA）的基因MLD突变引起，MLD位于

22q13-13qter。ASA缺陷使半乳糖脑硫脂(硫酸脑苷脂)不能在溶酶体中正常水解而累积在神经组织的白质中,导致了神经系统的脱髓鞘病变,可累及大脑、小脑、脑干、脊髓和外周神经等。少数本病患者是由于缺少硫酸脑苷脂激活因子(SAP1)所致。

2. 临床表现

按起病年龄及临床征象,可分为2型,即晚期婴儿型和晚发型。

(1)晚期婴儿型:占全部病例的60%~70%,其发病率约为1/4万,大都在出生后1~2年之间起病,症状隐匿。①85%患儿在发病前已能正常行走,至14~16个月时逐渐出现进行性行动困难、双下肢弛缓性轻瘫、腱反射减弱;经数月或1年后,出现双下肢强直、锥体束征阳性,可有非麻痹性斜视或眼震颤,但视力正常。此时,神经传导率减低,肌电图表现已异常。②随着病情发展,患儿逐渐不能坐、站,上肢出现痉挛、意向性震颤等征象,同时伴有流涎、吞咽困难等。③此后,其他脑功能也逐渐衰退,患儿对外界反应显著减少,视力减退,约1/3患儿发生视神经萎缩,部分患儿有声源性肌阵挛或癫痫发作等症状。④至疾病末期,患儿呈去皮层强直体位,肌阵挛和抽搐间歇发作,通常在3~7岁间死亡。

(2)晚发型(青少年型和成人型):患者发病年龄自3~10岁至青春期,甚至成人期不等,临床表现不一。起病时也以进行性行走困难为主,伴有锥体束征和腱反射减退、神经传导率降低等外周神经受累表现;发病年龄较晚的青少年或成年人常先有学习或工作成绩下降、行为异常、认知障碍等,然后才出现共济失调等动作异常和锥体束征。病程5~10年。

3. 实验室检查

(1)尿液脑硫脂测定:患者尿中均有大量脑硫脂排出,但可能假阴性,故应多次重复。

(2)芳基硫酸脂酶A(ASA)活力检测:为本病的确诊依据。一般采用外周血白细胞或培养成纤维细胞进行。MLD患者酶活力测不到。在少数有典型症状而ASA活力正常情况时,则应考虑激活因子缺乏性、异染性脑白质营养不良的可能性。对已确诊患儿的每一位家族成员,必须进行ASA活力检测以确定杂合子携带者和尚未发病的患者,可作为以后产前诊断的参考。

(3)SAPI测定:对临床有典型症状而ASA活力正常时,可用特殊抗体检测SAPI含量。

(4)DNA分析:对已有先证者家庭,可对家族成员用DNA分析进行筛查和产前诊断。

(5)末梢(腓)神经活检:对个别临床表现与生化学检查不符合、诊断不确定的患者,可考虑神经活检,寻找 Schwann 细胞中的脑硫脂沉积物,以明确诊断。

(6)其他:自发病起,患儿脑脊液中蛋白质含量即高达 100mg/dL;脑电图异常则多见于疾病晚期,且无特征;头颅 MRI 检查可见脑室周围和顶枕部白质病变。

(二)治疗

症状尚未出现时,可考虑进行骨髓移植,以延缓甚或抑制病情发展;对神经系统已有广泛病变者,则无满意治疗方法。

第六节 过氧化酶体病

过氧化酶体是一种圆形胞浆细胞器,存在于所有真核细胞中,在肝脏和肾脏细胞中体积大而丰富。过氧化酶体含有 40 余种氧化酶和触酶,在脂肪酸氧化、胆酸合成、缩醛磷脂合成、哌可酸与植烷酸代谢中起重要作用,近年来发现许多有显著神经系统症状的多系统疾病与过氧化酶体功能障碍有关。本节仅叙述脑肝肾综合征(Zellweger 病)、肾上腺脑白质营养不良、婴儿型 Refsum 病。

一、典型 Zellweger 病

Zellweger 病或称脑肝肾病,属常染色体隐性遗传病,为婴儿早期最常见的过氧化酶体病,发生率为 1/100000～1/50000。

(一)诊断要点

1. 发病机制

本病系过氧化酶体生物发生过程障碍,特定蛋白不能转运至细胞器基质,机体所有组织细胞中过氧化酶体缺如,过氧化酶体功能完全丧失所引起的一种累及多个器官系统的严重疾病。

2. 临床表现

本症病程进展迅速,大多数患儿在半岁内死亡,少数存活稍长。

(1)典型面部特征:包括高前额、前囟增宽、宽眼位、鼻梁低宽、上斜睑裂、眶上嵴发育不良、内眦赘皮、高腭弓、小颌、颈部皮肤皱褶、外耳畸形等。

(2)神经系统表现:出生体重多正常,肌张力和反应低下,吸吮和吞咽困难。

患儿在生后数周动作发育无进展,对外界刺激罕有反应,可能与听力障碍和视觉活动减少有关(震动性眼球震颤、眼固定障碍)。出生时头围正常但落后于生长,生长发育亦明显迟缓。常有不同类型和严重程度的癫痫样惊厥,腱反射常不能引出。

(3) 眼部异常:有白内障、青光眼、角膜浑浊、虹膜 Brush - field 斑、色素沉着性视网膜病和视神经发育不良等。

(4) 其他表现:可有肾囊肿(在胎儿期已存在)、髌骨钙化和髋臼软骨结合、肝大、心脏畸形(特别是室间隔和主动脉常见)等。此外,尚可有肾上腺皮质功能受损,但无明显临床表现。患儿脑干诱发电位消失或减弱,肌电图和神经传导速率无改变。脑脊液一般正常。

3. 辅助检查

(1) 首先应通过 CC - MS 测定血浆极长链脂肪酸(VL - CFA)水平,如 VLCFA 增高则可进一步检查确定诊断,包括测定血浆或尿三羟胆甾烷酸、哌可酸和植烷酸水平,以及红细胞 DHAP - AT 活性;肝活检(和/或培养成纤维细胞)显示过氧化酶体缺如等。ACTH 刺激后测定皮质醇水平对诊断或有帮助。测定培养羊水细胞或绒毛膜绒毛中 VLCFA 水平,或缩醛磷脂合成状况等可进行产前诊断。

(2) 辅助检查还应包括裂隙灯检查(晶状体和角膜)、超声(肝、肾)、X 线平片(下肢)和头部 MRI(脑回异常及脑白质营养不良)、脑干诱发电位、肌电图以及神经电生理检查等。

(3) 病理检查可发现肝纤维化和结节状硬化、肾囊肿(可见于胎儿期)、心脏畸形,以及类似于 X - 性联肾上腺脑白质营养不良(ALD)的肾上腺皮质损伤。神经病理改变具有特征性,包括异常神经元迁移、局灶性小脑回或巨脑回、下橄榄体巨大及沟回异常、小脑白质 Purkinje 细胞异位,以及不同程度的大脑半球脱髓鞘和星形胶质细胞增生等。脑灰、白质可有含 VLCFA 的细胞内包涵物。

(二) 治疗

严重病例无有效治疗。有报道口服醚酯可部分纠正轻型患者红细胞缩醛磷脂水平。饮食治疗如限制植酸摄入可使植烷酸水平恢复正常。

二、X 连锁肾上腺脑白质营养不良

(一) 诊断要点

1. 病因及发病机制

X 连锁肾上腺脑白质营养不良(ALD)是 X 连锁隐性遗传病,其致病基因位于

X染色体上,即Xq28。本病的酶异常是二十四酰辅酶A连接酶缺陷,生化特点是极长链脂肪酸(VLCFA)分解障碍,病理改变主要见于神经系统和肾上腺。神经系统有广泛的中枢性和周围性白质脱髓鞘,肾上腺有萎缩和发育不良。

2. 临床表现

本病起病年龄不一,可见于儿童和成人;临床症状轻重不等,有的可能长期不出现症状。在儿童型和成人型之间,还有介于二者之间的过渡类型。

(1)儿童脑型X连锁ALD:最多见,多见于4~10岁的男孩。临床特点是神经、心理、行为异常,神经症状和肾上腺症状可同时或相继出现。神经症状包括多动,攻击性行为,智力低下,学习困难,记忆障碍及退缩,步态不稳,痉挛性瘫痪,视、听障碍,视神经萎缩,全身性或局限性癫痫发作等。末梢神经受累不明显。肾上腺皮质功能不全时表现为轻重不等的皮肤和黏膜色素沉着增加、变黑以及失盐症。病程为进行性,多在15岁以内死亡。

(2)青春期型:一般在10~20岁之间出现征候,临床特点和儿童脑型相似,进展较慢。

(3)肾上腺脊髓神经病型:发生于20岁以后的成年男性。主要表现为进行性脊髓病,有痉挛性截瘫、括约肌功能障碍、末梢神经受累、下肢感觉异常。肾上腺皮质功能不全的症状较重,可出现于早期,并可有性腺功能减退、血中睾酮减低。晚期可有小脑性共济失调、精神行为异常、智力倒退,寿命一般不受影响。

(4)单纯肾上腺皮质功能减退型:无明显神经系统症候,易误诊。个别患儿可有轻微表现,成年后可转变为肾上腺脊髓神经病型。

(5)其他:如无症状型系指10岁以下男孩,已发现VLCFA代谢障碍,但无任何临床表现。女性杂合子一般无症状,30岁以后部分可能出现痉挛性轻瘫。

3. 辅助检查

(1)CT和MRI:可见大脑白质病变,两侧对称,由脑后部向前发展。成人患肾上腺脊髓神经病型时,脑白质改变不明显,CT可能为正常。

(2)电生理检查:儿童早期诱发电位和神经传导速度正常。成人患肾上腺脊髓神经病型时神经传导速度减慢,脑干听觉诱发电位异常。

(3)脑脊液:大多正常,可有蛋白和细胞数稍增高。

(4)血浆和皮肤成纤维细胞中VLCFA增高,特别是C26脂肪酸增高,C26/C22比值增高,有诊断意义。血浆和成纤维细胞中VLCFA可用作杂合子检出。产前诊断可测羊水细胞中VLCFA含量。

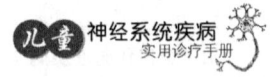

(5)在发生肾上腺皮质功能不全的阿狄森氏危象时,血中皮质醇减低;在不发生危象时,ACTH 刺激试验也能发现肾上腺皮质代偿储备减少。对于男性艾迪生氏病,即使未见神经系统症状,也应检测 VLCFA,以免漏诊本病。

4. 鉴别诊断

X-性联肾上腺脑白质营养不良的病理和生化改变与新生儿肾上腺脑白质营养不良相似,但两者存在着根本的区别。后者是常染色体隐性遗传病,有其面容特征,多在 5 岁内死亡。

(二)治疗要点

治疗困难。可限制 VLCFA 的摄入或口服甘油三油酸与甘油三芥酸的混合物(4:1),据认为可使 VLCFA 减少,但临床效果尚不明确。发生肾上腺皮质功能不全时,可用激素替代疗法,但激素对于神经系统症状的进展无影响。骨髓移植有一定疗效。

第七节　线粒体脑-肌病

原发性线粒体病主要由于遗传因素引起的线粒体酶或酶复合体活性降低,进而导致线粒体疾病。线粒体是细胞内细胞器之一,具有多种功能,其中最重要的功能是产生能量。由于线粒体广泛存在于全身大多数器官、组织的细胞内,因此线粒体代谢障碍常常引起多器官、多系统受累。线粒体肌病最早由 Luft 于 1962 年报告,系肌肉线粒体代谢异常所致的以肌肉无力为主要表现的综合征。线粒体脑-肌病首先由 Shapira 于 1977 年报告,是肌无力合并中枢神经系统受累的综合征。此两类综合征是原发性线粒体病中最多见的类型。除肌病和脑病症状外,常合并出现多系统受累。

(一)诊断要点

1. 病史

部分病例有不明原因的神经-肌肉病、心肌病等家族史,家系符合母系遗传特点。

2. 临床表现

线粒体肌病和脑肌病是一组临床表现非常复杂,受累部位及症状轻重差异很大的一组疾病。由于累及多个系统的线粒体，故临床表现具有多系统受累的特征。

1）肌无力

是最常见的症状，发生时间一般较早。肌无力可以表现为全身性，也可能局限于某一个或几个肌群，如眼外肌、面肌、肢带肌等。其中眼外肌无力多见，是 Keams – sayre 综合征（KSS）和慢性进行性眼外肌麻痹（CPEO）的主要表现之一。

2）心脏受累

线粒体疾病常见表现。可表现为心律失常（包括传导阻滞等）或心脏扩大。

3）神经系统症状

常表现为生长发育迟缓、脑病症候、惊厥、视听功能丧失、卒中样发作、周围神经病、精神行为异常或头痛。以神经系统受累为主要临床表现的原发性线粒体疾病综合征包括：肌阵挛癫痫伴破碎样红纤维（MERRF），KSS，线粒体脑病并乳酸酸中毒与卒中（MELAS），Leigh 综合征（坏死性脑脊髓病伴乳酸酸中毒），Leber 遗传性视神经萎缩（LHON），肉碱缺乏综合征等。

4）其他系统

除以上表现最为常见外，还常合并其他系统受累，如肾小管功能异常、肝脏受累、内分泌及代谢失调，以及骨髓 – 血液系统症候等。

5）几种常见原发性线粒体疾病综合征

（1）MELAS 综合征：常起病于 3~11 岁，婴儿早期大多无异常。多数病例呈母系遗传。主要表现包括生长发育迟缓、惊厥，有卒中样发作，伴偏瘫、偏盲或皮质盲，随病情进展可有智力低下。其他临床表现有呕吐、头痛、喂养困难、骨骼肌无力、感觉性神经听力丧失等，可表现严重而长程的类偏头痛样症状和长程癫痫持续状态，患儿同一家庭的亲属中可有糖尿病和耳聋者。脑 MRI 多有阳性表现，早期常表现为以枕叶为主的多发性类梗死灶（长 T1、长 T2 信号），随病程进展常有基底节区受累。

（2）LHON：少年起病，以进行性视力减退至全盲，伴进行性全身肌张力不全为主要特点。

（3）KSS：多于青春期前起病，除个别病例呈常染色体显性遗传外，多数病例为散发。常见表现为眼外肌麻痹、心脏传导阻滞、非典型性色素性视网膜炎、小脑症候等，可伴发惊厥和内分泌系统症候。脑脊液可表现为蛋白升高。

（4）MERRF 综合征：患儿早期发育正常，以后逐渐发生肌阵挛和小脑症候，可伴有其他形式的惊厥、智力衰退、神经性耳聋、视网膜变性及骨骼肌受累等。全部患儿均有共济失调、意向性震颤和肌阵挛,没有偏瘫和皮质盲。本病系母系遗传。

(5)Leigh 综合征:婴儿期起病,起病可呈急性或隐匿性发展。常见症候为精神运动发育迟滞、外眼肌麻痹、眼球震颤、肌张力低下、异常呼吸状态、共济失调、惊厥、视神经萎缩、四肢瘫痪等。病程早期肌张力减低,逐渐发展为肌张力升高。CT 或 MRI 显示双侧基底节区或脑干病变,常见广泛性脑萎缩。

(6)肉碱缺乏综合征:多为常染色体隐性遗传,本病为长链脂肪酸氧化缺陷,即线粒体基质转运功能缺陷病。主要表现为患儿出生时正常,逐渐出现进行性肌无力、心肌受累、反复发生低酮性低血糖、类 Reye 综合征样呕吐、意识障碍、昏迷,甚至可有呼吸节律异常、心脏停搏和猝死。

3. 实验室检查

(1)生化检查:MELAS、MERRF、KSS 和 Leigh 病,均有血清、脑脊液中乳酸和丙酮酸浓度的升高(正常参考值:血清乳酸 <1.18mmol/L,丙酮酸 <0.11mmol/L,脑脊液乳酸 25~30mg/dL),检查时应保持小儿安静状态。血清肌酶测定显示,约 30% 的病例出现 CK 和(或)LDH 升高。最小运动量试验(血清乳酸、丙酮酸最小运动量试验:约 80% 以上出现阳性,即运动后 5~10min,血清乳酸、丙酮酸水平仍不能恢复正常),口服葡萄糖乳酸刺激试验更敏感。肉碱缺乏者血中肉碱浓度降低。

(2)肌肉活检病理检查:MELAS、MERRF、KSS 于光镜下改良 Gomeri 三色及琥珀酸脱氢酶(SDH)染色后显示肌纤维,类似破碎红纤维(RRF)、糖原、脂肪堆积;同时做超薄切片行电子显微镜观察,可见大量异常线粒体堆积和(或)糖原、脂滴堆积。有时线粒体内可见结晶样包涵体。

(3)肌电图检查:60%~70% 呈肌源性损害,少数呈神经源性损害。

(4)DNA 分析:以明确是否有线粒体 DNA 突变。

(5)线粒体呼吸链酶复合体活性的测定:部分病例可测出某些酶复合体(Ⅰ~Ⅴ)活性减低。

(二)治疗要点

1. 一般治疗

给予高热量、低脂肪、富含维生素的饮食,特别应限制长、中链脂肪酸的摄入。少量多餐,或在进行剧烈运动前后补充高碳水化合物,可预防横纹肌溶解。

2.病因治疗

对本组疾病的根本治疗方法为基因治疗,或补充所缺少的酶或载体,但目前尚难实现。

3.辅助替代疗法

一般投用某些线粒体代谢中的载体,或线粒体呼吸链某些酶复合体的辅助因子,以增加线粒体 ATP 的生成量。如可试用肉毒碱 100mg/d,辅酶 Q10 30~300mg/d,抗坏血酸 1000~4000mg/d,维生素 K_1 25mg/d,维生素 K_3 30~75mg/d,核黄素 100mg/d,硫胺素 200~1000mg/d。迄今尚缺乏疗效满意的大宗报告,仅有个例用药后症状缓解,远期预后很难改变。

4.其他治疗

(1)能量合剂:对本病可能有一定疗效。可给予 ATP 80~120mg、辅酶 A 200 单位每天静脉滴注,或 ATP 20~40mg 口服,3~4 次/d。

(2)国内报告肾上腺皮质激素及中药对本病也有一定疗效。

第八节 肝豆状核变性

肝豆状核变性又称 WilSon 病,是一种常染色体隐性遗传的铜代谢障碍性疾病,以铜代谢障碍引起的肝硬化、基底节损害为主的脑变性疾病为特点,发病率为 1/10 万~1/5 万。致病基因位于染色体 13q14.3。以不同程度的肝细胞损害、脑退行性病变和角膜边缘有铜盐沉着环(即 K-F 环)为临床特征。

一、诊断要点

1.病因

常染色体隐性遗传,由铜在机体内各脏器过度蓄积所致。

2.临床症状

1)无症状期

从出生后就已经开始。在此期间,患儿除有轻度尿铜增高外一切正常,很少被发现。

2）肝脏受损期

6～8岁以后，随着肝细胞中铜沉积量的增加，逐渐出现肝脏受损症状，发病隐袭。初时因症状轻微，易被忽视，或可反复出现疲乏、食欲不振、呕吐、黄疸、浮肿或腹水等。其中有部分病例可能并发病毒性肝炎，多数与慢性活动性肝炎不易鉴别，亦有少数病情迅速发展至急性肝功能衰退者。约15%本病患儿在出现肝病症状前可发生溶血性贫血，这种溶血过程常是一过性的。由于患儿此时常无K-F环出现，因此，对凡是非球形红细胞性溶血性贫血且Coombs试验阴性的患儿，都应注意除外本病的可能性。患儿在本阶段内尿铜明显增高，血清铜蓝蛋白含量低下，一般尚无K-F环。

3）肝外症状期

各年龄阶段均可出现，但多在12岁以后逐渐出现其他器官功能受损的症状。

（1）神经系统：本病的神经症状主要为锥体外系表现。早期症状多较隐匿，表现为情绪异常和学习退步，随后出现流口水、构语困难（讷吃）、动作笨拙或不自主运动、书写退步、表情呆板、吞咽困难、步态异常、阵颤等，症状可缓慢发展或急性加重。晚期时精神症状更为明显，常见行为异常和智能障碍。

（2）肾病症状：包括血尿、白细胞尿、蛋白尿、糖尿、氨基酸尿和肾小管酸中毒表现。

（3）角膜色素环（K-F环）：常伴随神经系统症状出现，开始时铜在角膜周缘的上、下方沉积为主，逐渐形成环状，呈棕黄色，初期需用裂隙灯检查。

（4）骨关节症状：约20%患儿发生，X线检查常见骨质疏松、骨软化、关节间隙变窄、大关节周围骨赘生等病变。韧带松弛引起关节活动度增大亦常见，少数患儿可有自发性骨折。

（5）心脏表现：Kuan报告53例的随访研究，34%的患者有心电图异常，包括心室肥大、ST段下移和T波倒置，以及各种心律失常。部分患者有无症状直立性低血压的自主神经功能异常。

（6）其他：少数本病患者可并发甲状旁腺功能减低、葡萄糖不耐症、胰酶分泌不足、体液或细胞免疫功能低下等情况。

3. 实验室检查

（1）血清铜蓝蛋白：95%的患儿铜蓝蛋白降低，其中以肝病为表现时仅60%～85%患者有降低，10%～20%杂合子血清铜蓝蛋白降低。慢性肝病、肾病综合征、蛋白丢失性肠病、严重营养不良等,血清铜蓝蛋白也可降低。血清铜蓝蛋白正常人为 200~400mg/L(或 0.25~0.49 O.D),患儿通常低于 200mg/L(0.25 O.D)。

(2)24h 尿铜排出量测定:正常人 <40μg/24h,患儿明显增高,常高达 100~1000μg/24h。

(3)肝细胞含铜量测定:正常人约为 20μg/g(干重),患儿可高达 200~3000μg/g。

(4)同位素铜结合试验:根据正常人在经静脉给铜后,肝细胞能迅速将其合成铜蓝蛋白并分泌入血液循环的特点,可一次给予患者 ^{64}Cu 或 ^{67}Cu(半衰期分别为 12h 和 1h)0.3~0.5μCi 静脉注射;在注射后 5~10min、1h、2h、4h、24h 和 48h 各采集血样一次,检测其放射量。正常人在 4~48h 之间呈持续上升,而患者则在 4h 以后持续下降,其 48h 的血样计数仅为 4h 的一半。

(5)基因诊断:本病的基因(WND)位于 13q14.3,与红细胞酯酶 D(ESD)基因和视网膜母细胞瘤(RB)基因紧密连锁。

国内外已开始应用 RFLP 法进行 DNA 分析对本病进行早期诊断。

二、治疗要点

治疗的原则是减少铜的摄入和增加铜的排出,改善症状。

1. 低铜饮食

每日食物中含铜量不应 >1mg,不宜进食动物内脏、鱼虾海鲜和坚果等含铜量高的食物。

2. 药物治疗

(1)铜络合剂:青霉胺是目前最常用的药物,能与铜离子络合,促进尿铜排出,且可促进细胞合成金属硫因。剂量为每日 20mg/kg,分次口服。治疗期间应监测尿铜,通常在治疗第一年内要求每日尿铜排出量 >2mg。一般在服药数周后神经系统症状可见改善,而肝功能好转则常需经 3~4 个月的治疗。本药的副作用为药物疹、白细胞减少、血小板减少、肾病、关节炎等,但发生率不高,必要时可短期合并应用糖皮质激素治疗。如确实不能继续服用时,可考虑用盐酸三乙撑四胺,剂量为每日 0.5~2g。另一种高效铜络合剂连四硫代钼酸铵(TTM),可与铜络合成 $Cu(Mos4)_2$ 自尿液排出,短期内即可改善症状。

(2)锌剂:口服锌制剂可促进肠黏膜细胞分泌金属硫因,与铜离子结合后减少肠铜吸收。常用者为硫酸锌或醋酸锌,后者胃肠反应较少,每日口服量以相当于

50mg 锌为宜。分 2~3 次,餐间服用。

3. 其他治疗

(1)支持治疗:针对肝功能受损、高铜血症,可给予白蛋白输入;左旋多巴可用以改善神经系统症状。

(2)肝移植术:对本病所致的急性肝功能衰竭或失代偿性肝硬化患儿,经上述各种治疗无效者可考虑进行肝移植。

(3)脾功能亢进者,可考虑脾切除。

第九节 黏多糖病

黏多糖病(MPS)也称黏多糖沉积症,是一组由于人体细胞的溶酶体内降解黏多糖的水解酶发生突变导致其活性丧失,黏多糖不能被降解代谢,最终贮积在体内而发生的疾病。

黏多糖属于含氮多糖,是构成细胞间结缔组织的主要成分,广泛存在于哺乳动物细胞内。重要的黏多糖包括:硫酸皮肤素、硫酸角质素、硫酸类肝素、透明质酸和硫酸软骨素等。这些黏多糖是直链杂多糖,由不同双糖单位重复连接形成,其中一种成分是糖醛酸或己糖,另一种是 N-乙酰氨基己糖,如 SS 为 N-乙酰氨基葡萄糖(GlucN)和艾杜糖醛酸(IdUA)或葡糖醛酸(GlueUA),HS 为 N-乙酰氨基半乳糖(GlucN)和艾杜糖醛酸(或葡糖醛酸),KS 为 N-乙酰氨基葡糖和半乳糖(Gal),CS 为 N-乙酰氨基半乳糖和葡糖醛酸。每个氨基葡糖直链由 50~100 个分子组成,许多直链同时又与一条肽链结合,构成一个更大分子量的聚合体。结缔组织便是由这类大分子所形成。这些多糖的降解必须在溶酶体中进行,目前已知有 10 种溶酶体糖苷酶、硫酸酯酶和乙酰转移酶参与其降解过程,其中任何一种酶的缺陷都会造成氨基葡糖聚糖链的分解障碍而积聚体内,并从尿中排出。患儿缺陷酶的活性常仅为正常人的 1%~10%。

一、分型

黏多糖在各系统器官内的累积导致这些器官的病理改变和临床症状。根据临床表现和酶缺陷,MPS 可分为 Ⅰ~Ⅵ型,其中 Ⅴ型已命名 Ⅰ H/S 型。除 Ⅱ 型为性连锁隐性遗传外,其余均为常染色体隐性遗传。由表 1 可知,各型黏多糖沉积症的代谢基础相似,但遗传类型和临床表现各不相同。

二、诊断要点

1. 起病年龄

各型 MPS 多在周岁左右发病,病程呈进行性,并且累及多个系统,具有类似的临床症状,但各型病情轻重不一,且有各自特征。其中 IH 型最典型,预后最差,常在 10 岁以前死亡,IS 型病情最轻。遗传性黏多糖沉积症约占出生婴儿的 1/30000。

表 9-1 黏多糖沉积症的酶缺陷

名称	代号	酶缺陷	酶学测定样品	生化改变	遗传特性
Hurler, scheie 综合征	MPS I	α-L-艾杜糖酸苷酶	成纤维细胞、白细胞、组织、羊水细胞	尿和组织中 DS、HS 增多,成纤维细胞中 DS 增加	常隐
Hunter 综合征	MPS II	艾杜糖醛酸硫酯酶	血清、成纤维细胞、白细胞、组织、羊水、羊水细胞	同上	X 连隐性
sanfilippo 综合征 A	MPS IIIA	HS-N-硫酸酯酶(硫酰胺酶)	成纤维细胞、白细胞、组织、羊水细胞	HS 在尿中和组织中增多、DS 在成纤维细胞中增多	常隐
sanfilippo 综合征 B	MPS IIIB	α-N 乙酰葡萄胺苷	血清、成纤维细胞、白细胞、组织、羊水细胞	HS 出现于尿中	同上
sanfilippo 综合征 C	MPS IIIC	乙酰基转移酶	成纤维细胞	HS 出现于尿中	同上
Morquio 综合征 A 型	MPS IV	N-乙酰半乳糖胺-6-硫酸酯酶	成纤维细胞	KS 和 CS 出现于尿中	同上
Morquio 综合征 B 型	MPS II	β-半乳糖苷酶	成纤维细胞	KS 出现于尿中	同上
Maroteaux-Lamy 综合征	MPS VI	N-乙酰半乳糖胺 4-硫酸酯酶(芳香硫酸酯酶 B)	成纤维细胞、白细胞、组织、羊水细胞	DS 出现于尿中	同上

续表

名称	代号	酶缺陷	酶学测定样品	生化改变	遗传特性
β-葡糖醛酸苷酶缺乏症	MPS Ⅵ	β-葡糖醛酸苷酶	血清、成纤维细胞、白细胞、羊水细胞	DS、HS(±)出现于尿中	同上
无名疾病	MPS Ⅵ	N-乙酰葡糖胺6-硫酸酯酶	成纤维细胞	KS 和 HS(±)出现于尿中	同上

注：MPS，黏多糖沉积症；DS，磷酸皮肤素；HS，硫酸乙酰肝素；CD，硫酸软骨素；KS，硫酸角质素

2. 临床表现

（1）体格发育障碍：患儿多在周岁以后出现生长落后，身材矮小，关节进行性畸变，脊柱后凸或侧凸，常见膝外翻、爪状手等改变。患儿头大，面容丑陋，前额和双颧突出，毛发多而发际低，眼裂小，眼距宽，鼻梁低平，鼻孔大，下颌较小，唇厚。ⅠS型骨骼病变极轻，通常不致影响身高。患儿Ⅴ型病变最严重，椎骨发育不良呈扁平，表现为短颈、鸡胸、肋下缘外突和脊柱极度后/侧凸，膝外翻严重，因齿状突发育欠佳和关节韧带松弛，常发生寰椎半脱位。

（2）智能障碍：患儿精神神经发育在周岁后逐渐迟钝，但 ⅠS、Ⅳ和Ⅳ型患儿大部智能正常。

（3）眼部病变：大部分患儿在周岁左右即出现角膜浑浊，Ⅱ、Ⅳ型的发生时间稍晚且较轻。角膜基质中黏多糖以 KS 和 DS 为主，因Ⅲ型酶缺陷仅导致 HS 降解障碍，故无角膜病变。ⅠS、Ⅱ和Ⅲ型可能有视网膜色素改变。ⅠS 型并可发生青光眼。

（4）其他：由于黏多糖在各器官的贮积，常见肝脾肿大、耳聋、心瓣膜损伤、动脉硬化等。随着病情进展，可出现肺功能不全、颈神经压迫症状和交通性脑积水等继发病变。

3. 辅助检查

（1）骨骼 X 线：骨质普遍疏松且有特殊形态改变，如颅骨增大、蝶鞍浅长；脊柱后/侧凸，呈楔形，胸、腰椎椎体下缘呈鱼唇样前突；肋骨的脊柱端细小而胸骨端变宽，呈飘带状；尺、桡骨粗短，掌骨基底变尖，指骨远端窄圆。

（2）头颅 CT 或者 MRI：可发现高压性交通性脑积水导致的脑室增大。

（3）尿液黏多糖检测：通常用甲苯胺蓝呈色法作为本病的筛选试验，或用醋酸纤维薄膜电泳来区分尿中排出的黏多糖类型，帮助分型；也可用酸性白蛋白浊度

法,或氯化十六烷基铵代吡啶试验进行筛选。

(4)酶学分析:各型 MPS 的确诊都应依据酶活性测定为准,可采用外周血白细胞、血清或培养成纤维细胞进行。

(5)基因检测:参与黏多糖代谢额的各种酶的编码基因均已定位(Ⅰ型为4pl6.3,Ⅱ型为Xq27~q28,Ⅲ型为12q14,Ⅳ型为16q24,Ⅵ型为5q13~q14,Ⅶ型为7q21.1~q22)。

4. 鉴别诊断

应与佝偻病、先天性甲状腺功能减退、软骨发育不良等相鉴别。

二、治疗要点

迄今尚无有效治疗方法,多采取对症治疗,但疗效并不理想。

(1)骨髓移植或可改善症状,适用于智能损伤轻微的患儿。

(2)酶替代和基因治疗法正在研究中。

(3)培养羊水细胞可供进行酶活性的检查,便于产前诊断。

第十章 脊髓病变

第一节 脊髓病变的诊断原则

脊髓是中枢神经系统的重要组成部分,为脑干向下延伸部分,正常脊髓的功能是在大脑控制下完成的,包括传导、反射和神经营养三大功能。不同节段及相同节段不同部位的损伤,将出现不同的临床症候及体征。

一、脊髓疾病的诊断步骤

首先要确诊是否为脊髓病变:脊髓属节段性分布结构,有节段性及根性受累的特征,对定位有重要意义。在病损节段可出现根性刺激征,为下运动神经元受损的征象;脊髓病变水平以下则出长束征,在中央区受累则有感觉分离现象。

(1)确定病变的水平。

(2)确定髓内或髓外病变。

(3)若是髓外,需确定硬膜外或硬膜下。

(4)可能的病因、病变性质。

二、脊髓疾病的定位诊断

脊髓病变的节段定位原则或者当脊髓某一节段受损时,这一节段支配的肌肉必然发生节段性弛缓性瘫痪,瘫痪肌肉出现萎缩;与这一节段相关的反射消失,它所支配的区域出现根痛,或呈根性分布的感觉减退或消失现象。这些症状称为节段性症状,对病变的定位具有极为重要的诊断价值。在病变节段以下,则有不同程度的上运动神经元性瘫痪:肌张力增高,腱反射亢进,病理反射阳性,并出现感觉减退或缺失。

(1)上下定位:即脊髓损害的纵向定位诊断,可按损害后出现的体征进行定位诊断。

(2)横断面定位:即脊髓损害的横向定位诊断,可涉及单个或多个长束或病变的灰质,可按运动(锥体束、前角)、感觉(脊髓丘脑束、后角)、自主神经(侧角)功能及括约肌功能障碍来进行分析,以确定病变的范围。脊髓腹侧病变以运动障碍首发且较重,背侧则以感觉症状首发。

(一)各种脊髓损害表现

(1)脊髓完全性横断损害:在急性脊髓横断早期,出现急性脊髓休克;4~6周后逐渐出现横断损害节段平面以下深浅感觉均消失,双侧痉挛性瘫痪,括约肌功能障碍及皮肤营养障碍。多见于脊髓挫伤、硬脊膜外脓肿、急性脊髓炎等。

(2)脊髓半侧损害:在病变同侧损害节段平面以下出现痉挛性瘫痪、深感觉障碍;病变对侧受损节段以下痛、温觉减退或消失,触觉存在;早期有皮肤潮红、发热,以后发绀、发冷;在病灶侧与病变节段相应部位,可有节段性弛缓性瘫痪、根痛或束带感等感觉异常。常见于硬膜下髓外脊髓肿瘤、脊髓损伤。

(3)脊髓中央损害:在脊髓损害节段成分离性和节段性感觉障碍,即痛、温觉消失,深感觉和精细触觉存在。较早出现括约肌功能障碍和皮肤自主神经营养功能障碍,运动功能正常。见于脊髓空洞症等疾病。

(4)脊髓前角前根损害:在受损的前角前根支配区出现节段性弛缓性瘫痪;可有肌纤维或肌束震颤,但无感觉障碍。见于脊髓前角灰质炎、脊前动脉梗死等。

(5)脊髓后角、后根及后索损害:主要表现为节段性感觉障碍。后索损害时,在病灶侧节段水平以下深感觉最先消失、触觉次之,出现感觉性共济失调,而痛、温觉和运动功能正常;后根损害时,其支配区早期有剧烈根痛和束带感,以后各种感觉、反射减退或消失;后角受损时,其支配区痛、温觉消失而触觉和深感觉存在,反射减退或消失。见于脊髓神经鞘流或脊膜瘤、椎间盘突出症等。

(二)脊髓节段损害的定位诊断

(1)高颈段(C1~C4):枕颈区放射性痛,四肢痉挛性瘫痪,并躯干、四肢的感觉障碍。如膈神经和肋间神经受累,可出现呼吸困难,甚至呼吸停止。当累及枕骨大孔区可有颈项强直、强迫头位、后组脑神经、延髓、小脑受损及颅内压增高表现。

(2)颈膨大段(C5~T1):肩及上肢放射性疼痛,上肢弛缓性瘫痪,下肢痉挛性瘫痪,肱二头肌反射消失、肱三头肌反射亢进;病灶以下感觉障碍,C8~T1受损侧出现眼裂狭小、瞳孔缩小、面部无汗和眼球内陷即Horner综合征。

(3)胸段(T2~T11):早期胸腹背部放射痛及束带感,继而由一侧下肢发展至双下肢无力及麻木,双下肢痉挛性瘫痪并感觉障碍,腹壁反射减弱或消失,括约肌功能障碍。

(4)腰膨大段(T12~S2):腹股沟、臀部、会阴及双下肢放射性根痛,双下肢弛缓性瘫痪,损害平面以下感觉障碍,膝反射、跟腱反射、提睾反射消失,明显的括约肌功能障碍。

(5)圆锥部(S2~尾1):大腿后部、臀部、会阴肛门区有鞍状感觉障碍,膝反射、踝反射和肛门反射消失,性功能障碍,括约肌功能障碍出现较早,但根痛不明显,下肢运动功能正常。

(6)马尾部(L2以下):早期有剧烈的下腰部、骶尾部、会阴部根痛或坐骨神经痛,臀部及会阴肛门区呈鞍状感觉障碍,可有下肢弛缓性瘫痪,膝以下各种反射消失,早期排尿费力、晚期尿潴留。症状和体征两侧不对称。

(三)髓内、髓外、硬脊膜内外病变的定位诊断

(1)脊髓病变上界的确定:脊髓病变上界的确定主要依据包括早期根痛与节段性症状,如各种感觉消失的上界,反射消失的最高节段,棘突叩击压痛明显部位。由于相邻的上下两个感觉神经根支配的皮节区有2~3个节段的交叉重叠,故节段性感觉障碍常以感觉减退或缺失节段以上或以下2~3节段为病界的上下界。具体可参考脊髓横贯性损害的临床表现。

(2)髓内与髓外及硬膜外病变的鉴别:髓内病变常以感觉分离或感觉异常为首发症状,感觉和运动障碍常从病变节段平面自上而下发展,常为双侧性、对称性,根痛较少见,多出现皮肤营养改变而且显著,括约肌功能障碍出现较早,发展较快,病程短,一般无椎管梗阻或部分性梗阻,脑及液蛋白量无明显升高。髓外硬膜内病变多以根痛为首发症状,感觉和运动障碍多自下而上发展,常有脊髓半侧损害综合征,待脊髓完全横断损害时,才恒定于病变节段。皮肤营养障碍少见,括约肌功能障碍出现较晚,椎管阻塞出现早切呈完全性多,脑脊液蛋白量明显增高或呈黄变征。硬膜外病变起病较快、病程较短,根痛明显且常伴棘突叩压痛,瘫痪出现快、两侧体征常对称。

三、脊髓疾病的定性诊断

各种脊髓疾病所引起的脊髓损害常具有特殊的好发部位,因此确定了病变在脊髓横切面上的位置及其所在的解剖层次后,便可以大体推测病变的性质,另外也可根据起病情况和病程经过大体确定性质,再结合必要的辅助检查,便可做出病因诊断。

1. 根据起病情况及病程进展经过

(1)急性、亚急性起病:脊髓炎脊髓血管病,脊柱外伤椎间盘突出转移癌硬膜外脓肿。

慢性起病且逐渐进展:肿瘤脊髓空洞症、脊髓动静脉畸形、脊柱骨关节病(颈椎骨关节病)、代谢营养障碍性脊髓病(亚急性联合变性等)、慢性感染(结核、梅毒、HTLV-1、HIV、真菌感染等)、慢性炎症(脊髓蛛网膜炎、系统性红斑狼疮等)、遗传病(遗传性共济失调、遗传性痉挛性截瘫、遗传性感觉运动神经病等)、变性病(肌萎缩性侧索硬化症、原发性侧索硬化等)。

(2)不良性接触史:梅毒、HIV等。

(3)病程呈波动性:视神经脊髓炎、脱髓鞘性脊髓炎、多发性硬化等。

(4)与生俱有者:先天性疾病。

(5)理化有毒因素接触史:放射性脊髓病、中毒性脊髓病。

2. 根据病变所在脊髓横断面上的位置

(1)后根:神经纤维瘤神经根炎(带状疱疹)、椎间盘突出继发性椎管狭窄。

(2)后根及后索:脊髓肿瘤、脊髓痨、多发性硬化、脊髓后动脉综合征。

(3)后索、脊髓小脑束及侧索:遗传性共济失调症。

(4)后根、后索及侧索:亚急性联合变性、结核性脊膜脊髓炎。

(5)侧索及前角:肌萎缩性侧索硬化症、颈椎病、后纵韧带钙化、肯尼迪病。

(6)前角及前根:脊髓灰质炎、流行性乙型脑脊髓炎。

(7)脊髓中央灰质及前角:脊髓空洞症、脊髓血肿、脊髓过伸性损伤、髓内肿瘤。

(8)除后索外近全部脊髓损伤:脊髓前动脉综合征。

(9)脊髓半切:脊髓髓外肿瘤、脊髓外伤脊柱结核。

(10)脊髓横切:脊髓外伤、横贯性脊髓炎、脊髓压迫症晚期硬脊膜下脓肿、转移癌、结核等。

3. 根据病变所在的解剖层次

(1)髓内病变:以炎症、脱髓鞘变性及血管病变为多见。如急性脊髓炎、脊髓血管病等。

(2)空洞症、亚急性联合变性等。

(3)髓外病变:以肿瘤、外伤、先天性畸形蛛网膜粘连等压迫性病变为多见。

(4)髓外硬脊膜内病变:多数为良性肿瘤,如神经鞘瘤、脊膜瘤。

(5)髓外硬脊膜外病变:脊索瘤转移癌、脓肿脂肪血管瘤等。

(6)脊髓的功能结构非常多,因此可以出现丰富的临床症状和体征,同病异象或异病同象。

第二节 急性横贯性脊髓炎

急性横贯性脊髓炎(ATM)是一种累及脊髓的获得性免疫性疾病。ATM 急性起病,呈急性或亚急性病程,以双侧肢体无力(通常为双下肢)伴感觉及括约肌功能障碍为特点。ATM 可作为一种独立的疾病发生,称之为特发性急性横贯性脊髓炎,也可以是某些神经炎症性疾病或全身系统疾病中的一种表现,称之为疾病相关性 ATM,常见的疾病有急性播散性脑脊髓炎、多发硬化、视神经脊髓炎谱系疾病、系统性红斑狼疮等。不同类型 ATM 的临床表现、治疗及预后不同,应注意鉴别。主要特点为病损以下肢体瘫痪、传导束性感觉丧失和膀胱直肠功能障碍。

一、诊断要点

1.病因

病因不明。不同种类的 ATM 发病的免疫机制不同,多数特发性横贯性脊髓炎发病前有前驱感染或全身性疾病史,是通过分子相似性及超抗原等机制导致 ATM 的病理改变的。另外,微生物的超抗原可激活大量淋巴细胞从而导致免疫介导的组织破坏。体液免疫紊乱也是 ATM 的发病机制之一,如在视神经脊髓炎谱系疾病和复发性 ATM 中自身抗体在其中发挥着重要的作用。

2.临床表现

所有年龄均可受累,高峰发病年龄为 10~19 岁及 30~39 岁。约 20% 的病例小于 18 岁,10 岁以内发病较少见。约 2/3 特发性 ATM 患者发病前有感染史。前驱感染与神经系统症状出现的时间间隔通常为 5~10d。在出现脊髓功能的急性丧失之前常先有前驱症状,如恶心、肌痛、发热等。80% 患者于起病后 2~10d 病情达高峰(急性病例),少数亚急性病例需数周才达高峰。四肢瘫痪或双下肢瘫痪(截瘫),某一平面以下感觉障碍(传导束型感觉障碍),大小便功能障碍(括约肌功能障碍)是本病的三大主要特点。疾病相关性 ATM 除脊髓受累的表现外,具有相应疾病的其他表现应注意鉴别,如视神经脊髓炎谱系疾病可有视神经炎表现。

(1)运动障碍:主要为上运动神经元性瘫痪,但早期呈脊髓休克样表现,即肌张力减低、腱反射消失、病理反射引不出,呈弛缓性瘫痪样表现;数小时或数日或数周后出现肌张力增高、腱反射亢进、出现踝阵挛和病理反射,即痉挛性瘫痪(上运动神经元瘫痪)体征。受累脊髓的部位不同,临床表现各异。

(2)感觉障碍:受损平面以下感觉障碍,以痛觉消失最明显。在感觉消失的上缘和正常感觉区之间,可有1~2个节段区感觉过敏。轻症患者感觉障碍可不明显。年龄小的患儿因表达能力差,有时难以查出感觉障碍平面,因此查体应仔细。一般感觉恢复早于运动,多于1~2周内恢复正常,少数可在3~4周内恢复正常,此点与成人感觉恢复较运动恢复较慢不同。

(3)括约肌功能障碍:主要为尿潴留。脊髓休克期因膀胱逼尿肌松弛,呈现失张力性神经元膀胱,当其过度充盈、超过膀胱括约肌承受压力时,尿液自动流出,称为充盈性尿失禁。随着脊髓功能恢复,开始出现尿意和排尿功能,多于2~3周内恢复正常。

此外,尚可有受累节段以下皮肤干燥、少汗或无汗、指(趾)甲脆弱等自主神经受累症状。

3. **辅助检查**

(1)脑脊液检查:约一半患者脑脊液异常,可有淋巴细胞轻度增多及蛋白升高,感染后ATM患者可有髓鞘碱性蛋白升高、鞘内IgG合成率升高,研究发现如果出现寡克隆区带,发生多发性硬化的风险较高。

(2)神经电生理检查:常有体感诱发电位异常。外周神经传导速度通常正常,如有视觉诱发电位异常,应注意多发性硬化可能性。

(3)影像学检查:ATM常见的脊髓MRI表现为脊髓肿胀,纵行梭形T2高信号,可有结节状、弥漫性或周边的强化。80%病例病灶为孤立性,常延伸数个脊髓节段。随疾病恢复,可有局部脊髓萎缩。另外,MRI检查还可排除其他疾病如脊髓占位性病变等。

(4)其他检查:AQP-4、MOG、ANA、ANCA、SSA、SSB等检查,以除外其他疾病导致的ATM。

4. **鉴别诊断**

根据患儿有脊髓横贯性损害的症状体征,结合脑脊液检查,即可做出初步诊断。

(1)急性感染性多发性神经根炎(Guillain-Bare综合征):急性脊髓炎早期呈

现脊髓休克样表现,尤其颈髓受累出现四肢瘫时应与本病鉴别。Guillain – Barre 综合征自始至终为对称性迟缓性瘫痪,感觉障碍轻,主要为主观感觉异常,常有颅神经受累,无括约肌功能障碍,发病 2 周时脑脊液呈蛋白 – 细胞分离。

(2)视神经脊髓炎谱系疾病:目前认为本病是多发性硬化(MS)的一种变异型,除出现横贯性脊髓炎的症状外,于脊髓症状前后或同时有视神经炎表现,如视力障碍甚至失明;病情有缓解及复发可以鉴别,但首次发病单纯以脊髓症状表现者很难与急性脊髓炎鉴别。MS 患儿的脑脊液出现寡克隆带,早期视觉诱发电位异常;MRI 检查脊髓肿胀常不明显,且常为散在高信号斑块,脑白质内可同时有病灶存在有助于鉴别。

(3)脊髓硬膜外脓肿:急性起病,发热、感染中毒症状明显,外周血细胞明显增高,多在发热后 1~3d 首先出现脊柱疼痛或神经根性痛;脓肿在胸腰部时可有剧烈腹痛或下肢痛,继之出现瘫痪。MRI 检查可直接发现病灶。

(4)椎管内肿瘤:多起病缓慢,症状逐渐进展,根性痛常为首发症状,随后渐出现脊髓压迫症状;部分病例首发症状可为运动障碍,个别患儿可以脊髓横惯性损害症状发病。腰穿检查有椎管完全性或不完全性梗阻,MRI 可显示肿瘤部位及大小。

此外,还需与脊髓外伤、脊椎结核、脊髓动静脉畸形、急性脊髓灰质炎、周期性瘫痪等鉴别。

二、治疗要点

1. 一般治疗

加强护理非常重要。

2. 药物治疗

虽然目前缺乏大规模前瞻性对照研究,但对于特发性 ATM 静脉应用糖皮质激素是目前比较认可的标准治疗和一线治疗。目前无统一的用药方法,北京大学第一医院儿科中心采用甲泼尼龙冲击 1~3 疗程[甲泼尼龙 15~30mg/(kg·d),连用 3d,口服泼尼松 1.5~2mg/(kg·d),连用 4d 为 1 个疗程],冲击结束后口服醋酸泼尼松,总疗程 1~3 个月。大剂量丙种球蛋白、血浆置换、环磷酰胺、硫唑嘌呤、氨甲蝶呤、霉酚酸酯等免疫治疗也有一定疗效。

3. ATM 患者

还需要长期支持治疗,如肢体康复训练、抗痉挛药物降低肌张力(如巴氯芬、苯二氮䓬类、箭毒碱注射)膀胱及直肠功能锻炼及护理等。

三、预后

多数患者为单相性病程,不再复发。研究发现约 1/4 的特发性 ATM 出现复发,而在疾病相关性 ATM 中复发率高达 70%。ATM 预后在不同患者间差异较大,约 44% 预后较好,完全无后遗症或仅有轻度感觉异常或锥体束征;可独立行走但存在痉挛性步态、感觉障碍或括约肌功能异常者约占 33%;存在严重后遗症,不能独立行走者占 23%。ATM 病程中经达峰及平台期后神经系统的症状恢复多开始于病后 1 个月内,恢复过程可持续半年。

与预后不良相关的因素包括:①年龄小;②症状 24h 内达高峰;③背痛作为首发症状;④完全性截瘫;⑤锥体束征持续阴性;⑥感觉平面达颈段皮节。

与预后良好相关的因素包括:①平台期小于 8d;②锥体束征阳性;③病程 1 个月内可独走。

第三节 无骨折脱位型脊髓损伤

无骨折脱位型脊髓损伤又称为无放射影像异常的脊髓损伤(SCTWORA),是指因外力的作用造成了脊髓损伤,而无影像学检查可见的脊椎骨折脱位等表现。在临床工作中,因交通事故、坠楼等造成的脊髓病变易于诊断,但在轻微外伤如跳舞做下腰动作、摔倒的病例中,常常被忽视而错过最佳的治疗时机。儿童的脊髓损伤的发生率较成人低,在脊髓损伤的病例中儿童脊髓损伤仅占 2%~5%,但 SCTWORA 在儿童外伤性脊髓疾病中占 30%~40%。

一、诊断要点

1. 病因

儿童易发生 SCIWORA 与其自身的生理特点密切相关:①儿童椎间盘含水量较成人高,可以纵向过伸而不断裂;②韧带和关节囊较成人弹性大,承受较大的拉伸而不撕裂;③颈背部肌肉力量相对弱,在伸展或屈曲的外力作用下易发生较大范围的晃动;④儿童脊柱的骨骼发育与成人相比尚不完善,关节面浅且几乎成水平位,很容易在屈曲、伸展和平移过程中发生滑脱从而损伤脊髓,而 10 岁以下儿童的钩突尚未形成,不能有效地限制椎体侧方和旋转运动。由于儿童存在上述特点,使得其在遭受外伤(多数为轻伤)后,1个或多个脊椎节段瞬间移位,而损伤脊髓,亦可同时损伤脊髓血管(如脊髓前动脉、脊髓后动脉等),其损伤程度与瞬间移位程度有关。

2.临床表现

(1)10岁以下儿童多见,明确外伤史,病情进展迅速,多在数十分钟内达高峰。

(2)脊髓损害表现:肢体麻痹、末梢感觉异常和肢体电击样感觉等。

(3)病初处于脊髓休克期表现:双下肢无力,肌张力减低,腱反射消失,随着病程延长出现上运动神经元受累的体征,表现为肌张力增高,腱反射亢进,病理征(+),但部分患儿始终表现为双下肢软瘫,提示可能与脊髓的缺血坏死损伤前角细胞有关。

3.辅助检查

脊髓MRI是最为重要的辅助检查。

(1)SCIWORA早期脊髓MRI表现与急性横贯性脊髓炎类似,T1WI为低信号、T2WI为高信号。

(2)SCIWORA晚期脊髓MRI表现损伤段脊髓变细,相当于椎管前后径的1/3,T加权相为低信号,T2加权相为高信号。

4.诊断与鉴别诊断

SCIWORA多有明确的外伤史,起病急骤,无脊柱骨折、脱位等表现,但是此病缺乏特异性检查指标,特别是轻微外伤的患者容易误诊。要与以下疾病进行鉴别:

(1)急性横贯性脊髓炎(ATM):ATM的临床表现和辅助检查与SCIWORA类似,容易误诊,与SCIWORA比较,ATM无明确外伤病史,进展较SCIWORA慢,80%在3~10d达高峰,少数超急性病例在4h后达高峰。

(2)脊髓血管病变:无骨折脱位型脊髓损伤起病急,进展快要注意与脊髓血管病变相鉴别:①短暂性缺血发作:此病起病突然,但持续时间短暂,多在24h内完全恢复;②脊髓前动脉栓塞综合征:脊髓前动脉供应脊髓前2/3的部位,当脊髓前动脉栓塞时表现为无力及浅感觉的丧失,深感觉存在;③脊髓后动脉栓塞综合征:脊髓后动脉供应脊髓后1/3的部位,脊髓后动脉有2条,侧支循环好,脊髓后动脉栓塞发生率极少,且发生时症状轻、恢复快,表现为深感觉异常。

(3)下运动单位疾病:SCIWORA患儿双下肢无力,肌张力低,腱反射消失,病理征阴性,要与下运动单位疾病相鉴别。下运动单位病变一般没有二便潴留及感觉平面,脊髓 MRI 无异常。

二、治疗与预后

建议早期超大剂量应用甲泼尼龙,在发病后 3h 内给予 30mg/kg,15min 内输完,停 45min 后予 5.4mg/(kg·h),持续 23h;若在发病后 3~8h 内应用,则给予 30mg/kg,15min 内输完,停 45min 后予 5.4mg/(kg·h),持续 47h。可减缓或中止脊髓损伤后的继发性损伤,改善其功能恢复。发病 8h 后再应用皮质激素无明显效果,此时再给予大剂量甲泼尼松龙可能会抑制炎症反应,但是也有可能降低轴突的再生能力。临床实际工作中很难在 8h 之内诊断轻微外伤所致的 SCIWORA。SCIWORA 患儿应制动,但制动时间仍有争议,目前推荐时间为 12 周。由于难以把握治疗时机,SCIWORA 预后欠佳。

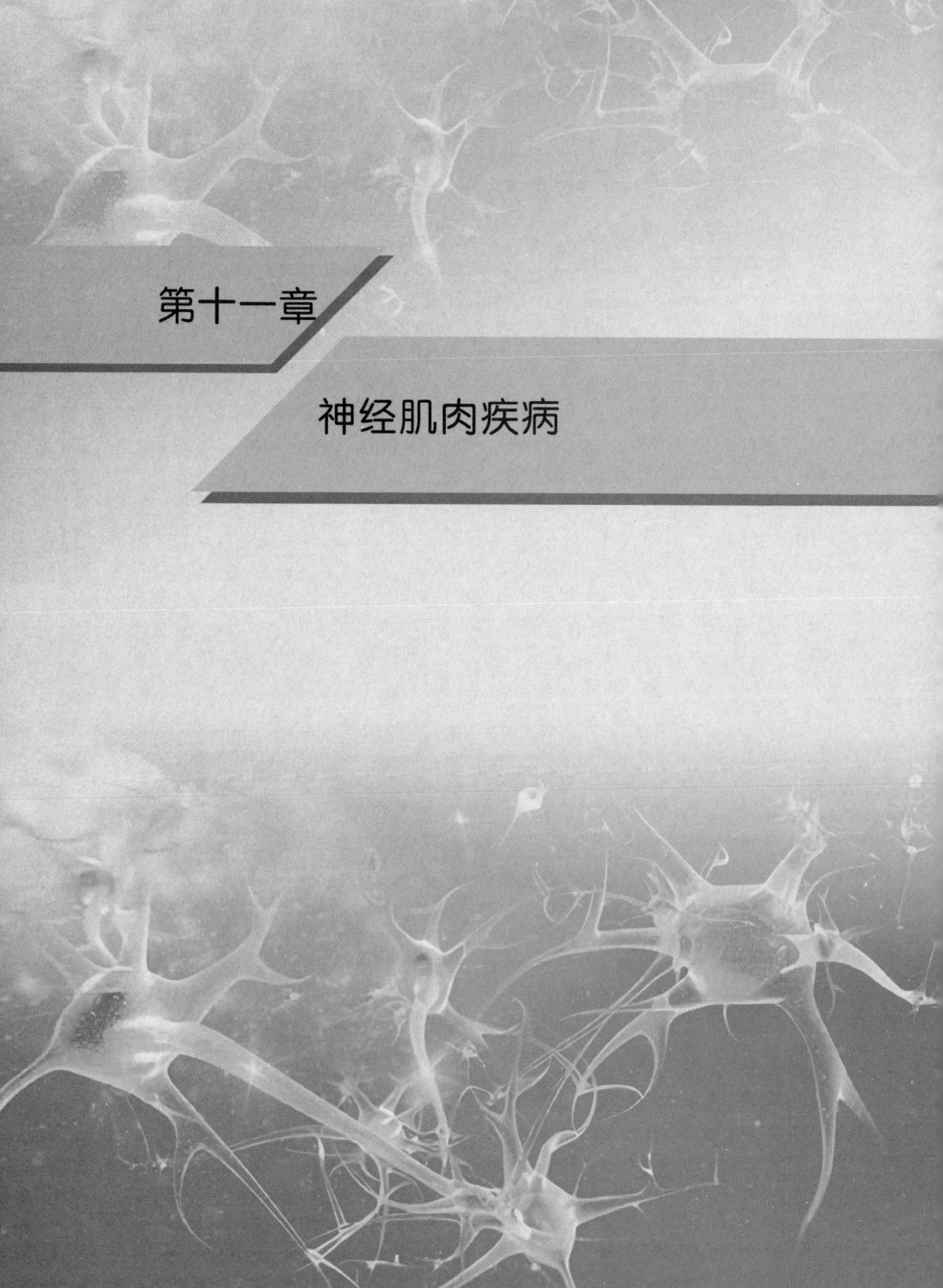

第十一章

神经肌肉疾病

第一节 概述

神经肌肉疾病又称运动单位疾病。一个运动神经元所支配的肌纤维范围,称为一个运动单位,包括下列4个部分:①位于脑干颅神经运动核或脊髓前角细胞群中的一个运动神经元;②该神经元发出的轴索与其他轴索一起形成的外周神经;③神经肌肉接头;④该神经元支配的全部肌纤维。神经肌肉疾病不包括上运动神经元及其通路病变所致的疾病。

一、临床特点

神经肌肉疾病根据其累及的部位主要临床特点有所不同。

(1)上运动神经元损伤特点多表现为肌张力高、肌容积正常,腱反射亢进－活跃,根据其累及部位可有其他症状或体征,例如脑干症状、意识改变、感觉平面、膀胱直肠功能障碍。

(2)下运动神经元病变特点为肌张力低,可见肌萎缩(少数假性肥大)、腱反射减弱或消失,可有疼痛、感觉异常。病变部位主要包括脊髓前角、周围神经、神经肌肉接头、骨骼肌;常见的疾病谱累及脊髓前角包括脊髓灰质炎、急性迟缓性脊髓炎,累及周围神经包括吉兰－巴雷综合征、重金属中毒、周围神经损伤、间歇性卟啉病、重症肌无力、肉毒中毒、骨骼肌病毒性肌炎、皮肌炎、代谢性肌病、周期性瘫痪等。

二、实验室检查特点

(一)血清酶测定

肌细胞病变时,溶酶体中酶漏出进入血清引起肌酶增高,其中最有诊断价值的是肌酸激酶(CK)。该酶有3种同工酶,即CKMM、CKMB、CKBB,分别来源于肌肉、心肌及脑组织。进行性肌营养不良者,CK可高出正常数十、数百倍;炎性肌病及某些先天性代谢疾病亦可增高,但不如前者明显;神经源性疾病一般不高或轻度增高。

(二)神经电生理检查

神经电生理检查包括神经传导速度及肌电图检查。

1. 神经传导速度(NCV)

多数周围神经疾患有运动和感觉神经传导异常。当外周神经有脱髓鞘病变时，神经传导速度减慢，轴索病变时则神经复合动作电位(CMAP)波幅降低。但应注意，病变神经中只要有10%~20%原纤维完好，NCV就可正常。

2. 肌电图(EMG)

神经源性病变可出现失神经电位；肌源性疾病可见低波幅、短时限电位，多相电位数量增多及病理干扰相等，对两者鉴别有重要意义。重复电刺激时出现反应电位波幅显著性递减，对重症肌无力有诊断价值。

(三)肌肉活检

肌肉活检能很好区分神经源性和肌源性疾病，而且还可对肌病进行组织学分类，对代谢性肌病明确其特异性肌酶缺陷，是肌病最主要的实验室检查。通常选择股四头肌的外直肌切取活检标本，应尽可能做肌肉冰冻切片，以便完成多种酶学或特殊染色检查。有条件者可做电镜检查或组织免疫化学染色，以进一步区分各种疾病。

(四)神经活检

神经活检适用于周围神经电测定肯定异常的患儿与临床无法肯定诊断者，一般取腓肠神经行活检。虽其为单纯感觉神经，但大多数周围神经病，包括以运动功能障碍为主者，腓肠神经可存在相同的病理变化。

第二节 脊髓性肌萎缩症

脊髓性肌萎缩症(SMA)是一种以脊髓前角运动神经元及延髓运动神经核退行性变性导致的近端肢体和躯干进行性、对称性肌无力和肌萎缩的神经变性病。常染色体隐性遗传病，主要特点为进行性、对称性肌肉无力与肌萎缩，智力发育及感觉均正常。

(一)诊断要点

1. 病因

现已肯定 SMA 发病与运动神经原存活基因(SMN)有关,此基因位于 5q13,SMN 基因缺失或突变可致 SMA。

2. 临床特点

根据起病年龄和能到达的最大运动功能及经典的 SMN 蛋白含量,可将本病分为 5 类。总结见表 11-1。

(1) SMA 0 型:出生前起病,严重肌无力和先天性多关节挛缩。胎动减少,羊水过多,臀先露常见,典型患儿除了眼外肌和面部运动正常外其余部位未见活动,出生时呼吸衰竭需立即气管内插管、机械通气。1 个月内常死于呼吸衰竭。

(2) 婴儿型脊髓性肌萎缩(SMA 1 型):即婴儿型,约占全部 SMA 病例的 45%,多于出生后 6 个月内起病,1/3 病例在新生儿期发病,严重者在胎儿期已有症状,胎动减少,出生后即有明显四肢无力、喂养困难及呼吸困难。临床表现为:①对称性肌无力,由双下肢开始,迅速进展,近端肌肉受累最重,不能独坐,发展到最终仅手足尚有轻微活动。②肌肉广泛萎缩,张力极低。患儿卧位时两下肢呈髋外展、膝屈曲的特殊"蛙腿"体位,腱反射减低或消失。由于婴儿皮下脂肪多,故肌萎缩不易发现,但握其肢体可感肌肉体积明显减小。③肋间肌麻痹,由于肋间肌受累比膈肌更重,导致矛盾呼吸,胸廓呈现特征性的"钟形"畸形。④运动颅神经核受损可出现吸吮及吞咽困难。⑤预后不良,平均寿命为 18 个月,多在 2 岁以内死亡。

(3) 中间型脊髓性肌萎缩(SMA 2 型):占 30%~40%,出生 18 个月内发病,进展缓慢,患儿能独坐,但不能获得独自站立和行走功能。一般可活至 10~20 岁。

(4) 青少年型脊髓性肌萎缩(SMA 3 型):占 20% 左右,又称 Kagelberg - Welander 病。出生 18 个月以后发病,一般起病在 2~7 岁或更晚,开始为步态异常、下肢近端肌肉无力,缓慢进展,渐累及下肢远端及双上肢,可存活至成年期。

(5) 成人型(SMA 4 型):晚发型,又称早期运动发育正常,成人起病,进展缓慢,预期寿命不缩短。

表 11-1　SMA 分型

SMA 分型	起病年龄	未给予呼吸支持的寿命	经典 SMN2 剂量	最大的运动能力和临床病程
0	出生前	<2 周	1~2copies	未获得任何运动里程碑,出生后即需要呼吸支持,表现为先天性关节挛缩和严重肌无力
1	出生后至 6 个月	大部分 2 岁内死亡	2~3copies	SMA 的严重婴儿型,从来不能独坐,大部分出现婴儿期起病的呼吸和吞咽问题
2	6~18 个月	70%存活至 25 岁	3~4copies	可独坐,大部分患儿在儿童期间丧失独坐能力但能扶坐
3	>18 个月	基本正常	3~4copies	独走,但是随着病情进展丧失独走能力
4	>18 岁	基本正常	>4copies	独走,虽病情进展丧失独走能力

3. 辅助检查

(1)血清 CK 正常或轻度增高。

(2)肌电图可见纤颤电位,在本病出现率可高达 95%~100%。轻收缩时运动单位电位时限延长、波幅增高,重收缩时运动单位数量减少,神经传导速度正常,提示神经源性受损。

(3)基因检测:重点检查 SMN1 基因,SMNexon7 或 7、8 缺失为热点突变,极少数为点突变。

4. 鉴别诊断

脊肌萎缩症应与其他以肌张力低下和运动发育迟缓为主的疾病相鉴别,包括先天性肌病、先天性及各类肌营养不良、代谢性肌病、重症肌无力、先天性肌无力综合征、先天性甲状腺功能减退症、周围神经病及 Prader-Willi 综合征等,故需要详细的病史询问、体格检查等。

(二)治疗要点

SMA 明确诊断后需与患者充分沟通,使其充分了解疾病过程、分型、预后及治疗方案,并进行多器官脏器的评估。近年 SMA 病因治疗很快,近年不断有新的治疗方法出现。基于 SMA 遗传学基础,治疗目标是增加其有功能的 SMN 蛋白的含量,主要包括调节基因表达,促进 SMN2 基因第 7 号外显子的转录。如反义寡核苷酸药物(诺西那生)治疗 1 型、2 型 SMA,已在我国开始临床应用。因药物无法透过血脑屏障,需要鞘内注射给药,由于药物随时间降解,需要每 4 个月给药 1 次,终身治疗。患者应鼓励主动运动并进行物理治疗以保持关节的活动度和防止挛缩,不可增加残存运动单位的负担。注意心理治疗。对晚期患儿应加强护理,预防肺部感染及褥疮。如伴有呼吸功能不全,需用人工呼吸器,保证气道通畅,改善呼吸功能。

(三)预防

SMA 可进行产前诊断。若检测到胎儿有 SMN 基因 exon7 或 7、8 纯合缺失,应说明胎儿患病,终止妊娠。该法优点是在没有取得先证者标本的家系中,也可以进行产前诊断。

第三节 遗传性运动感觉神经病

遗传性周围神经病常指 Charcot – Marie – Tooth 病(CMT),以此纪念最初描述该疾病的 3 位医生。然而,CMT 为一大类遗传性感觉和/或运动神经病的总称。这些遗传性周围神经病同样包括其他密切相关的周围神经病,如遗传性压力易感性神经病(HNPP)、远端遗传性运动神经病(dHMN),以及遗传性感觉神经病(HSN)。HSN 包括了遗传性感觉自主神经病(HSAN)。总之 CMT 代表在儿童人群中观察到的最常见的一组遗传性周围神经病,而且周围神经受累是这组疾病最突出的表现。

(一)诊断要点

CMT 是最常见的遗传性神经病,发病率约为 1:2500。根据遗传方式及神经电生理改变将其分为不同亚型,包括常染色体显性遗传性脱髓鞘疾病(CMT1)、常染色体显性遗传性轴索变性(CMT2)、常染色体隐性遗传性(CMT4)和 X 连锁遗传性(CMTX)。

1.临床表现

遗传性周围神经病的症状包括力弱、感觉丧失、平衡异常和自主神经功能紊乱。力弱常为"长度依赖性"(即远端受累为主,且下肢比上肢病变更严重)。下肢腓总神经支配的胫前肌较由胫神经支配的腓肠肌更严重,因此被绊倒及脚踝扭伤为常见的症状。随后可能继发足下垂。若手部受累,则常表现为使用纽扣或拉链及使用钥匙开锁等精细动作受累。

周围神经病的感觉症状反映了在痛、温觉中起作用的小而薄的有髓或无髓神经,以及在位置觉中起作用大的有髓神经的受累。小纤维型感觉神经病的常见症状包括感觉双脚"在鹅卵石上行走"或"冰冷",且不能用双脚感知水温。痛觉迟钝也与小纤维异常相关。当夜间视力无法代偿本体感觉丧失时,大纤维感觉丧失导致的平衡受累症状常更为突出。本体感觉丧失也常为神经纤维长度依赖性,因此患者可以通过用手轻轻触摸墙壁以改善对大脑的本体感受输入,从而改善平衡。自主神经症状可以发生在 HSN 组和各种代谢性神经病中。症状包括直立性低血压、心血管功能不全、闭汗或汗多、尿潴留或尿失禁、阳痿、便秘及腹泻交替等。通常患者不会自诉患有自主神经症状,因为他们不知道这些症状可能源于神经病变,因此在评估患者时需要特别注意这些特殊症状。尽管表型各有不同,CMT1 和 CMT2 患者的典型临床过程包括出生后早期发育正常,而后在 20 岁前逐渐出现力弱和感觉丧失。这通常为经典表型,且最初由 Harding 和 Thomas 描述。患儿往往跑步较慢,并且完成需要平衡的活动(如滑冰、走过横穿小溪的小道)较为困难,但通常运动里程碑发育正常,特别是独立行走时间与正常同龄儿相仿(即在 15 个月之前),常需要踝足矫形器,一般来说双手比双足表现轻。

2. 神经电生理检查

神经传导速度(NCV)测试能够鉴别脱髓鞘和轴突神经病变。在临床实践中,约 60% 的 CMT 患者为 CMT1,约 20% 为 CMT2。神经电生理检查可帮助发现患者感觉系统受累,而感觉症状常难以通过病史询问采集到。神经电生理检查可帮助将轴索受累为主的遗传性周围神经病进一步分为运动感觉神经均受累的遗传性轴索性运动感觉神经病(CMT2/HMSN II 型)、单纯运动轴索性周围神经病(dHMN)和单纯感觉轴索性周围神经病(HSN/HSAN)。大多数 CMT1 患者,特别是 CMT1A 患者,神经传导速度减慢较为一致,均为约 20m/s。患有 CMT1X 的男性其 NCV 通常为 30~45m/s 的"中间"范围。CMT1X 女性患者的 NCV 常在正常范围。

3. 基因检测及诊断策略

在家族史采集、神经系统检查和神经电生理检测后临床可提出可能的候选基因,在此之后,分子诊断则为遗传性周围神经病诊断的"金标准"。临床常应用基于遗传和临床表型的重点基因检测策略。大多数 CMT 基因确诊的比例可以达到 2/3。

4.鉴别诊断

遗传性周围神经病必须与获得性神经病相鉴别。此外,中枢神经系统的遗传性疾病,如遗传性痉挛性截瘫,通过引起长度依赖性的力弱、感觉丧失和足部畸形(例如弓形足)而出现类似遗传性神经病的表现。这些患者经常会出现上运动神经元体征,如反射亢进或 Babinski 征阳性,并且没有周围神经病的神经电生理学证据。周围神经病变可能是多系统代谢性疾病的一部分,如脑白质病,或作为更广泛分布的神经系统疾病的一部分,如 Friedrich 共济失调或脊髓小脑性共济失调。因此,需准确进行临床表现的描述,正确定位和排除。

(二)治疗

目前仍没有任何方法可以治疗。物理治疗、作业治疗和一些骨科手术仍然是所有 CMT 治疗的基础。详细的家族史及家庭成员检查对于患者的预后和遗传咨询同样重要。

专业的多学科康复团队可以对 CMT 患者的管理起到极大作用,并改善生活功能及质量。对于大多数患者而言,保持肌肉力量和张力,防止肌肉挛缩并改善平衡的物理治疗策略是常见的需求。矫形同样是治疗这些患者的重要组成部分,为行走提供支持并改善平衡。

第四节 周围神经损伤

周围神经损伤是指周围神经丛、神经干及其分支,意外受到外界直接或间接创伤而发生的损伤,导致躯干和肢体的运动、感觉及自主神经功能障碍的一种临床病症。儿科常见的神经损伤是臂丛神经损伤,坐骨神经及腓神经损伤、周围性面神经麻痹。

一、臂丛神经损伤

(一)诊断要点

1.病因

产伤是新生儿臂丛神经损伤的主要原因,发生率为 0.05%~0.19%,由分娩过程中胎位不正、胎儿过大、产道过小引起的分娩困难,或因助产技术不当等所导致。

2. 临床表现

臂丛神经损伤后引起相应神经根所支配的肌群麻痹,因臂丛神经损伤部位的不同,临床表现也不相同,可分为3种类型(上臂型、下臂型、全臂型)。通常为单侧,瘫痪在出生后立即出现。

(1)上臂型:又称 Erb 麻痹,是臂丛神经上干 C5、C6 的损伤,临床较为多见,占 80%~90%。主要表现为自肩以下的上肢不能外展、外旋,前臂不能旋后,因此患肢下垂于身侧,呈内收、内旋、前臂旋前、腕关节屈曲样特殊异常姿势。约有5%患儿合并 C4 神经根损伤,致膈肌麻痹。胸透可见患侧膈肌抬高和矛盾运动。

(2)下臂型:又称 Klumpke 麻痹,是臂丛神经下干 C_7~T_1 损伤,比较少见。主要表现为上肢远端麻痹,手腕活动消失(手麻痹)。其中约1/3患儿 T_1 交感神经纤维同时受损伤,引起同侧 Horner 征,表现为同侧眼睑下垂及瞳孔缩小。

(3)全臂型:整个臂丛神经 C_5~T_1,均有不同程度损伤,引起整个上肢的弛缓性麻痹,感觉亦可丧失,预后极差。轻症在出生后不易立即被发现,常在数日后经观察才能发现。

3. 鉴别诊断

本病需与脑损伤(脑性瘫痪)、肱骨骨折、肩脱位及锁骨骨折等相鉴别,MRI 可证实神经根断裂或撕脱。

(二)治疗要点

1. 保守治疗

诊断一旦确立,即应进行治疗。可应用 B 族维生素、胞磷胆碱及神经营养因子等药物,并注意对患儿行患肢各关节的被动活动。电刺激有促进神经再生的作用,应常规使用。

2. 手术治疗

由于婴儿的生理特点,神经损伤较成人有更强的恢复能力,因此选择手术时机对患儿预后有决定性意义。过早手术使一部分可自发恢复的患儿失去机会,同时还有可能由于手术损伤正常神经纤维,反而不利于神经的恢复。过晚手术则丧失早期神经修复的机会,同时又对患儿不利。通常认为出生后3~6个月手术者效果最佳。对产伤所致的臂丛神经损伤,一般采用神经松解、神经吻合或移植以及神经移位等手术方式。

(三)预后

目前国内外的研究资料表明，约80%的患儿在出生后1年内可以完全恢复，仅20%左右的患儿需要手术治疗。

二、坐骨神经损伤

坐骨神经由胫神经和腓总神经组成，分别起自L4~L3和S1~S3的前、后根，穿过梨状肌下孔下至臀部，于臀大肌深面沿大转子与坐骨结节中点下行；股后部在股头肌、半膜肌之间行走，至腘窝尖端分为胫神经和腓总神经，沿途分支支配股后部的股二头肌、半腱肌、半膜肌。坐骨神经损伤多与臀部肌肉注射有关，少数由其他原因引起。

(一)诊断要点

1. 病因

(1)注射性损伤：是小儿坐骨神经、腓总神经损伤的常见原因，如臀部肌肉注射部位不正确，将药物直接注入坐骨神经干或紧邻组织；有时注射部位虽正确，但因注射角度朝内偏斜或注入过深，同样可将药物注入神经内或神经附近(尤其婴幼儿臀部肌肉较薄嫩，更易发生)。神经周围组织肿胀、瘢痕化及神经鞘血肿，压迫神经并影响血供，导致神经损伤。另外，注射性损伤与药物种类也有密切关系。如对神经有刺激性或毒性作用的药物，注射在神经内或神经周围可对神经纤维产生直接刺激作用，导致周围神经纤维水肿、变性，甚至坏死。

(2)手术误伤：比较少见。

2. 临床表现

坐骨神经损伤是当前发生率最高的小儿周围神经损伤，多见于2~12岁。注射药物前患儿无下肢活动障碍，大多数常在注射药物时或注射后出现注射部位剧烈疼痛，患儿哭闹不安；较大患儿能自述注射局部剧痛并向下肢放射，麻木，同时出现患侧足踝部分活动障碍。患儿拒绝下地，足尖行走或完全不能站立，少数注射后2d才发现有足趾活动障碍。检查时常有腘窝、大腿后部压痛，背屈患足疼痛加剧，髋部外展和膝以下肌群无力。由于大多数病例主要损伤腓总神经，多数患儿表现股后部肌肉以及小腿和足部所有肌肉全部瘫痪，导致膝关节不能屈，踝关节与足趾运动功能完全丧失,足下垂,足背屈困难。小腿后外侧和足部感觉丧失,足部出现神经营养性改变。由于股四头肌健全,膝关节呈伸直状态,行走时呈跨越步态。

3. 诊断

①有臀部注射药物史;②注射后立即出现哭闹不安、患肢剧烈疼痛,并由注射点沿坐骨神经走行方向向下放射;③臀部注射后该侧肢体立即出现不同程度瘫痪、足下垂、肌张力降低、腱反射减弱或消失,伴感觉减退或消失;④肌电图检查显示失神经电位。

4. 鉴别诊断

(1) 脊髓灰质炎或其他肠道病毒引起的急性软瘫,患儿起病时多有发热,下肢肌无力常在热退后出现,呈非对称性、弛缓性瘫痪,多为节段性且较局限,肌张力减低,无感觉障碍,腱反射减弱或消失;脑脊液中细胞和蛋白均增多,或仅白细胞计数增多。

(2) 急性良性肌炎由病毒感染引起,临床以肌肉疼痛为主,主要累及双下肢肌肉,以小腿肌群最常见,其次见于大腿肌肉。常在睡眠初醒时疼痛最重,可致跖屈状态及跛行。腱反射正常,无感觉障碍,血清肌酸激酶显著升高。

(二) 治疗要点

(1) 保守治疗急性期可应用糖皮质激素1～2周,以减轻局部水肿、炎症刺激及粘连。

(2) 对注射性坐骨神经损伤,一般采用坐骨神经粘连松解术,治疗后多数患儿功能恢复。

三、面神经麻痹

由于脑桥面神经核或面神经轴索或轴索外病变所致的第7对颅神经急性损伤称为Bell麻痹。表现为上下面肌部分或完全瘫痪。Bell麻痹常是由于面神经穿过颞骨面神经管时水肿或炎症的结果。

(一) 诊断要点

1. 临床表现

Bell麻痹的患病率在10岁以下约2.7/10万,在10～20岁为10.1/10万。男女之间发病率无差别。乳突附近的耳痛常常是第一个临床表现。一侧眼睑不能完全闭合而其他面肌活动正常,往往是运动开始受累的表现。面肌无力在数小时至3d内逐渐加重,起病前常伴有呼吸道感染。

2. 鉴别诊断

(1)格林-巴利综合征:可出现面神经麻痹,但多为双侧性,且伴有对称性肢体瘫痪及脑脊液蛋白-细胞分离现象。

(2)腮腺炎与中耳炎可并发面神经麻痹:多有原发病的特殊症状及病史。前者有腮腺肿大、压痛等表现,后者有耳痛、耳鸣及流脓等表现,不难鉴别。

(3)颅后窝病变:脑桥-小脑脚肿瘤、脑桥肿瘤、脑干炎等均可致周围性面神经麻痹。根据患侧同时有三叉神经、展神经麻痹及对侧肢体锥体束征等,不难鉴别。

(4)带状疱疹膝状神经节综合征:带状疱疹病毒常侵犯面神经膝状神经节,累及感觉与运动纤维。根据外耳部出现疱疹、耳痛及同侧周围性面神经麻痹可确诊。

(5)先天性面神经麻痹:出生后即有临床表现,可因先天性面神经管狭窄所致,常伴有患侧听力减退或耳畸形等。

(二)治疗要点

1. 药物治疗

(1)激素治疗:急性期可用强的松治疗,开始2mg/(kg·d),口服3d后将剂量减半,再用药7d,减药至停用,总疗程2周。约60%的患儿未经特殊治疗,最终痊愈。有人主张轻症患儿无须激素治疗。

(2)维生素B族药物:如维生素B_1、B_{12}等。

2. 其他治疗

(1)按摩疗法:用手按摩患侧面肌,每日3~4次,每次5~10min,可促进局部血液循环,减轻患侧面肌受健侧的过度牵引,是简单有效的疗法。

(2)理疗:急性期在茎乳突孔附近部位予以热敷,或给予红外线照射,有利于改善局部血液循环。

(3)针灸治疗:本病急性期可接受针灸治疗,疗程一般4~6周。治疗效果与病程关系密切,治疗越早越好。

(4)保护暴露的角膜及预防结膜炎,可采用眼药水、涂药膏等方法。

(三)预后

儿童的面神经麻痹预后通常非常好,多数患儿不经治疗也能完全恢复。约

75%的患儿在病后2~3个月内完全恢复。肌电图检测面神经如提示轴索变性反应,病情有可能迁延6个月之久也不能完全恢复。约25%的患儿预后不良,部分可残留联带运动和面肌痉挛等后遗症。

第五节 重症肌无力

重症肌无力(MG)是神经-肌肉接头部位传递障碍所致自身免疫受体病。临床主要特点是局部或全身横纹肌自主运动时有明显易疲劳性和无力,休息或用胆碱酯酶抑制剂治疗后症状减轻或消失。临床上可分为两大类,即新生儿期重症肌无力及少年型重症肌无力。新生儿期重症肌无力包括两型:

(1)新生儿期暂时性重症肌无力:MG母亲分娩出的新生儿中10%~14%出生后第一天即出现肌无力,表现为吸吮困难、哭声低沉。其发生与母亲血液中抗乙酰胆碱受体(AchR)通过胎盘达到胎儿体内有关,多于2周后逐渐好转。

(2)先天性重症肌无力:因遗传性AchR离子通道异常而患病,与母亲是否患MG无关。新生儿出生后出现全身肌无力和眼外肌受累,症状持续,不会自然缓解,胆碱酯酶抑制剂和血浆交换均无效。本节重点叙述少年型重症肌无力(JMG),此型疾病是累及神经肌肉接头处突触后膜AchR的自身免疫病。

(一)诊断要点

1. 病因及发病机制

JMG是对自身AchR致敏的自身免疫性疾病。机体产生抗AchR抗体并在补体介导下作用于突触后膜,引起变性或破坏。近十年研究证明,JMG除突触后膜受累外,还存在突触前膜的损害。神经肌肉接头(NMJ)由神经终末(突触前膜)、肌膜的终板(突触后膜)和间隙(突触间隙)所组成,使冲动从运动神经末梢迅速、有效地传递至骨骼肌纤维。正常时神经冲动传导至肌肉有下列步骤:

(1)运动神经末梢合成乙酰胆碱(Ach),储存在突触小泡内,当神经冲动达到末梢时,Ach被释放,通过突触前膜到达突触间隙。

(2)Ach弥散到突触后膜,两个分子的Ach与一个分子AchR结合,即可引起离子通道的开放;由于阳离子的重新分配而产生膜的去极化和膜电位,产生微终板电位,达到一定阈值后肌肉收缩,产生动作电位。

(3)继动作电位之后,离子通道关闭,Ach 亦从 AchR 上脱落,并经胆碱酯酶水解;Ach 水解后所生成的胆碱又被突触前小泡重新吸收,并在乙酰辅酶 A 的作用下,重新合成 Ach。上述任何部位发生结构或功能变化均可引起其传导异常。

2. 临床特点及分型

起病多在 2 岁以后,最小发病年龄是 6 个月,平均年龄是 3 岁,女多于男。肌无力的特点是休息后好转,重复用力则加重,呈晨轻暮重表现。临床分为眼肌型、脑干型及全身型 3 型。

(1)眼肌型:最多见,仅表现眼外肌症状,而无其他肌群受累的临床和电生理表现。首发症状为单侧或双侧上睑下垂,可伴眼球活动障碍,引起复视、斜视;重症者双眼几乎不动,瞳孔不被累及。

(2)全身型:躯干及四肢受累,伴或不伴眼外肌受累。轻症者步行或上阶梯极易疲劳,重症者卧床,失去运动功能,呼吸肌无力时危及生命。腱反射多减弱或消失,但也有正常者。肌肉无纤颤,无明显肌萎缩,感觉正常。

(3)脑干型:主要为多组颅神经受累症状,如吞咽、咀嚼及语音障碍,声音嘶哑,可伴眼外肌受累,无躯干及肢体受累表现。

10%~35% 的 MG 在病程 1~2 年内转为其他类型,如果 MG 患者首发眼肌症状持续 2 年以上,则转为其他类型 MG 的可能性极小。JMG 病程经过缓慢,可交替完全缓解或复发,呼吸道感染可使病情加重。与成人不同,JMG 很少合并胸腺瘤。

3. 辅助检查

(1)新斯的明试验:可选用甲基硫酸新斯的明,每次 0.04mg/kg 肌注,新生儿 0.1~0.15mg,儿童常用量为 0.02~0.03mg,最大不超过 1mg。观察 30min 内肌力改善为阳性。当药物试验过程中出现严重的副交感刺激症状(如肠绞痛、流涎、心率过缓等)时,可肌肉注射硫酸阿托品 0.01mg/kg。

(2)神经重复电刺激检查(RS):检测神经包括面、腋、尺和正中神经,能配合的儿童方能完成。表现为重复电刺激中反应电位波幅快速下降,对诊断较有特异性。RS 检测对鉴别先天性 MG 及获得 MG 有重要价值。

(3)乙酰胆碱受体抗体(AchR-Ab)检测:AchR-Ab 阳性对 MG 诊断有重要意义,但结果阴性亦不能排除本病。婴幼儿较年长儿阳性率低,眼肌型较全身型阳性率低。

4. 诊断标准

具有典型临床特征,即受累横纹肌易疲劳性和无力,经休息或用胆碱酯酶抑制剂后症状减轻或消失,并具有下列条件之一者可做出诊断:①甲基硫酸新斯的明药物试验阳性;②重复电刺激,1~5Hz刺激条件下,第5波比第1波的波幅降低≥10%;③血AchR-Ab阳性。

5. 鉴别诊断

其鉴别要点是详尽病史和临床特征,新斯的明药物试验阳性是确诊MG的主要依据。

1)眼肌型MG的鉴别诊断

(1)Miller-Fisher综合征:属于Guillan-Barre综合征变异型,表现为急性眼外肌麻痹、共济失调和腱反射消失,无晨轻暮重波动性,新斯的明实验阴性,脑脊液检查可见细胞-蛋白分离。

(2)眶内占位病变:由眶内肿瘤、脓肿或炎性假瘤等所致,表现为眼外肌麻痹并伴结膜充血、眼球突出、眼睑水肿阴性,眼眶MRI、CT或超声检查有助于诊断脑干病变、眼外肌麻痹,可伴有脑干受累相应的中枢神经系统症状和体征。

(3)Graves眼病:属于自身免疫性甲状腺病,表现为限制性眼外肌无力、眼睑退缩不伴眼睑下垂,正常眼眶CT显示眼外肌肿胀;甲状腺功能亢进或减退;抗TSH受体抗体(TR-Ab)阳性或滴度高于临界值;眼外肌无力同样不具有波动性。

(4)慢性进行性眼外肌麻痹(CPEO):属于线粒体脑肌病,表现为双侧进展性无波动性眼睑下垂,伴近端肢体无力,肌电图提示肌源性损害,少数可伴周围神经传导速度减慢、血乳酸轻度增高、肌肉活检和基因检测有助于诊断。

2)全身型MG的鉴别诊断

(1)Gullain-Barre综合征:免疫介导的急性炎性周围神经病,表现为弛缓性进行性、上行性肢体肌无力,腱反射减低或消失,运动神经传导潜伏期延长、速度减慢、传导阻滞、异常波形离散等脑脊液蛋白细胞分离现象。

(2)慢性炎性脱髓鞘性多发性神经病(CIDP):免疫介导的慢性感觉运动周围神经病,表现为弛缓性肢体肌无力,套式感觉减退,腱反射减低或消失阴性,周围神经传导速度减慢、波幅降低和传导阻滞脑脊液蛋白-细胞分离现象、周围神经活检有助于诊断。

特发性皮肌炎多种原因导致的骨骼肌间质性炎性病变,表现为进行性加重的弛缓性肢体肌无力和疼痛阴性,肌源性损害肌酶显著升高、肌肉活检有助于诊断。

(3)代谢性肌病:肌肉代谢酶、脂质代谢和线粒体等受损所致肌肉疾病,表现为弛缓性肢体肌无力,不能耐受疲劳,腱反射减低或消失,伴有其他器官受损阴性,肌电图提示肌源性损害,肌酶正常或轻微升高、肌肉活检和基因检测有助于诊断。

(4)肉毒中毒:由肉毒杆菌毒素累及神经肌肉接头突触前膜所致,表现为眼外肌麻痹瞳孔扩大和对光反射迟钝,吞咽、构音、咀嚼无力,肢体对称性弛缓性瘫痪,可累及呼吸肌,可伴有 LEMS 样的自主神经症状部分阳性,阴性低频 RNS 无明显递减,高频 RNS 可使波幅增高或无反应,是否出现或出现上述表现中的哪一种取决于中毒程度。对食物进行肉毒杆菌分离及毒素鉴定,鉴别要点是详尽病史和临床特征,新斯的明药物试验阳性是确诊 MG 的主要依据。

6.识别肌无力危象和胆碱能危象

发生此两种危象,若处理不及时可危及生命。

(1)肌无力危象:是指 MG 患儿病情严重,膈肌及肋间肌无力导致呼吸泵衰竭,延髓肌麻痹导致上气道梗阻,最终出现急性呼吸功能不全。MG 危象的诱发因素为感染、药物应用不当或突然停药、手术后应激等。

(2)胆碱能危象:临床罕见,为胆碱酯酶抑制剂过量所致。患儿除有明显肌无力外,还有胆碱酯酶抑制剂过量史、面色苍白、腹泻、呕吐、高血压、心动过缓、瞳孔缩小及黏膜分泌物增多等相应临床表现。如症状不典型,可借助肌注腾喜龙 1mg 作为鉴别诊断或指导治疗,若用药后症状有改善,则考虑肌无力现象,继用胆碱酯酶抑制剂;反之,则考虑为胆碱能危象,应停用胆碱酯酶抑制剂。

(二)治疗要点

1.胆碱酯酶抑制剂

适用于除胆碱能危象以外的所有重症肌无力患者。作用机制是使 Ach 降解速度减慢,神经肌肉接头处 Ach 量增加,使症状获暂时改善。由于该药不能改变 MG 的病理性免疫过程,长期使用可出现耐药现象,故仅作为 MG 的辅助性治疗。首选药物是溴吡斯的明,副作用少,小量开始,初始计量每 4~6h 0.5~1mg/kg,全天最大剂量不超过 7mg/(kg·d),分为 3~4 次口服,在年长儿或成人中单次最大剂量为 60mg,每天 3~4 次口服。如果溴吡斯的明单次超过 300mg,症状仍控制欠佳者,则有必要添加免疫抑制剂治疗。

2.长期免疫抑制治疗

(1)糖皮质激素:是当前 MG 的主要治疗方法。泼尼松起效快,疗效显著,目前仍作为免疫治疗的初始选择,采用每日服药法,总疗程 1 年。可以从 10~20mg/d

或 0.5~1.0mg/(kg·d)起始,如病情未缓解,每 3~7d 加量 5~10mg/d,最大剂量 60mg/d 或 2mg/(kg·d),如病情缓解,该剂量维持 4 周,之后逐渐减量。如观察到明显改善后,不能突然停用甲泼尼龙。当开始减量时,不能快于每 2 周减少 5mg,当患者减少到 20mg/d 或 1mg/(kg·d)后,建议以更缓慢的速度减量。大部分患者持续隔日或每日口服低剂量泼尼松至少 1~2 年。

(2)甲基强的松龙(简称甲强)冲击疗法:冲击疗法疗程 3d,甲强剂量为 20mg/(kg·d),加生理盐水 100mL 于 2h 内匀速静脉滴注。多用于病情快速进展或肌无力危象的患者,建议同时应用免疫球蛋白及血浆置换。

(3)硫唑嘌呤:眼肌型 MG 和全身型 MG 皆可使用,可与糖皮质激素联合使用,短期内有效减少糖皮质激素用量。部分儿童(>3 岁)和少年 MG 患者经胆碱酯酶抑制剂和糖皮质激素治疗后效果仍不佳者,可慎重考虑联合使用硫唑嘌呤。因可致部分患者肝酶升高和骨髓抑制,服用硫唑嘌呤应从小剂量开始,逐渐加量,多于使用后 3~6 个月起效,1~2 年后可达全效,可以使 70%~90% 的 MG 患者症状得到明显改善。初始阶段通常与糖皮质激素联合使用,其疗效较单用糖皮质激素好;同时可以减少糖皮质激素的用量。单独使用硫唑嘌呤,虽有免疫抑制作用但不及糖皮质激素类药物。

使用方法:儿童 1~2mg/(kg·d),成人 2~3mg/(kg·d),分 2~3 次口服。如无严重或/和不可耐受的不良反应,可长期服用。开始服用硫唑嘌呤 7~10d 后需查血常规和肝功能,如正常可加到足量。

副作用:特殊的流感样反应、白细胞减少、血小板减少、消化道症状、肝功损害和脱发等。长期服用硫唑嘌呤的 MG 患者,在服药期间至少 2 周复查血常规,4 周复查肝、肾功能各 1 次。有条件的情况下,建议在硫唑嘌呤用药前筛查嘌呤甲基转移酶基因缺陷,以减少硫唑嘌呤诱导的不可逆性骨髓抑制的风险。

(4)环孢菌素 A:用于治疗全身型和眼肌型 MG 的免疫抑制药物。通常使用后 3~6 个月起效,主要用于因糖皮质激素或硫唑嘌呤不良反应或疗效欠佳,不易坚持用药的 MG 患者;环孢菌素 A 也可早期与糖皮质激素联合使用,可显著改善肌无力症状,并降低血中 AChR 抗体滴度。如无严重副作用可长期和糖皮质激素联合使用,疗效和硫唑嘌呤相当,但副作用较少。

使用方法:口服 2~4mg/(kg·d),使用过程中注意监测血浆环孢菌素 A 药物浓度,并根据浓度调整环孢菌素的剂量。

主要副作用:肾功能损害、血压升高、震颤、牙龈增生、肌痛和流感样症状等。

服药期间至少每月查血常规、肝和肾功能各1次,以及监测血压。

(5)他克莫司(FK-506):为一种强效的免疫抑制剂。本药适用于不能耐受糖皮质激素和其他免疫抑制剂副作用或对其疗效差的MG患者,特别是RyR抗体阳性的MG患者;也可与糖皮质激素早期联合使用,以尽快减少糖皮质激素的用量,减少其副作用。他克莫司起效较快,一般2周左右起效。

使用方法:口服3.0mg/d,有条件时检测他克莫司血药浓度并根据血药浓度调整药物剂量。快代谢型MG患者需要加大药物剂量,直到疗效满意为止。如无严重副作用,可长期服用。

副作用:消化道症状、麻木、震颤、头痛、血压和血糖升高、血钾升高、血镁降低、肾功能损害等。服药期间至少每月查血常规、血糖、肝和肾功能1次。

(6)环磷酰胺:用于其他免疫抑制药物治疗无效的难治性MG患者及胸腺瘤伴MG的患者。与糖皮质激素联合使用可以显著改善肌无力症状,并可在6~12个月时减少糖皮质激素用量。

使用方法:成人静脉滴注400~800mg/周,或分2次口服,100mg/d,直至总量10~20g,个别患者需要服用到30g;儿童3~5mg/(kg·d)(不大于100mg)分2次口服,好转后减量,2mg/(kg·d)。而环磷酰胺仅用于最难治的MG。

(7)利妥昔单抗(美罗华):利妥昔单抗是一种抗B细胞膜标志物CD20的单克隆抗体,目前尚无利妥昔单抗治疗MG的随机对照试验证据,但越来越多的病例研究支持其用于治疗难治性MG,大部分重度全身型MG患者获得改善,尤其对MusK抗体阳性的MG患者效果较佳。初始剂量为$375mg/m^2$,静脉输注,每周1次,连用4次;其后根据检测CD19+B淋巴细胞比例给予维持治疗,当比例大于0.1%,需要再次给予$375mg/m^2$,应该每3~6个月应用1次。

3. 快速免疫治疗

血浆置换和免疫球蛋白均具有起效快(数日)及获益时间短暂(数周)的特点,适用于以下情况:肌无力危象、胸腺切除术后或其他外科手术前,作为转换起效较慢的免疫治疗过渡的难治性MG患者。

4. 胸腺切除

有学者认为早期胸腺切除可提高JMC缓解率,但考虑胸腺切除能导致患儿免疫缺陷,且部分患儿有药物治疗缓解或自行缓解可能,手术宜慎重。目前对小儿MC手术治疗适应证仍有争议。一般主张对无手术禁忌的成人全身型MG或药物治疗无效的成人眼肌型患者,或有胸腺瘤者,可考虑胸腺切除。

5. 避免使用药物

表 11-2　可能加重重症肌无力及可能干扰神经肌肉递质传递的药物

药物种类	具体药物名称
抗生素	氨基糖苷类、乙酰红霉素、四环素、青霉素、磺胺类、氟喹诺酮类、克林霉素、林可霉素、泰利霉素
麻醉剂	神经肌肉阻滞剂、利多卡因、普鲁卡因
抗惊厥药物	苯巴比妥、3-甲基苯乙妥英、三甲双酮
心血管药	β-受体拮抗剂、普鲁卡因、奎尼丁
风湿免疫类药物	氯喹、D-青霉胺
其他	氯丙嗪

第六节　进行性肌营养不良

进行性肌营养不良（PMD）是一组遗传性肌肉变性病，其临床主要特征是进行性肌萎缩和无力，最终完全丧失运动功能。根据遗传方式、起病年龄、最先受累肌群、病程进展与预后，可将本病分为几种类型，其中假性肥大型肌营养不良（DMD）最常见。

一、Duchenne 型肌营养不良

（一）诊断要点

1. 病因

Duchenne 型肌营养不良是 X 连锁隐性遗传病，母亲携带基因，男孩发病。DMD 发病率为 30 例/每 10 万活产婴。DMD 的致病基因定位于 Xp21.1~21.3，现已证明 DMD 的基因表达产物是抗肌萎缩蛋白（Dp）。DMD 患者由于基因缺失导致 Dp 表达缺乏，使 Dp 糖蛋白形成障碍，引起肌细胞膜结构缺陷，是本病的主要病因。

2. 临床表现

（1）进行性肌无力和运动功能倒退：起病多在 3~5 岁，婴儿期运动发育基本正常，少数有轻度运动发育迟缓。初病时双下肢无力，易跌跤，上阶梯困难。由于大

腿伸肌力弱,无力支撑躯干,患儿自仰卧位至直立位时,先翻身呈俯卧位,再屈膝关节及髋关节,并用手支撑躯干成俯跪位,然后以双手及双腿共同支撑躯干,再用手按压膝部以辅助股四头肌的肌力,身体呈深鞠躬位,再支撑躯干,最后才达到直立位置。上述动作称为 Gower 征。因大腿及骨盆部无力日益加重,出现行走摇摆如鸭步态,直立时腰椎前突。出现肩、臂肌群受累,举臂时肩胛骨内侧远离胸壁,宛如鸟翼,称翼状肩胛。大多 10 岁后丧失独立行走能力,20 岁前出现咽喉部、呼吸肌无力,致吞咽、呼吸困难,最终继发呼吸感染死亡。本病面肌受累少见。患儿腓肠肌肥大随病程进展而加重。

(2)广泛性肌萎缩和假性肌肥大:下肢、躯干、髋、肩肌肉渐萎缩,膝、踝、前臂多因肌萎缩发生挛缩畸形,腱反射消失。

(3)其他表现:多数患儿有心肌病,约 25% 有不同程度的智力低下。病情进行性加重,死亡年龄平均为 18 岁,约 25% 患儿存活超过 21 岁。CT 或 MRI 可见脑萎缩,大脑皮质可有先天发育异常。Becker 型肌营养不良(BMD)临床表现与 DMD 相似,但发病年龄稍晚,进展缓慢,病情较轻,预后较好。BMD 发病率仅为 DMD 的 1/10,起病年龄为 5~15 岁,首先累及骨盆带肌,以下肢近端肌无力为主,进展缓慢,以后波及肩带肌,可有腓肠肌假性肥大,腱反射消失,智力正常,心脏受累少见。患儿多在病后 15~20 年不能行走,存活期较长,一般对寿命影响不大。

3. 辅助检查

(1)血清酶学检查:血清磷酸肌酶(CK)显著增高,可高达正常值的几十倍甚至上百倍。其他血清酶,如 LDH、GOT、GPT 在进展期均有增高,但不如 CK 敏感。晚期患儿肌萎缩明显,但肌酶明显降低。婴儿期无明显临床症状时,因血清酶高,误诊为肝炎、心肌炎者并不少见,CK 显著增高是本病诊断的重要依据。

(2)肌电图:具有典型肌源性受损的表现。

(3)肌肉活组织检查:肌肉组织病理的异常虽然明显但非特异,故本项检查不作为常规要求。

(4)遗传学诊断:对肌肉组织进行 Dp 的检测或采血行 DNA 序列分析,证实 Dp 基因突变或缺失,可做出诊断。

(5)其他:如胸部 X 线、心电图、超声心动等能早期发现本组疾病患儿心脏受累的程度,智商检测对 DMD/BMD 患儿应列为常规检查项目。

4. 临床诊断

应逐步确定是否为肌营养不良,以及为何种类型肌营养不良,对异常基因携带者进行检测。以 Duchnne 型肌营养不良为例，其诊断标准为：①X 连锁隐性遗传；②5 岁前起病，首发症状为盆带肌无力，随后累及四肢近端肌群，双侧对称；③腓肠肌假性肥大；④病情进展较快，青春早期即不能行走；⑤血清 CK 值高于正常值 20~100 倍；⑥肌电图和(或)肌活检用于区别肌源性或神经源性受损，但不能鉴别本病的其他类型。

5. 鉴别诊断

主要应与少年型脊肌萎缩症鉴别，因婴儿型出生后不久即发病，不存在鉴别问题。本病发病年龄为 2~7 岁，为常染色体隐性遗传，主要病变为前角细胞变性，以进行性骨骼肌萎缩和肌无力为特点；有自发纤颤，血清 CK 值一般正常，肌电图有大量失神经电位有助于鉴别。

(二)治疗与预后

(1)迄今尚无特效治疗：一般疗法应进行适度运动，避免卧床及少动，以保持肌肉功能并预防挛缩，预防因肥胖而影响运动。不宜减少活动或卧床。对症治疗包括肌肉和关节的主动、被动运动及按摩治疗，晚期病例则需矫形外科治疗。

(2)糖皮质激素：目前为适应症用药，资料前需充分评估获益与潜在风险，应在早期独走期(多选择 4~5 岁之间)开始，每天口服泼尼松 0.75mg/kg，似有改善肌力、延缓病情发展的功效。

长期口服糖皮质激素可能出现肥胖、多毛症、痤疮、青春期延迟、免疫抑制、高血压等，如果副作用可以耐受可长期口服，如果不能耐受副作用，可以降低每天剂量 25%~33%，并在 1 个月内重新评估，若仍不能耐受，再降低 25%，但不应低于泼尼松 0.3mg/(kg·d)的最低剂量，如不能独走，可以延缓上肢力量减退、心肺功能衰退和脊柱侧弯的发展。

二、其他类型肌营养不良

1. 面肩肱型肌营养不良(FSHD)

本病是一种常染色体显性遗传病。基因位于 4q3.5，男女均受累。常在青春期发病，小儿少见。发病起始年龄是 5 岁，到 14 岁时约有 50% 外显率。首发症状是面肌受累，表现面无表情，闭目、举眉、皱眉动作均有困难，呈特殊的肌病面容；继之肩带肌受累，最终波及躯干肌、髋带肌及双下肢，肌肉萎缩，腱反射消失。如累及胫前肌可表现足下垂。一般无腓肠肌肥大及心脏受累，智力正常。

2. Emery-Dreifuss 型肌营养不良

临床罕见，是一种 X 连锁隐性遗传病，基因位于 Xq2.8。首发年龄为 5~15 岁，病情进展缓慢，受累肌群主要表现为肱二头肌、肱三头肌及腓骨肌分布区的肌无力及肌萎缩，主诉颈部前屈受限、双上肢举物不能，继之出现膝、踝挛缩，数年后出现足尖走路和下肢远端无力的特殊步态，腱反射消失。因无腓肠肌假性肥大，故易与 DMD 或 BMD 相鉴别。患儿智力正常，血清 CK 仅轻度增高。本病可伴有心脏传导功能障碍、晕厥、心房纤颤等，常因心脏病而致死。

3. 先天性肌病

是指出生后或青少年期发病的一组非进展性或缓慢进展性肌肉疾病。本组疾病可有不同的遗传方式或呈散发。随着电镜技术和肌肉酶学组织化学染色技术的发展，数种先天性肌病可根据肌活检病理的异常做出诊断。

第七节　儿童皮肌炎

幼年皮肌炎(JDM)是儿童期发病的一种慢性、全身性自身免疫性疾病，主要特点为广泛性小血管炎、全身自身免疫性疾病，其主要特点为广泛性小血管炎，以特征性皮疹和对称性近端无力为主要临床特征，可并发心肺、胃肠道和神经多系统受累。

(一)诊断要点

1. 病因

幼年皮肌炎多起病缓慢，临床症状逐渐趋于电信，通常表现为肌肉无力和皮疹，有时表现为发热、咳嗽、腹痛、吞咽困难、肌肉疼痛和关节炎等，部分重症病例全身症状重、病情进展迅速合并呼吸衰竭和心功能不全而死亡。

2. 主要临床表现

(1)典型皮肤表现为眼眶周围的水肿性红斑，多为紫红色，以上眼睑更明显。皮疹常累及颊部、鼻梁、前额部为类似蝶形红斑。此外，指、肘、膝、踝关节伸面的 Gottron 皮疹也具有特征性，表现为红色或紫红色的小丘疹，米粒或绿豆大小，可融合成片，中心皮疹萎缩及色素减退，表面可覆盖有鳞屑。

(2) 通常累及横纹肌,任何部位肌肉均可受累,肢带肌、四肢近端肌肉及颈前屈肌最常受累,突出表现为对称性近端肌无力,多先累及盆带肌,表现为上楼和下蹲困难,继而肩带肌、颈肌受累,严重者出现四肢无力,坐、立行动和翻身困难,甚至全身瘫痪。更严重者有吞咽困难,言语障碍,呼吸窘迫等表现。极少累及面肌及眼肌,是与重症肌无力鉴别的要点之一。

(3) 肺部病变:肺部受累与预后不良有密切关系,可表现为呼吸困难等。

(4) 消化道受累:食管和胃肠是本病最常见受累器官。

(5) 心脏受累:心脏方面可见心脏增大、心电图异常,严重者可因心肌炎、心律失常、心功能不全而死亡。

(6) 钙质沉着是幼儿皮肌炎严重并发症之一,也是 JDM 的典型表现,表现为皮下硬节或结节,关节附近团块样沉着,广泛钙化最常发生于未治疗或未充分治疗而病程迁延和进展的患儿,但部分患儿虽已接受积极治疗,在疾病后期仍有可能发生钙质沉着。与钙质沉着相关的危险因素包括诊断延误、治疗延迟、疾病活动度高、发病年龄较小和心脏受累等。

(7) 中枢神经系统受累,患儿头颅磁共振成像(MRI)检查可见脱髓鞘改变。眼部症状可出现视网膜绒毛状渗出、色素沉着、视盘萎缩、水肿出血或视神经纤维变性。部分患儿还可并发脂肪代谢障碍,表现为广泛性皮下脂肪消失。肌肉萎缩、肌腱挛缩和由此造成的关节功能障碍是本病常见的远期并发症。

3. 辅助检查

(1) 肌酶测定:血清肌酶水平升高是肌肉损伤的标志,包括 CK、谷丙转氨酶和谷草转氨酶等,以 CK 为主。然而,非急性炎症期,肌酶水平正常,并不能排除 JDM 的诊断。定期复查有助于了解病情的演变疗效监测及预后评价。

(2) 肌炎相关自身抗体:幼年特发性炎症性肌病患儿血清中有多种肌炎特异性抗体(MSA)和肌炎相关性抗体(MAA)。常见的 MSA 出现在 45%~55% 的患儿中,MAA 出现在 16%~20% 的患儿中。

(3) 肌电图:典型的肌源性损害表现为插入电位增加、纤颤波、正锐波;收缩时呈短时限、低振幅、多相性电位;自发异常高频放电。

(4) 肌肉活检:在肌肉受累最突出部位取材可能获得更高的阳性率,通常取股四头肌和三角肌等。JDM 的特征性组织学表现包括束周萎缩、肌纤维变性和再生、血管周围不同程度炎性细胞浸润、内皮肿胀和坏死等。

(5) 肌肉 MRI 检查 T2 加权:脂肪抑制序列成像可显示肌肉炎症呈水肿高信号

表现,对早期肌肉病变敏感,而 T1 加权序列通常用于检测肌肉萎缩、肌内脂肪积聚或纤维化部分。肌酶正常的患儿 MRI 可有阳性改变。

4.诊断及鉴别诊断

目前临床工作中仍沿用 1975 年 Bohan 和 Peter 制定的 JDM 分类方案和诊断标准:①典型的皮肤改变,包括上眼睑皮肤呈紫红色伴眼眶周围水肿(向阳征)以及掌指关节和近端指间关节背侧有红色鳞屑样皮疹(Gottron 征);②对称性近端肌无力,可伴吞咽困难及呼吸肌无力;③实验室检查:血清骨骼肌酶活性升高,尤其是 ck、谷草转氨酶;④肌电图异常:电位、短时限多相波、纤颤电位等;⑤肌肉活检异常:肌纤维变性、坏死、细胞吞噬、再生、嗜碱性变,核膜变大,核膜明显,筋膜周围结构萎缩,纤维大小不一,伴炎性渗出。具备第①项及②~⑤项中的 3 项以上,可确诊为 JDM,若缺乏第①项,具备②~⑤项中的 3 项以上,可诊断为多发性肌炎。

(二)治疗要点

1.一般治疗

急性期卧床休息,可适当进行肢体被动运动防止肌萎缩。慢性患者要适当锻炼,接受各种康复治疗,以防止肌萎缩及挛缩。皮肌炎应避免日光照射。

2.糖皮质激素

糖皮质激素为本病首选药物。早期足量使用是治疗本病的关键。泼尼松开始剂量为 2mg/(kg·d),分次口服,约 2 周后病情好转后改为隔日 1 次顿服;待肌力恢复,血清肌酶正常后,每月减量 10%;5 月后减慢减量速度,改为每月减量 5%,维持量以 5~10mg/d 为宜,总疗程不小于 2 年。若病情严重,出现心、肺、肾损害,则采用甲基强的松龙冲击治疗,20mg/(kg·d)加入 10% 葡萄糖 100~200mL 中,静脉续注,连续 3~5d 为一疗程,后改服泼尼松口服。地塞米松可引起激素性肌炎,应避免使用。大多数患者经治疗后能获得明显改善,半数能达完全缓解。

3.激素与免疫抑制剂

激素与免疫抑制剂的联用可提高疗效,减少激素用量,避免不良反应。MTX(氨甲蝶呤)对于控制肌肉炎症和改善皮肤症状均有帮助,是免疫抑制剂中首选药物。多采用口服给药 10~15mg/m², 每周 1 次,最大量为 15mg。主要不良反应为肝功能受损、骨髓抑制或口腔炎等,用药期间需要定期检测血常规、肾功能等。吗替麦考酚酯常用剂量为 30~50mg/(kg·d),分 2 次或 3 次口服,最大量为 1.5g/d。

常见不良反应为胃肠道反应和血细胞减少等。对激素及氨甲蝶呤治疗效果欠佳的 JDM 推荐应用吗替麦考酚酯治疗。

4. 静脉注射人免疫球蛋白

适用于起病时较重或疾病进展迅速的患儿、激素无效或同时联合免疫抑制剂治疗效果欠佳者。剂量为 400mg/(kg·d),最大剂量为 15g/d,可连用 3~5d,必要时每月应用 1 次,连续应用 3~6 个月或更长时间对肌力和皮疹均有明显改善效果。

(三)预后

JDM 是一种异质性非常大的疾病,部分患儿疾病活动期为 2 年,经过治疗可得到完全缓解,部分患儿可有多次复发或呈慢性持续状态,病情可持续 3~5 年或更久。本病最常见的死亡原因为肺部感染、胃肠道出血及穿孔。最常见的后遗症为因急性期病情控制不佳导致的肌肉萎缩、肌腱挛缩和钙质沉着。

第八节 周期性瘫痪

周期性瘫痪是一组罕见的以发作性肢体肌无力为临床特点的离子通道病。原发性周期性瘫痪通常是由骨骼肌细胞膜离子通道基因突变所导致,呈常染色体显性遗传或散发发病。主要致病基因为钠离子通道基因 SCN4A 以及钙离子通道基因 CACNAIS,少部分由钾离子通道基因 KCNJ2 突变所致,该基因突变通常导致周期性瘫痪长 QT 综合征和多发骨骼畸形三联征。发作性瘫痪可以是局限性的,也可以是全身性的。根据发作时血钾水平分为低钾性周期性瘫痪、高钾性周期性瘫痪和血钾正常性周期性瘫痪。本次主要介绍低钾性周期性瘫痪。

一、低钾性周期性瘫痪

(一)诊断要点

1. 病因与发病机制

低钾性周期性瘫痪是最常见的原发性周性期瘫痪,其中大约 70% 的病例是由钙离子通道基因(CACNA1S)变异所导致,20% 的病例由钠离子通道基因 SCN4A 突变所致,还有大约 10% 的病例致病基因未明。钙离子通道基因 CACNAIS 位于

1q31~32,编码肌肉细胞横管系统的 L 型钙通道蛋白 α1 亚单位。电压门控钠离子通道基因 SCN4A 位于 17q23~25。编码钾离子通道的 KCNJ2 基因定位于 17q23。上述离子通道蛋白的异常可导致骨骼肌细胞膜去极化,钠通道失活及肌纤维兴奋性降低,从而导致肌无力。

2. 临床表现

呈常染色体显性遗传,在女性不全外显,散发病例常见,男性多于女性,男性发作频率和严重程度较女性重。任何年龄段均可发病,88% 的病例首次发病年龄在 7~21 岁,一般小于 16 岁,钙离子通道基因突变所致的患者较钠离子基因突变所致的疾病起病年龄偏早,在夜间或早晨发病时病情较重,兴奋、劳累、进食大量碳水化合物可诱发,临床表现对称性的肢体无力,近端重于远端,首先累及肢带肌和双下肢近端肌肉,逐渐累及双上肢、颈肌和躯干肌,面肌及膈肌不受累,可合并少尿、无尿、多汗和便秘。查体肌力和肌张力减低,腱反射减弱或消失,但意识清楚,感觉正常。

3. 辅助检查

(1) 实验室检查发作期血钾低于 3.5mmol/L。

(2) 心电图检查可出现低钾性改变,PR 间期及 QT 间期延长,ST 段降低,T 波降低或 U 波出现。

(3) 肌电图检查:完全瘫痪的肌肉没有动作电位反应,对刺激无反应。在部分瘫痪的肌肉随意动作电位的持续时间缩短,波幅降低,可见纤颤样的自发动作电位,但无真正的肌强直电位。

(4) 基因检测,可发现钙离子、钠离子或钾离子基因通道。

4. 诊断及鉴别诊断

诊断主要依靠临床症状和体征,发作性骨骼肌瘫痪而无感觉障碍,发作时血钾低于正常,心电图提示窦性心动过缓和低血钾改变,肌酶多正常,一般不需要肌电图和肌肉病理检查,确定低钾性周期性瘫痪后,需要排除内分泌性疾病或肾脏疾病导致的继发性低钾性瘫痪。需要与其他临床表现为急性迟缓性瘫痪的疾病相鉴别,如癔症性瘫痪、急性脊髓炎、急性感染性多发性神经根炎合并低钾血症、重症肌无力等。另外需排除继发性低钾血症病因:继发性甲状腺功能亢进低钾血症、继发于原发性醛固酮增多症的周期性瘫痪、肾小管酸中毒继发低钾性周期性麻痹。

(二)治疗要点

急性发作时尽快给予0.2~0.4mmol/kg氯化钾,溶于不含糖的液体中(10%~25%)口服,检测血清钾和心电图。避免诱发因素,如严重或频繁发作者,可以给予每天2~4次氯化钾口服。

第十二章

神经重症医学

第一节　遗传代谢病危象

遗传代谢病(IEM)是指参与体内代谢的酶、转运蛋白、受体等先天遗传缺陷，导致代谢异常的一组疾病，85%的遗传代谢病以神经系统症状为主。当出现严重代谢紊乱时，引起的临床危象，即代谢危象，若不及时诊断处理，可致死或致残。临床医生应快速识别、治疗，纠正代谢紊乱，挽救患儿生命。

一、诊断要点

(一)病因与发病机制

可产生代谢危象的病因很多，包括氨基酸、有机酸、脂肪酸、糖等代谢异常及线粒体功能障碍等，常由感染、饥饿、手术等应激状态所诱发，引起严重的代谢紊乱。

遗传代谢病的致病机制包括小分子毒性物质蓄积、能量不足和异常大分子代谢产物的积聚。

(1)小分子毒性产物蓄积：代谢异常导致有毒的小分子中间代谢产物的蓄积，见于尿素循环障碍、有机酸或氨基酸代谢异常、脂肪酸氧化障碍等。有毒的小分子物质包括血氨、有机酸、氨基酸等。

(2)能量产生不足：多种代谢性疾病伴有葡萄糖产生障碍，引起低血糖，导致能量产生不足，引起代谢危象。相关代谢性疾病包括糖原贮积症、糖原异生障碍、先天性高胰岛素血症及氨基酸、有机酸、脂肪酸代谢障碍等。另外，酮体生成障碍、酮体生成或分解障碍、高胰岛素血症等疾病。在糖原储存耗竭时，作为替代能源的酮体生成不足或分解障碍，导致机体能量严重不足。

(二)临床表现

代谢性危象常发生在婴儿期与儿童期，少数延迟至成人期。呈急性或亚急性起病，于感染、饥饿、手术等应激时好发。常见表现包括食欲减退、恶心、呕吐、腹泻、呼吸增快、呼吸深大、精神萎靡、嗜睡或行为改变(表12-1)，严重者可在数小时或数天内死亡。在有发育落后或慢性神经系统异常的儿童，尤其是既往在发热、饥饿、进食大量蛋白、过度疲劳等情况下出现过代谢紊乱、脑病的患儿,出现上述症状时应首先除外代谢性疾病。

表12-1 代谢性脑病的临床表现

症状	临床表现
意识障碍	嗜睡,木僵,昏迷
惊厥	局灶性,全面性,持续状态
自主神经症状	呼吸异常(呼吸深大),心律失常,心脏停搏,眩晕,恶心,呕吐,血管运动和泌汗功能异常
精神症状	激惹,幻觉,妄想,谵妄
脑干症状	口、面自动征,掌颏反射,握持反射异常,肌张力异常,去大脑皮层、去大脑强直,震颤,多灶性肌阵挛

不同的代谢性疾病发生代谢危象的年龄有所差异,小分子毒性产物蓄积导致的代谢危象常发生于新生儿和婴儿期,出生时多无明显异常,进食数日内出现吸吮无力、精神萎靡,并迅速进展为昏迷,常被诊断为脓毒症。对饥饿耐受性减低的代谢病很少在新生儿期发生代谢危象,多数出现于6个月以后至年长儿,进食间隔时间延长、感染、劳累等引起能量不足,产生代谢危象。

代谢危象的表现缺乏特异性,需要与其他病因所致的急性脑病相鉴别,如中枢神经系统感染、中毒、缺氧缺血性脑病、高血压脑病、感染中毒性和出血性休克等。

(三)病因诊断

发生代谢危象时常有高氨血症、低血糖、酸中毒、水电解质平衡紊乱、肝肾衰竭等生化异常。为明确其潜在的遗传代谢性疾病,急性期留取相应的标本进行检查尤为重要(表12-2)。

表12-2 代谢危象期辅助检查

标本	检查项目
血液	血气分析,电解质,血糖,血氨,乳酸,阴离子间隙,肝、肾功能,凝血功能,氨基酸,酰基肉碱谱,全血细胞,血培养
尿液	葡萄糖,酮体,有机酸,氨基酸
脑脊液	脑脊液葡萄糖与血糖比较,脑脊液氨基酸与血氨基酸比较(甘氨酸)
血、尿等	基因突变分析

1. 高血氨

是代谢危象时常见的生化异常。当血氨在 $100 \sim 200 \mu mol/L$ 时,部分患儿会出现呕吐、共济失调、激惹等脑病的表现。血氨进一步增高,则表现为木僵、谵妄和进行性昏迷,但血氨水平与中枢神经系统症状并非完全平行。多种遗传代谢性疾病可致高氨血症(表12-3)。

表12-3 高氨血症的病因

分类	疾病
尿素循环障碍	氨甲酰磷酸合成酶缺乏,鸟氨酸氨甲酰基转移酶缺乏,精氨酸琥珀酸合成酶缺乏,精氨酸琥珀酸裂解酶缺乏,精氨酸酶缺乏,N-乙酰谷氨酸合成酶缺乏
有机酸血症	甲基丙二酸血症,丙酸血症
其他遗传性疾病	高鸟氨酸-高血氨-高瓜氨酸综合征,赖氨酸血症,脂肪酸氧化缺陷(中链、长链和多种脂酰辅酶A脱氢酶缺乏),线粒体病,Reye综合征
肝脏疾病	肝功能衰竭,Reye综合征

急性代谢危象可由感染、麻醉、丙戊酸钠的应用、蛋白质摄入过多等所诱发。主要的诊断性辅助检查包括血氨、乳酸、丙酮酸、血与尿的氨基酸和有机酸分析、血酰基肉碱谱分析、尿乳清酸和尿嘧啶。确诊需进行白细胞、皮肤成纤维细胞酶学分析及基因突变分析。

2. 低血糖

是代谢危象时另一常见的生化异常。导致低血糖的病因非常复杂,包括内分泌、代谢和肝脏疾病等。为了便于病因分析,可根据酮体的水平将其分为低酮性低血糖和酮症性低血糖(表12-4)。

表12-4 低血糖的病因

分类	疾病
内分泌	胰岛细胞增生或胰岛细胞瘤,婴儿持续性高胰岛素血症,垂体功能低下性昏迷(皮质激素缺乏、生长激素缺乏)
代谢性	有机酸血症:枫糖尿症,甲基丙二酸血症,乙酰辅酶A硫解酶缺乏,丙酸血症,异戊酸血症; 脂肪氧化缺陷:中链、长链、多种脂酰辅酶A脱氢酶缺陷,3-羟基-戊二酰辅酶A裂解酶缺陷; 其他糖代谢异常:糖原贮积症,糖异生缺陷
药物、毒物	酒精,口服降血糖制剂,水杨酸
肝脏疾病	暴发性肝衰竭,Reye综合征

为明确低血糖的病因,应在输注葡萄糖前进行实验室检查,包括血糖、胰岛素、C-肽、肝肾功能、碳酸氢根、氨基酸、乳酸、血氨、酰基肉碱谱、皮质激素、生长激素、β-羟丁酸、游离脂肪酸、C-反应蛋白、全血分析、尿有机酸、氨基酸和毒物筛查。如急性期未行上述化验,在恢复期应在禁食后进行检查。

婴儿持续性高胰岛素血症是婴儿持续、反复低血糖最为常见原因。胰岛素的分泌增多,80%的患者在出生后3d至6个月有持续性低血糖,是由调控胰岛 B 细胞分泌或胰岛素释放的基因突变所致。特发性酮症性低血糖常发生于2～6岁儿童,餐前嗜睡不易唤醒,可有惊厥,有酮味,尿酮阳性,常有酸中毒。脂肪酸代谢异常也可导致低血糖,常见病因包括肉碱循环障碍及中链、长链、多种脂酰辅酶 A 脱氢酶缺乏等,影响脂肪酸转运至线粒体内以及脂肪酸β氧化,酮体产生障碍。人体在饥饿时通过脂肪酸氧化产生酮体,为脑、肝、肾和肌肉提供能量。酮体生成障碍时,产生急性脑病、心肌病、横纹肌溶解及肝脏异常。

3. 代谢性酸中毒

代谢性危象时常有代谢性酸中毒,其可能的代谢性疾病见表12-5。

表12-5 导致代谢性酸中毒常见的代谢性疾病

分类	疾病
糖代谢异常	葡萄糖6-磷酸酶缺乏,果糖1,6-二磷酸酶缺乏
有机酸血症	枫糖尿症,甲基丙二酸血症,丙酸血症,3-甲基巴豆酸血症,异戊酸血症,多种酰基辅酶 A 脱氢酶缺乏,戊二酸尿症,全羧酶合成酶缺乏
酮体利用缺陷	3-氧酸辅酶 A 转移酶缺陷,乙酰辅酶 A,硫解酶缺陷
先天性乳酸酸中毒	丙酮酸脱氢酶缺乏,呼吸链复合体缺陷

病因诊断依靠临床表现和相应的辅助检查,在急性期需进行的初步检查包括血气、电解质、碳酸氢根、血糖、血氨、乳酸、β-羟丁酸、肝肾功能、肌酸激酶、C-反应蛋白和全血分析、尿糖、尿酮体、尿 pH 和尿有机酸等。代谢性酸中毒伴阴离子间隙增高时提示有机酸产生过多、排除减少,包括乳酸酸中毒、酮症酸中毒、有机酸血症和脂肪酸代谢异常等。

4. 能量缺乏

线粒体脑病如呼吸链酶缺陷或丙酮酸脱氢酶缺陷在部分患者以急性代谢危象发病。包括 Leigh 综合征、Alpers 综合征、线粒体脑病伴乳酸酸中毒卒中样发作综合征等。乳酸、丙酮酸以及影像学检查,可提供诊断线索。确诊依靠肌肉活检、酶学分析以及基因突变分析等。

二、治疗要点

发生代谢性危象时需进行紧急处理,以降低死亡率,减少持久性的后遗症。包括积极进行支持治疗、清除有毒代谢产物、提供相应的维生素和辅助因子、特异性的药物治疗,以及特殊饮食治疗。

1. 支持治疗

包括呼吸、循环支持。呼吸衰竭的患儿,行呼吸机辅助通气;应用含张力液体,维持血压、水电解质、酸碱平衡;提供能量,纠正低血糖。

由氨基酸、有机酸代谢异常导致的代谢脑病,需提供高热卡,促进合成代谢,减少蛋白分解,以纠正酸中毒,阻止血氨的进一步产生:

(1)暂停蛋白摄入。

(2)予以非蛋白物质提供足够的热卡:静脉输注含有张力的10%葡萄糖120~150mL/(kg·d)或葡萄糖8~12mg/(kg·min);如发生高血糖,给予胰岛素0.05~0.2IU/(kg·h)持续静点,不减少葡萄糖的滴速与总量;如出现低血糖,则增加葡萄糖的输注;后期予以葡萄糖6~8mg/(kg·min)维持。静脉脂肪3g/(kg·d)提供额外的热卡。

(3)当血氨正常或接近正常时,进行低蛋白饮食,最好在治疗后24~36h进行。

代谢性脑病常合并脑水肿,避免液量过多,予以高通气、脱水降颅压治疗。另外,由于代谢危象大多由细菌感染所诱发,尚需抗感染治疗。

2. 清除有毒代谢产物

急性代谢紊乱时,常有血氨、丙酸(丙酸血症)、亮氨酸(枫糖尿症)、甲基丙二酸(甲基丙二酸血症)等代谢产物的蓄积,产生脑损害。治疗上除阻止蛋白的分解,减少有毒物质的产生,还要加快其清除。

(1)药物:当血氨>200μmol/L,静脉给予精氨酸300mg/(kg·d)、苯甲酸钠500mg/(kg·d)、苯丁酸钠250mg/(kg·d);如尿素循环途径中N-乙酰谷氨酸合成酶缺乏,则应用N-氨甲酰谷氨酸100~150mg/(kg·d);如有机酸、脂肪酸代谢异常,则静脉给予左旋肉碱300mg/(kg·d)。

(2)透析或体外膜肺氧合:血氨和丙酸、亮氨酸等有机酸可以通过血透清除。透析指征目前并不统一,有报道当血氨>400μmol/L开始血透;也有文献提出当血氨>500μmol/L,或在尿素循环障碍的患者,药物治疗4~6h后,血氨持续>

300μmol/L；或甲基丙二酸血症存在难治性酸中毒；枫糖尿症存在意识障得时进行血液透析。当血氨稳定在100μmol/L以下时停止透析。

3. 提供相应的维生素和辅助因子

多种维生素与辅助因子是遗传代谢病中缺陷酶的催化剂，这些因子的补充可以提高残余酶的活性。如枫糖尿症补充维生素B_1（150~300mg/d），戊二酸血症Ⅱ型补充维生素B_2（50~150mg/d），甲基丙二酸血症补充维生素B_{12}（1~2mg/d），丙酸血症、多羧酶缺乏、丙酮酸脱氢酶及丙酮酸羧化酶缺乏补充生物素（10~20mg/d）、高胱氨酸尿症补充维生素B_6等。

4. 特异性药物

某些代谢性疾病已有特异性的药物治疗，如左旋肉碱治疗肉碱转运缺陷、有机酸血症、线粒体病等；苯甲酸钠、苯丁酸钠、精氨酸、N-乙酰谷氨酸等治疗高氨血症；胰高血糖素、奥曲肽、二氮嗪治疗高胰岛素血症等。

5. 特殊饮食治疗

具有氨基酸、有机酸、脂肪酸代谢异常的患者，需提供去除相应氨基酸、有机酸、脂肪酸的特殊配方饮食，应由专业医师、营养师对其进行长期的饮食指导。

第二节　脓毒症性脑病

脓毒症性脑病（SE）是严重脓毒症患者常见的并发症。1992年将脓毒症定义为感染所致的全身炎症反应综合征（SIRS）；重脓毒症是指脓毒症伴有器官功能障碍、低灌注或低血压等。Pendlebury等于1989年提出SE是由于血液中微生物侵害脑组织所引起。但后来研究发现，无微生物入侵的情况下仍可发SE，2003年Wilson等提出SE是指缺乏中枢神经系统感染的临床或实验室证据，由全身炎症反应引起的弥散性脑功能障碍。

一、诊断要点

1. 发病机制

SE的发病机制目前尚未完全明确，以下机制均参与其中。

（1）脑内信号通路激活及小胶质细胞激活，文献报道迷走神经通路和室周器2

种途经均可介导脑内信号通路的激活,参与炎症反应,大脑中产生大量促炎因子(TNF-α、IL-6、IL-1β等)及抗炎因子(TGF-B、IL-1α、IL-10等),导致脑功能障碍。

(2)内皮激活与血脑屏障(BBB)功能障碍:脓毒症导致脑血管内皮细胞激活,从而导致BBB功能障碍及多种炎性介质入脑。

(3)胆碱功能缺乏与神经递质改变:胆碱功能活动减退是全身炎症反应时急性脑功能障碍的主要原因,而且,重要神经递质的改变(脑β-肾上腺素能、5-羟色胺途径)也会导致脑功能障碍。

(4)氧化应激、线粒体功能障碍与凋亡:线粒体对脑组织尤为重要,但其容易受氧化应激损伤,可导致脑组织能量供应不足及神经细胞凋亡增加。

2. 临床表现

目前文献报道SE可分为早期脑病及晚期脑病。早期脑病指脑病于多脏器衰竭前发生,晚期脑病指脑病于多脏器衰竭时发生。精神状态及意识水平的改变是SE诊断的基础。在临床中可观察到意识状态从轻微异常到深昏迷的改变,轻症患者可以仅表现为注意力和定向力的损害,书写不能,失语等,严重患者可以有谵妄和昏迷症状。也可以观察到精神行为异常,表现为精神状态波动,注意力不集中,思维错乱等符合谵妄的诊断。众多疾病可以引起谵妄,SE是最常见并且最严重的疾病。患者的年龄、认知功能障碍、疾病严重性、剥夺睡眠、环境嘈杂、苯二氮䓬类及阿片类药物、血钠及血糖异常均是谵妄发生的危险因素。SE患者运动功能异常、震颤及脑神经受累较少见,而外来刺激引起的强直相对多见。另外,神经内分泌功能异常及自主神经功能异常也是SE的常见表现。

3. 辅助检查

(1)脑电图检查:脑电图(EEG)对SE非常敏感,多表现为弥散性可逆性慢波,而且EEG异常可先于临床表现出现。并将EEG表现分为5级,1~5级依次为正常EEG、过多θ波、显著的δ波、三相波、抑制或暴发-抑制波。

(2)体感诱发电位检查:全身炎症反应与体感诱发电位的皮层下和皮质峰值潜伏期有关。研究表明SE患者的体感诱发电位变化先于临床症状,而且不对称的峰值潜伏期出现,预示着亚临床的SE。较EEG而言,体感诱发电位较少受镇静药的影响。

(3)CT和MRI检查:CT检查利于除外缺血性或出血性病变。SE的CT表现多样,无特异性,主要表现为脑室、脑沟和脑池变窄甚至消失,白质与灰质边界模糊不清等。与 CT 相比，MRI 检查对病变性质及范围的判断更加准确。SE 患者急性期改变主要包括海马及皮质细胞毒性水肿、缺血性病变、血管性水肿、可逆性后部脑病综合征等，而慢性改变主要包括白质损伤及脑萎缩。

（4）脑脊液检查：多数患者脑脊液检查是正常的。部分患者蛋白轻度升高或压力稍升高，脑脊液细菌学检查呈阴性。脑脊液中芳香族氨基酸浓度可升高，而支链氨基酸浓度降低。

4.诊断及鉴别诊断

SE 是排除性诊断，应首先排除中枢神经系统感染性疾病、代谢性脑病、中毒性脑病及药物干扰等。其中最需要鉴别的疾病为病毒性脑炎、急性中毒性脑病及急性播散性脑脊髓炎，目前有学者将 SE 归类于急性中毒性脑病，但 SE 特指脓毒症相关的脑病，其与急性中毒性脑病的主要鉴别点为原发病是否为脓毒症，因此原发病脓毒症的诊断对于 SE 至关重要。

二、治疗要点

目前尚无针对 SE 的特异性治疗，控制感染是重点，而且应进行积极的支持治疗，如器官衰竭的治疗，预防代谢紊乱，避免神经毒性药物的应用等。实验研究显示，高压氧疗法、钙通道阻滞药、类固醇或细胞因子抗体等均具有保护 BBB 作用。激素（类固醇）可减少全身炎症反应，减轻脑水肿，改善 BBB 功能，调节小胶质细胞的功能，减少 N-甲基-D-天冬氨酸受体（NMDAR）在海马中的表达，并预防创伤后应激反应综合征。输注 35% 的支链氨基酸以增加其在血液中的含量，这样可提高中枢神经系统对支链氨基酸的摄取，增加正常神经递质的合成，对 SAE 的治疗可能有效。关于氧化应激，目前在脓毒症鼠中使用 N-乙酰半胱氨酸进行抗氧化应激治疗，并使用去铁胺，可预防认知功能损害，尚未应用于临床。

三、预后

脓毒症伴发 SE 者病死率显著高于无脑病者，脑功能障碍是导致脓毒症患者死亡的重要原因之一。近期研究表明，谵妄是死亡的独立危险因素（死亡率增加了 3 倍）。格拉斯昏迷评分（GCS）描述其中枢神经系统状态，其发现 1/3 的脓毒症患者 GCS 评分低于 12 分，而且 GCS 评分与病死率相关。GCS 评分 15 分，病死率为 16%；GCS 评分 13~14 分，病死率为 20%；GCS 评分 9~12 分，病死率为 50%；GCS 评分 3~8 分，病死率高达 63%。EEG 表现也与病死率相关：EEG1 级，病死率为 0；

EEG2级,病死率为19%;EEG3级,病死率为36%;EEG4级,病死率为50%;EEG5级,病死率达67%。而且电发作或周期性癫痫样发作亦与死亡相关。此外,海马萎缩是神经后遗症的决定因素,包括抑郁症、焦虑症和创伤后应激综合征。

第三节 脑死亡

死亡是一种不可逆的生物学事件,是一切生命有机体发展的必然归宿。而脑死亡是包括脑干在内的全脑功能完全、不可逆转的丧失。因为脑是作为一个社会学意义上的人存在的基础,所以与心脏死亡相比,以脑死亡作为判定死亡的标准更为科学。

1968年哈佛大学医学院特设委员会制定了人类首个脑死亡判定标准——哈佛标准:不可逆的深度昏迷、无自发呼吸、脑干反射消失、脑电活动消失(电静息)。凡符合以上标准,排除毒物和低温等,并在24~72h内重复测试,结果无变化,即可宣告死亡。

此后不断对脑死亡标准进行修订完善,1987年,美国首次出台了儿童脑死亡的判定标准,2011年进行了修订。在1989年《小儿脑死亡诊断标准(试用草案)》基础上,2014年我国制定了《脑死亡判定标准与技术规范(儿童质控版)》。

一、意义和困惑

1. 脑死亡判定的意义

以脑死亡而非心脏死亡作为死亡判定的标准,意义非凡。

(1)更科学地判定人的死亡。脑是人的思维载体,脑死亡后,意识永久丧失,社会属性的人不复存在,让患者本人"死"得更有尊严。

(2)减轻家庭和社会的负担。脑死亡后在重症监护病房(ICU)维持呼吸和循环的救治,既给家庭带来沉重的经济和心理负担,又会造成大量的医疗资源浪费。

(3)有利器官移植开展。在脑死亡后循环仍存在时摘取移植器官最为理想,移植成活率高,但这又带来一系列法律问题。

2. 脑死亡判定的困惑

脑死亡概念的出现引发了传统意义上的死亡(心脏死亡)、法律层面的死亡和脑死亡的认识冲突,"脑死亡"立法须谨慎。由于脑死亡的判定对于器官移植起了决定性的作用,因此其不仅仅是一个医学概念,更是法律概念,各国必须依照本国试用的标准来进行判定。

二、诊断要点

1. 脑死亡的原因

任何引起永久性广泛性脑损伤的情况均可导致脑死亡。

大多数成人病例研究中,创伤和蛛网膜下腔出血是最常见的导致脑死亡的事件。其他原因还包括脑出血、缺氧缺血性脑病和缺血性脑卒中等。

儿童脑死亡最常由颅脑创伤和缺氧缺血性脑病造成,其他原因还包括感染、肿瘤和脑血管疾病等。缺氧缺血性脑病为继发性脑损伤,可由溺水、窒息等原因造成。

2. 脑死亡的鉴别诊断

有报道闭锁综合征、神经肌肉麻痹、低体温、药物中毒以及吉兰-巴雷综合征患者曾被误诊为脑死亡。在某些情况下,这些患者的神经系统检查可能得出与脑死亡相符的结果,但若在检查前谨慎确定脑死亡判定的先决条件,即昏迷原因明确,排除可逆性昏迷,则很多误诊可以避免。

三、脑死亡判定标准

1. 儿童脑死亡判定标准适用年龄范围

美国儿童脑死亡判定标准的适用年龄范围为胎龄 37 周及以上,而我国儿童脑死亡判定标准适用年龄范围为 29d 至 18 岁,因此,目前我国没有适用于新生儿的脑死亡判定标准。而在世界范围内,尚无适用于校正胎龄尚未足月的早产儿的脑死亡标准。

2. 判定的先决条件

判定脑死亡需要有先决条件,即患儿的昏迷一定是由已知的不可逆的脑损伤造成的。

1)昏迷原因

明确引起昏迷的原因包括原发性脑损伤和继发性脑损伤。需要注意的是,昏迷原因不明确者,不能实施脑死亡判定。

2）排除各种可能

导致可逆性昏迷的原因主要包括：急性中毒及药物过量；低血压、低体温、严重内环境紊乱、代谢内分泌功能障碍等。

3）判定条件和时机

（1）判定前需纠正可逆性病因，如低血压、低体温、内环境紊乱等；如应用镇静剂、麻醉剂、肌松剂、抗惊厥药物，需依据半衰期停用一段时间，必要时行血药浓度测定，确保其不会对脑功能判定造成影响。

（2）如深昏迷发生在心跳呼吸骤停心肺复苏后或严重颅脑损伤后，需至少等待24h，甚至更长时间，才能进行脑死亡判定。

3. 判定标准

包含临床判定和确认试验/辅助检查。依照美国标准，临床判定全部完成，判定脑死亡成立者，无须进行辅助检查。而依照我国标准则同时要求临床判定和确认试验。需注意的是，确认试验不可以替代临床判定。

1）临床判定

（1）深昏迷：对外界刺激无脑源性反应。

（2）脑干反射消失：瞳孔对光反射、角膜反射、头眼反射、前庭眼反射、咳嗽反射全部消失。

（3）无自主呼吸：靠呼吸机维持通气，自主呼吸激发试验证实无自主呼吸。

2）确认试验

以下3项中至少具备2项，如临床判定项目中有不能判定的项目时，应具备所有3项确认试验。

（1）脑电图：脑电图示电静息，即脑电图振幅≤2uV。

（2）经颅多普勒超声：经颅多普勒超声（TCD）显示颅内前循环和后循环血流呈振荡波、尖小收缩波或血流信号消失。

（3）短潜伏期体感诱发电位：正中神经短潜伏期体感诱发电位显示双侧N9和/或N13存在，P14、N18和N20消失。

四、判定人员、顺序、次数和观察时间

1. 判定人员

参与脑损伤判定的人员至少2名，并要求为从事临床工作5年以上的执业

医师。

（1）临床判定人员：在三级医院工作并已取得医师资格证书，在儿童神经内科、神经外科、重症监护病房、急诊科和麻醉科从事临床工作5年以上的执业医师，注意不包括器官移植手术医师和人体器官捐献协调员。

（2）脑电图、经颅多普勒超声和诱发电位判定人员：在三级医院工作并已熟练掌握相关技术，具备2年以上操作经验，并至少完成操作30例的儿科医师或技师。

除符合上述条件外，行脑死亡判定的人员还要经过培训，取得评估证书。

2. 判定顺序

临床判定，确认试验，自主呼吸激发试验。

3. 判定次数和观察时间

（1）严重脑损伤或呼吸心搏骤停复苏后，应至少等待24h再进行脑死亡判定。

（2）临床判定和确认实验结果均符合脑死亡判定标准，可首次判定为脑死亡。

（3）首次判定后再次复查，结果仍符合脑死亡判定标准，方可最终确认为脑死亡。其中，29d至1岁患儿的两次判定之间至少间隔24h，1~18岁则至少间隔12h，与成人相同。

第四节　急性坏死性脑病

急性坏死性脑病（ANE）是一种罕见的感染后急性脑病，自1995年Mizuguchi等首次将其命名以来，全球均有报道。本病全年均可发病，多见于12月至次年2月，并与流行性感冒的流行有一定的相关性。患儿年龄24d至13岁，发生高峰在6~18个月婴幼儿，也可见于成人，男女发病率无显著差异，亦无种族差异。

一、病因与病理

1. 病因

仍未完全清楚，环境因素和患者自身的遗传易感性均可影响该病的发生。目前普遍接受的观点为该病继发于病毒感染或其他病原体感染，最常见的病原体有甲型、乙型流感病毒，新型甲型流感（H1N1），副流感病毒，水痘病毒，人类疱疹病毒6、7型，单纯疱疹病毒，风疹病毒，轮状病毒，柯萨奇病毒，麻疹病毒，肺炎支原体等。其发病机制,目前最流行的假说为细胞因子风暴引发的一系列自身免疫反应,类似于全身炎症性反应综合征(SIRS)。

2. 病理

ANE 的主要病理改变为局灶性血管损伤所致的血脑屏障破坏、血浆渗出,最终引起脑水肿、点状出血、神经元及胶质细胞坏死。患者的尸检可见对称性脑组织软化、伴部分组织溶解,主要见于丘脑、脑干被盖及大、小脑深部白质。组织学上可见上述病变区域新鲜坏死灶,但无星形细胞及小胶质细胞反应性增生及炎症细胞浸润。

二、诊断要点

1. 临床表现

ANE 无特征性的临床表现,也无特殊的神经系统体征,与一般脑炎或脑病症状相似。

1)前驱症状

大部分患者有前驱病毒感染的表现,上呼吸道感染、病毒性胃肠炎、幼儿急疹等均较常见。

2)全身感染中毒症状

表现为高热、咽痛、精神萎靡、皮疹、呼吸急促、肝大等。

3)神经系统

多在前驱感染期后的第 1~3d 出现脑病症状。

(1)惊厥:占 94%,发作频繁,多表现为全面性发作,以强直-阵挛发作常见,少数可表现为局灶性发作,持续时间不等,惊厥持续状态也可见到。

(2)意识障碍:发生率约为 98%,可出现嗜睡、意识模糊、谵妄及昏迷等表现。

(3)颅内压增高表现:昏迷、去大脑强直患者中 85% 有颅内压增高,约 70% 的患者有频繁呕吐,眼底检查中约 38% 的患者可见视盘水肿。

2. 病程

该病病情迅速进展,发热后短时间即可出现肌张力减低、频繁呼吸暂停、瞳孔扩大、血压降低、DIC 及多器官功能障碍等表现,危及生命。病程持续 1~2 周后若病情不再进展,患者意识逐渐恢复则标志着疾病进入恢复期。神经系统功能恢复缓慢，一般需要数月时间，只有少于10%的患者可完全恢复，而其他大多数患者留有不同程度的后遗症。

3. 辅助检查

（1）血液学检：外周血白细胞计数可升高，分类以中性粒细胞为主。急性期重症者可有 DIC 表现。部分患者血清中 C-反应蛋白升高及红细胞沉降率增快。

（2）生化检查：多数患者出现转氨酶、乳酸脱氢酶升高。部分患者还可出现低脂血症、氮质血症、代谢性酸中毒等。高氨血症少见，电解质一般正常。

（3）尿液检查：可出现一过性蛋白尿和镜下血尿。

（4）脑脊液检查：脑脊液无特殊改变，压力可升高，细胞数一般正常，蛋白轻度升高或正常，糖及氯化物正常。免疫学检查寡克隆区带一般为阴性。

（5）脑电图检查：急性期显示广泛性慢波，尖波、棘波等痫样放电少见，慢性期背景活动随着患者意识的恢复逐渐恢复。

（6）影像学检查：是具有诊断性意义的检查。表现为特征性的对称性多灶性脑损害，主要分布在丘脑、脑干被盖、侧脑室周围白质和小脑深部白质等部位。

在脑病的早期头颅 CT 检查可正常；大部分患者 3~7d CT 或增强 CT 在丘脑和脑室旁白质有环状强化；1 周后 CT 显示丘脑损害灶呈低密度区中掺杂不规则高密度影，脑白质密度更低。恢复期病灶缩小，一些轻型病例可完全消失，但大部分严重患者会留下多个囊腔，同时伴大脑萎缩。MRI 检查丘脑等灰、白质病变区，初期出现长 T1、长 T2 信号。数日后病变内部变为短 T1、长 T2 信号。脑白质病变始终为长 T1、长 T2 信号。慢性期丘脑病变缩小或消失，白质病变囊性化或消失。弥散加权成像（DWI）较传统序列能更好地反映病理变化，其表观弥散系数（ADC）能更好地反映出来。在急性期典型病例丘脑损伤表现可用特征性的三色板模式图形象地显示出来，丘脑中央部显示为较正常脑组织高的 ADC 值，表示出血坏死；周围的 ADC 值低，表示细胞毒性水肿；损害灶的外围部有较中央更高的 ADC 值，为血管源性水肿。

三、诊断与鉴别诊断

1. ANE 诊断标准

①病毒感染后出现快速的意识水平下降、惊厥等急性脑病症状；②脑脊液中蛋白水平升高，无细胞数升高；③影像学检查提示多部位对称性病灶，包括双侧丘脑、脑干被盖上部、侧脑室周围白质、小脑深部白质、内囊、壳核，而不涉及中枢神经的

其他区域;④血清转氨酶不同程度升高,乳酸脱氢酶、肌酸激酶和尿素氮亦有升高,无高氨血症;⑤排除其他疾病。

随着对该病的认识及研究进展,发现部分患者有复发及家族遗传倾向,后续又有学者补充以下3条诊断标准,与上述5条并列:①具有感染后出现神经系统症状的家族史;②复发性脑病伴发热者;③脑MRI病灶也可累及以下部位:额叶内侧、岛叶、屏状核、外囊、杏仁核、海马、乳状体、脊髓。

2.鉴别诊断

本病需要与其他导致脑病、脑炎、肝功能异常的疾病相鉴别。

(1)脑病:需与其他各种原因引起的脑病、脑炎相鉴别,如病毒性脑炎、Reye综合征、急性播散性脑脊髓炎、出血性休克与脑病综合征、亚急性坏死性脑病(Leigh病)以及中毒性脑病等。

(2)转氨酶或尿素氮升高:需与重型肝炎、溶血尿毒综合征等疾病相鉴别。

四、治疗与预后

目前为止,该病尚无特殊的治疗方法。有学者提出用甲泼尼龙冲击治疗、甲泼尼龙或地塞米松联合免疫球蛋白以及血浆置换治疗,均有取得较好疗效的报道。激素应用的时机尚有争论,有学者认为早期或在脑干损伤之前应用较好,但也有学者认为在急性加重期应用可取得较好疗效。此外,也有报道显示激素治疗效果不显著。

本病预后差,病死率高达33%。随着意识恢复病程进入恢复期,但大多留有不同程度的后遗症,只有不到10%的患者可以完全恢复。4岁以上患者预后较好,1岁以下患者预后较差,血清转氨酶升高和脑脊液蛋白显著升高的患者预后较差。另外,影像学上有出血,大脑、小脑及脑干病变也是影响预后的因素。一般来说,病变部位越多预后越差。

第七节　颅内压增高

颅内压(ICP)增高是一种常见的神经系统综合征,见于多种神经系统疾病。急性颅内压增高可以在数小时内发生,亚急性颅内压增高则在数日至数周的时间内缓慢发生。临床症状取决于导致颅内压增高疾病的性质、患儿年龄,以及颅内压增高进展的速度。儿童颅内压增高的成功处理,需要迅速识别并给予降低 ICP 及逆转其潜在病因的治疗。早期识别颅内压增高可避免神经系统后遗症和死亡。

一、诊断要点

1. 颅内压生理

正常颅腔是密闭的,内有脑组织、脑血流及脑脊液。颅内压是颅腔内各种结构所产生的压力总和。上述任何一个成分体积的增加,都将导致颅内压的升高。侧脑室内脑脊液的压力能确切反映颅内压力。在椎管通畅的情况下,侧脑室的压力与侧卧位时腰穿所测的压力大致相同,因此通常以腰穿脑脊液压力作为衡量颅内压力的指标。

2. 病理改变及发病机制

儿童颅缝闭合以后,颅腔容积趋于固定。颅腔内的脑组织、脑血流及脑脊液均不具有可压缩性。颅内容积增加所导致的颅内压增高幅度由颅内容积-压力关系决定。颅内容积-压力的关系呈非线性关系,即曲线关系。曲线前半部分平坦,后半部分迅速上升呈陡坡样。超过一定的阈值,轻微脑容积的增加即可导致与其变化幅度不相符的显著颅内压升高。

颅内压增高往往伴随脑水肿。脑水肿可以为血管源性、细胞毒性或液体静压性的。颅内压增高导致脑灌注压下降,脑血流量减少。脑灌注压力降低至正常的 40% 以下,则脑细胞生理功能受损,出现神经元缺血性损伤。

3. 临床表现

临床表现按起病的急缓及年龄阶段而不同。剧烈头痛、喷射性呕吐和视盘水肿,为颅内压增高时 3 个主要的症状(三联征)。头痛经常发生在清晨睡醒的时候(因夜间卧位静脉回流减少)。幕上占位性病变导致的头痛多在额部和两侧颞部,幕下结构病变导致的头痛常牵涉后枕部及颈部,颈部呈稍强直状态,屈颈活动时可使头痛加重。颅内压增高时的呕吐多不伴有恶心,呈喷射性,开始时清晨较重,以后则可能全天发作。视盘水肿是颅内压增高时的可靠体征,是由于颅内压增高,导致视网膜静脉回流不畅,视网膜神经纤维层水肿所致。因为视盘水肿常需要颅内压力持续增高数周后才会出现,因此急性颅内压增高往往看不到视盘水肿,而慢性颅内压增高时,查体往往可见视盘水肿。

严重颅内压增高最终导致脑疝的发生,因疝的部位不同而出现不同的临床表现。小脑幕切迹疝是最常见的类型,是由于颞叶的沟回疝入小脑幕切迹所致,除颅内压增高的症状外,往往有意识障碍,甚至昏迷;双侧瞳孔不等大,动眼神经受压一侧的瞳孔散大,伴对侧肢体运动减少,肌张力增高,腱反射亢进,锥体束征阳性。严重时,可出现去大脑及去皮层强直,生命体征异常,引起死亡。小脑幕孔中心疝是由于弥漫肿胀的大脑半球从上向下压迫中脑与间脑所致。早期表现为进行性意识障碍,双侧瞳孔收缩,呼吸节律不整。逐渐进展出现去大脑强直,呼吸循环衰竭。小脑扁桃体疝(枕骨大孔疝)时,小脑扁桃体向下移位至枕骨大孔内,压迫延髓与上颈髓。表现为突然意识丧失,角弓反张姿势,颈强直,呼吸节律不整与呼吸停止,导致死亡。上述3种脑疝晚期表现相似,临床难以区分,均表现为肢体瘫软、瞳孔固定、对光反应消失、头眼反射消失与不可逆的呼吸停止,导致死亡。

4. 辅助检查

(1)影像学检查:头颅CT和MRI可迅速而准确地确定大多数颅内病变、脑室大小、脑灰质、白质病变情况等。对明确是否存在脑疝以及颅内压增高的病因具有重要诊断价值。

(2)脑脊液检查:腰椎穿刺测脑脊液压力可以明确颅内压增高的程度,脑脊液检查有助于明确颅内压增高的病因。但颅内压增高时腰椎穿刺应谨慎,因有可能促进脑疝发生。

(3)B超检查:为无创性检查,可床旁进行,经济、方便。前囟未闭的小婴儿可行此检查,可初步确定有无脑出血或脑室扩大以及有无占位性病变等。

(4)积液检查:对硬膜下积液或怀疑脑室管膜炎的患者,进行相应的穿刺,对穿刺液进行检查,有助于明确病因。

(5)生化检查:对于存在意识改变但没有创伤证据的患者,应接受快速床旁检测血糖和基本血生化检测,包括电解质、血气分析、肝肾功能、血氨等。

(6)其他特殊检查:包括脑血管造影、单光子发射计算机断层成像(SPECT)或正电子发射计算机断层成像(PET),必要时可以进行,可发现脑血管异常、脑血流及脑代谢方面的异常。

5. 诊断及鉴别诊断

颅内压增高的评估和治疗在临床实践中是同时进行的。早期诊断至关重要,因为恰当的干预治疗可以最大限度减少或预防永久性神经系统损伤。颅内压增高的诊断分3个步骤:①是否存在颅内压增高;②颅内压增高的程度;③颅内压增高的病因。首先应根据患者的临床表现及体检情况,确定是否存在颅内压增高。根据患者头痛的部位、性质与特点,以及伴随的呕吐、视觉改变、神志改变或脑疝早期征象,即应考虑有颅内压增高的可能。眼底检查如能发现视盘水肿,则诊断相对明确,但没有发现视盘水肿并不排除颅内压增高的情况。通常首先选择神经影像学检查或其他无创性检查,在没有禁忌的情况下行腰椎穿刺测压,可以反映颅内压力的真实情况。

寻找颅内压增高的原因是诊断与治疗的关键。颅内压增高的原因很多,但归结起来不外乎颅腔的狭小和颅腔内容物的增多。后者又包括脑积水、颅内占位性病变和脑水肿,如无上述原因可寻,还要考虑特发性颅内压增高。

二、治疗要点

针对导致颅内压增高的病因进行治疗是最根本的治疗方法。在病因明确之前,应采取支持和对症治疗,积极降低颅内压。

(一)急性颅内压增高

1. 一般处理

侧卧位,头部抬高15°~30°,可以促进头部静脉回流又不减少颅内灌注压。但在低血压的患者不可抬高头部。嘱咐患者避免颈部弯曲和用力。给予患者镇静剂、止痛剂和肌肉松弛剂,避免疼痛、咳嗽等引起颅内压一过性增高。保持液体出入平衡,维持循环血容量,避免低血容量。

2. 严密监护生命体征

注意观察意识、瞳孔大小及对光反应,监护心率、呼吸、血压等。

3. 对症处理

颅内压增高患者出现惊厥,提示神经系统功能恶化。而惊厥又可加剧颅内压增高。惊厥可以由潜在脑部疾病导致,也可能是水电解质紊乱所致。而且在已经被镇静的颅内压增高患者,惊厥表现可能不典型而难以被察觉。因此,怀疑有惊厥发作时应给予脑电图监测。急性惊厥发作可给予地西泮静脉推注。如有反复发作,可给抗癫痫药物如苯巴比妥钠或丙戊酸钠等预防应用。如有高温,给予药物或物理降温处理。

4. 降颅压

严重急性颅内压增高,视病情、病因及早行侧脑室、蛛网膜下腔、硬膜下或硬膜外等多种形式的穿刺减压。头颅外伤后颅内压增高还可以及早进行颅骨部分切除,开颅减压术。内科常用的降颅压措施包括：

(1)高渗利尿剂:20%甘露醇0.25~1g/kg静脉推注,每4~6h一次。与呋塞米合用有协同降颅压作用。10%甘油1g/kg静脉推注,每日3~4次。3%高张盐水0.1~1.0mL(kg/h)持续静脉滴注降颅内压时,应监测血浆渗透压不超过360mOsm/L。高渗利尿剂的副作用包括:脱水、脑桥髓鞘溶解以及电解质失衡,尤其是高钠血症。

(2)糖皮质激素:对肿瘤伴随的脑水肿有肯定疗效,对代谢性、外伤后或炎症性脑水肿的作用尚存在争议。儿童用量为地塞米松0.4~1mg/(kg·d),分4次应用。

(3)低温:对头颅外伤后昏迷患儿,控制体温在34℃可以减少脑代谢与血流,从而降低颅内压。但没有证据表明低温能改善患儿的预后。在降温过程中应避免患儿出现寒战。低温可能诱发心律不齐、心肌收缩无力、中性粒细胞减少与凝血异常,应密切监测。复温应缓慢,监测大量钾离子从细胞内向细胞外转移导致的高血钾。

(4)被动过度换气:面罩或人工通气,维持动脉血二氧化碳分压在25~30mmHg,能导致脑血管收缩,降低颅内压。过度换气1~5min即可见颅内压下降。大约2/3的患者通过联合应用高渗利尿剂与过度通气可以控制颅内压增高。过度通气情况下颅内压不下降往往提示预后严重。应在24~48h内缓慢撤离过度通气方式,如快速中止过度通气,会导致颅内压反跳。

(5)巴比妥类药物:戊巴比妥较苯巴比妥能更大程度地降低脑代谢,减少脑血流,间接降低颅内压。通常是在其他方法不能控制的颅内压增高时才应用。该药应用必须在监护室进行。戊巴比妥5~10mg/kg,在30min内静脉推注,之后1~5mg/(kg·h)持续静点。监测脑电图确保脑代谢率降低。由于心脏抑制,高达50%的患者可能出现低血压。

(二)慢性颅内压增高

以病因治疗为主,如颅缝早闭应手术,脑积水应行侧脑室腹腔分流术。还可以给予甘油口服,乙酰唑胺口服可减少脑脊液生成。

第十三章

非神经系统疾病的神经系统并发症

第一节　中毒性脑病

中毒性脑病是婴幼儿期比较常见的中枢神经系统病变,多是在儿童患了严重的感染性疾病以后,很快出现大脑受到损害的症状。中毒性脑病与脑炎的区别在于后者是致病性微生物直接通过血脑屏障,造成对脑细胞的侵害;而前者是因毒素进入脑内,损害脑细胞所致,故称为中毒性脑病。在小儿时期有许多感染性疾病可引起中毒性脑病,如肺炎、痢疾、伤寒、猩红热、白喉等,都可因细菌分泌的毒素导致显著的脑组织受损症状。此外,一些药物和毒物如一氧化碳、汞、锰、酒精等,也可引起中毒性脑病。由于毒物的主要作用是使脑血管壁的通透性增强,以致神经细胞及血管周围的水分明显增多,产生急性弥漫性脑水肿;毒素还可以使脑血管痉挛,引起脑组织的缺血和缺氧,导致头痛、呕吐、抽风或昏迷等一系列的神经系统症状。

一、诊断要点

1. 临床表现

1) 前驱症状

感染性疾病引起的中毒性脑病多以发热等感染症状为最初症状;毒物引起的中毒性脑病,一般以频繁呕吐为首发症状,家属提供的误服毒物史是诊断本病的重要依据。

2) 神经系统表现

(1) 颅内压增高:剧烈头痛,频繁呕吐,烦躁不安,囟门未闭的小儿可见囟门隆起。

(2) 抽搐:抽搐为常见的临床表现,持续时间可长可短,多为全身性强直样发作或全身性强直-阵挛样发作;严重者可表现为癫痫持续状态或去大脑强直。

(3) 意识障碍:轻度意识障碍包括意识模糊、嗜睡,病情严重者出现昏迷。意识障碍可持续数日至数周。

(4)中枢神经局限体征：中毒性脑病一般缺乏特殊的定位体征，局限性中枢神经损害比较少见。部分患者出现双侧病理反射阳性。锥体外系神经系统易在一些引起缺氧性脑病的急性中毒(如一氧化碳中毒等)时受损，而出现肌张力增高、震颤、运动迟缓等表现。少数病儿还可出现步态不稳等小脑受损的症状。

3)后遗症

轻症者多可恢复，但有的仍可留有注意力不集中、学习能力低下、行为异常和性格改变等，重症患者可有不同程度的视力障碍、听力减退、颅神经麻痹、单瘫或多肢瘫、智力减退及其他精神障碍。

2.辅助检查

(1)脑电图(EEG)：常显示弥漫性病变，α波减少，代之以θ波或δ波等慢波，但不少急性中毒性脑病患者 EEG 并无明显改变。

(2)颅脑影像学检查：急性中毒性脑病时的脑水肿可于颅脑 MRI 或 CT 中显示。

(3)脑脊液检查：中毒性脑病时脑脊液常规化验多为正常，或有轻度蛋白增加。出现中毒性脑水肿的患者，脑脊液压力可以升高，也可在正常范围内。

二、治疗要点

1.积极治疗原发疾病

中毒性脑病由严重的感染引起者，应积极控制感染；由毒物中毒引起者，应给予积极解毒治疗，如为防止毒物继续吸收，而给予催吐、洗胃或导泻利尿，以加速毒物排出等，危重儿童可行血液净化清除已被吸收的毒物，防止进一步造成中枢神经系统损害。

2.对症治疗

(1)氧疗：对中毒后已有脑缺氧的患儿，应立即给予氧气吸入，并保持气道通畅，必要时行气管插管，人工通气给氧。如有高压氧舱治疗条件，积极进行高压氧治疗。

(2)降温：低温疗法对改善脑缺氧及脑水肿有良好的效果，方法包括头枕冰帽、于大血管处放置冰袋或使用冬眠药物。

(3)降低颅内压：对中毒性脑水肿出现颅内压增高者，首要的治疗是降低颅内压。①脱水剂:首选20%甘露醇每次0.5~1/kg静注或快速静滴,每4~6h重复。②利尿剂:速尿每次1mg/kg肌注或静注,每日2~3次。

(4)糖皮质激素:对急性中毒性脑病者宜早期、足量、短程应用,有利于解除脑水肿和提高脑细胞对毒物与缺氧的耐受性。常用地塞米松静滴,连续应用5~7d,或用至病情明显好转为止。

(5)止痉及镇静:常用安定每次0.3~0.5mg/kg,苯巴比妥10mg/kg等。

(6)改善脑细胞代谢:促进神经细胞功能恢复的药物有ATP、辅酶A、维生素B_6、胞磷胆碱、1,6-二磷酸果糖、GM-1等。

(7)抗生物氧化剂:维生素E、C皆有抗氧自由基的作用。

(8)注意全身情况,纠正水、电解质代谢及酸碱平衡的紊乱,防止感染。

(9)防治并发症。

(10)忌用对中枢神经系统有损害的药物。

三、预后

多数患儿的脑部症状经适当治疗后可在24h内消失,没有后遗症。如果昏迷时间持续较久,长达数日至数周,则发生后遗症的可能性很大。

第二节 肝性脑病

肝性脑病亦称肝昏迷,是由于多种原因引起的肝功能严重损害,机体出现一系列的精神神经症状,表现为意识障碍、精神症状及锥体外系症状的临床综合征。

一、诊断要点

1. 病因

各种严重的急性和慢性肝病均可引起肝性脑病。小儿多见于急性病毒性肝炎,也可见于中毒性肝炎、严重的胆道感染、肝豆状核变性等。关于本病的发病机制迄今尚不完全清楚,有多种学说。

2. 引起肝性脑病的常见诱因

①消化道出血;②继发感染;③使用某些药物:如扑热息痛、冬眠灵等;④大剂量利尿脱水或放腹水⑤电解质紊乱,如低血钾、低血钠和碱中毒;⑥高蛋白饮食。

3. 临床表现

肝性脑病的临床表现包括肝病和脑病两方面的症状体征。

（1）精神症状：性格改变和行为异常是本病的早期症状，开始表现为睡眠紊乱，白天困倦入睡，夜间兴奋玩耍，无故哭闹喊叫、萎靡不振、躁动不安；病情发展可出现意识错乱，语言不清，记忆力和定向力障碍，反应迟钝，神志恍惚，嗜睡，昏睡甚至昏迷。

（2）神经症状：扑翼样震颤多见于昏迷前期及昏迷期，是肝性脑病特征性的临床表现；还可见共济失调、肌阵挛、抽搐发作、手足呈舞蹈样动作等不自主运动。约半数患者出现肌张力增加，甚至去大脑强直状态。早期键反射亢进，巴氏征阳性；踝阵挛阳性；随病情加重，可出现大小便失禁、瞳孔扩大、光反应迟钝或消失，对外界反应和各种反射消失。

4. 辅助检查

（1）脑电图：表现为突然出现非特异的阵发性和弥漫性高幅慢波，是代谢性脑病的重要指标之一。

（2）肝功能和凝血异常，血氨升高，血清支链氨基酸与芳香氨基酸比值明显降低。

（3）脑脊液检查：脑脊液压力正常或增高，常规生化无明显改变。

（4）视觉诱发电位（VEP）对于评估肝性脑病时大脑功能障碍具有特异性，并可作为早期诊断方法。

5. 鉴别诊断

原发性严重肝病出现精神神经症状及体征，且近期有诱发因素，应考虑本病。如血氨升高、脑电图阵发性高幅慢波、肝功能异常等，均有助于本病诊断。应注意与肝豆状核变性、瑞氏综合征相鉴别。

二、治疗要点

首先应去除诱因，保证营养供给，对症治疗等综合措施。

1. 一般治疗

（1）热量及液体量供给：不能进食者每日液体量 $1200mL/m^2$，脑水肿和颅内压增高者适当减少液体量。限制蛋白质摄入，补充碳水化合物，每日热量保持在 40~60cal/kg（167.36~251.04J/kg）。病情好转时，逐渐增加热量及蛋白质量。

(2)纠正电解质紊乱及酸碱失衡:纠正低钾血症、低钠血症,酸中毒时不用乳酸钠,碱中毒时补钾即可纠正。

2. 保肝治疗

供给足量葡萄糖,减少蛋白分解,减轻肝脏负担。低蛋白血症时给予少量多次输注白蛋白,有利于肝细胞再生,提高胶体渗透压并利尿,防止脑水肿。用量为每次 0.5~1g/kg,每日或隔日静滴,如为氨性肝昏迷应限制。胰岛素-胰高血糖素-葡萄糖疗法可促进肝细胞再生,能量合剂多种维生素亦有益于肝细胞恢复。

3. 脑水肿和颅内压增高治疗

应及早采取脱水疗法。脱水剂可选用 20% 甘露醇、50% 葡萄糖或二者交替使用。

4. 降氨治疗

(1)禁食可减少来自肠道内食物分解产生的氨。

(2)清洁肠道:导泻的目的是清除肠道内的蛋白质,减少氨的产生。可以口服 50% 硫酸镁溶液或用生理盐水灌肠。

(3)降低血氨的药物:乳果糖可增加肠道对氨的排泄;新霉素可使氨的生成减少;谷氨酸、精氨酸等可使血中氨转化为毒性较低的氮质化合物,从而达到降氨的作用。

5. 左旋多巴

左旋多巴是治疗血氨正常的肝性脑病的首选药物。其作用是进入大脑后形成多巴胺而与假性神经递质竞争,改善神经元之间的正常冲动传递,恢复大脑功能。可用递增法,于数日内达 50mg/(kg·d)口服或静滴,不能与维生素 B_6 合用,后者为多巴脱羧酶辅基加速左旋多巴分解。

6. 其他治疗

如应用支链氨基酸制剂纠正氨基酸的比例失衡,还可酌情采用血浆置换、血液透析或肝移植等。

三、预后

预后取决于肝细胞衰竭程度。急性肝炎时预后差,肝硬化患者伴有腹水、黄疸和低蛋白血症者预后不良;肝功能相对较好,纠正诱因后,预后较好。

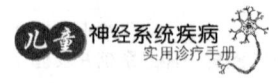

第三节 高血压脑病

小儿高血压脑病是指当血压急剧增高,尤其是舒张压＞11.97kPa(90mmHg)时出现的以神经系统症状(如头痛、呕吐、惊厥及昏迷等)为主要表现的综合征。

一、诊断要点

1. 发病特点

小儿时期原发性高血压很少见,80%以上为继发。在继发性高血压中,以肾实质性病变最常见,约占80%;此外还可见于原发性醛固酮增多症、嗜铬细胞瘤、神经母细胞瘤及大动脉炎等。一般认为本病是在全身性高血压的基础上,脑内阻力小血管自身调节紊乱,导致发生缺氧及程度不等的脑水肿所致。

2. 临床表现

(1)剧烈头痛,频繁恶心、呕吐,伴不同程度意识障碍,如嗜睡、烦躁等。

(2)视力障碍,包括眼花、复视、暂时性黑蒙等。

(3)惊厥,呈典型的大发作,可1次或多次,甚至呈癫痫持续状态。

(4)少数可出现昏迷、偏瘫、失语等,严重者可有脑疝的症状和体征。

(5)神经系统检查多无局限性体征,腱反射可减弱或消失,踝阵挛可阳性,并可出现病理反射。

(6)眼底检查常见动脉痉挛,有出血、渗出及视盘水肿。

3. 辅助检查

(1)脑脊液检查:脑脊液外观清亮,压力和蛋白正常或略增,偶有少数红细胞或白细胞。

(2)脑电图检查:可见一时性的局灶性紊乱或双侧同尖慢波,有时节律性差,许多病例2种异常同时存在。

二、治疗要点

高血压脑病的治疗关键在于降压止痉。

1. 迅速降压

(1)二氮嗪:剂量为每次3～5mg/kg,如效果不理想,可于30～60min后等量再给 1 次。因此药与蛋白结合而减效,故应于 15 s 内快速静脉推注。本药直接作用于小动脉平滑肌使之扩张而使血压下降,降压有效率达 80%~96%。该药具有效果佳、作用快、持续时间长等特点,为高血压脑病的首选药物。近来有人主张与利尿剂、呋塞米合用,可增强疗效且防止水钠潴留。

(2)硝普钠:能直接松弛小动脉和小静脉的平滑肌,并可扩张冠状动脉及肾血管。一般将 5~20mg 硝普钠置于 5% 葡萄糖溶液 100mL 中,以每分钟 1~2μg/kg 速度缓慢静脉滴注,最大量不超过 8μg/kg。硝普钠水溶液不稳定,见光易分解,故应用时应注意避光。静脉滴注时,还应防止药液漏出血管外,并严密监测血压,每 2~3min 测血压 1 次,根据血压来调整滴速和用量。长期应用要监测血硫氰盐浓度,如超过 10mg/100mL 应停药。

2. 止痉

(1)对持续抽搐者首选安定,每次 0.1~0.3mg/kg,总量不超过 10mg/次,缓慢静脉注射,必要时 30min 后重复一次;安定应避免与苯巴比妥钠合用,以免加强后者的呼吸抑制作用。

(2)还可酌情选用苯巴比妥钠,每次 6~10mg/kg 肌肉注射,水合氯醛每次 30~50mg/kg 口服或灌肠,氯丙嗪每次 1~2mg/kg 肌肉注射或静脉注射。

3. 其他治疗

(1)减轻脑水肿:可选用利尿剂呋塞米或甘露醇等。

(2)对症处理:包括吸痰、给氧、防治感染、注意水电解质平衡等。

(3)治疗原发病。

三、预后

高血压脑病虽然病势凶险,但经及时妥善治疗后患儿功能障碍可完全恢复,不留任何后遗症。个别重症患儿,特别是呈癫痫持续状态者,因脑缺氧过久造成器质性损害,可留下后遗症。

第四节 低血糖脑病

低血糖脑病是由于多种原因导致血中葡萄糖含量降低而出现一系列神经精神症状。凡婴儿与儿童的空腹血糖 < 2.8mmol/L(50mg/dL),足月新生儿 < 2.2mmol/L

(40mg/dL)即为低血糖。长时间和严重的低血糖可导致持续性神经系统损害,所以对低血糖必须迅速诊断,紧急处理。

一、诊断要点

1. 病因

本病病因复杂,分类繁多。儿童常见病因有肝脏疾病、某些遗传代谢性疾病(如糖原累积症、半乳糖血症等)、垂体或肾上腺皮质功能减退、胰岛细胞瘤及新生儿特发性低血糖状态等。近年来研究证明,低血糖所引起的中枢神经系统功能障碍,不仅是由于全脑能量供应的衰减,更主要是由于合成各种神经递质(如乙酰胆碱、谷氨酸、r-氨基丁酸等)的能力下降。

2. 临床表现

其临床症状复杂多变,与血糖降低程度、速度、维持时间以及机体反应性密切相关。

(1)低血糖症状:为起始症状,出现心悸、饥饿、大汗、全身无力及烦躁不安。

(2)神经精神症状:惊厥最为常见,还可出现注意力不集中、记忆力减退、智力障碍或精神错乱、行为异常、嗜睡或昏迷。

(3)新生儿对低血糖的耐受性较高,一般血糖浓度很低时才会出现症状。表现为皮肤苍白、软弱、反应差、呼吸及心率快、阵发性发绀、呼吸暂停、震颤、惊厥等。

(4)12%~15%的低血糖患儿伴有低钙血症。

3. 鉴别诊断

(1)低钙血症:两者临床表现相似,但低钙血症多有手足抽搐、肌张力高,而低血糖时则有多汗、面色苍白、肌张力低。必要时可行血液生化测定予以鉴别。

(2)癫痫:发作无定时,与禁食无关,无低血糖症状,惊厥发作突然,一般不治疗可自行缓解,可与低血糖脑病相鉴别。

二、治疗要点

1. 对症治疗

1)低血糖处理

(1)有早期低血糖症状者,立即给予糖水、果汁或糖类食物。

(2)有惊厥或昏迷者,迅速静脉滴注葡萄糖 0.5~10g/kg(50% 葡萄糖溶液)随后以10%葡萄糖静脉持续点滴,使血糖＞2.8mmol/L(50mg/dL)。

2)控制惊厥

年幼患儿易于发生低血糖抽搐,多次发作可致脑组织损伤,引起智力障碍等神经系统后遗症,故应及时应用抗惊厥药物治疗。

2.原发病的处理

一旦病因明确即应针对原发疾病进行治疗。

三、预后

本病预后与病因有关,有临床症状的低血糖患儿,遗留神经系统后遗症者为28%~60%,无症状者占10%~20%。

第五节 电解质代谢紊乱

中枢神经系统与电解质代谢有密切关系。中枢神经系统功能异常对水和电解质平衡机制产生影响,引起继发性水和电解质紊乱;而血液或体液的电解质异常也可对中枢神经系统功能产生影响,产生中枢神经症状。

一、低钠血症

低钠血症是指血清钠浓度＜130mmol/L。急性低钠血可引起脑水肿,出现脑病临床表现。临床分3种类型:①缺钠性低钠血症;②稀释性低钠血症;③无症状性低钠血症。前两型易引起惊厥。

(一)诊断要点

1.病因

(1)引起缺钠性低钠血症的病因:消化道疾病失钠(如先天性幽门狭窄吸收不良综合征等),肾性失钠(如肾小管酸中毒、范科尼综合征等),内分泌性失钠(急性肾上腺皮质功能不全)等。

(2)引起稀释性低钠血症的病因:水中毒、水钠潴留疾病等。

2.临床表现

低钠血症的神经症状虽然与血清钠的水平有一定关系,但主要与低钠血症的发生速度有关。如血清钠快速降到120～130mmol/L,便可出现弥漫性脑病表现；而如果低钠血症发生较慢则血清钠要低到110mmol/L才会出现明显的神经症状。

(1)脱水表现：常见于缺钠性低钠血症患儿。早期有黏膜干燥、皮肤弹性减低、体重减轻、前囟及眼窝凹陷,病情进展可出现四肢厥冷、皮肤发花、尿少、血压下降等休克表现。

(2)水中毒表现：常见于稀释性低钠血症患儿,体重增加,皮肤潮红、温暖而湿润,唾液、泪腺分泌增多或腹泻等。病初尿量增多或正常,晚期肾肿胀明显时少尿甚至无尿。

(3)神经精神症状：早期可有倦怠、烦躁与嗜睡交替,而后出现谵妄、头痛、呕吐、视力模糊、眼球震颤、心音低钝、肌张力低下、腱反射消失、巴氏征阳性等,严重者发生惊厥与昏迷。

(二)治疗要点

(1)缺钠性低钠血症：纠正低钠与补液同时进行。脑病症状严重时可酌情缓慢静滴3%浓钠溶液,每次12mL/kg可提高血钠10mmol/L。亦可按下列公式计算：(130－血钠实际测定数)×12＝3%氯化钠毫升数。

一般先给半量,余量酌情静滴。治疗过程中要监测血钠浓度,以免血钠升高太快。同时应注意心力衰竭与肺水肿。

(2)稀释性低钠血症：治疗原则是限制水摄入量,不可根据减低的血钠浓度输入高渗盐水矫正。血清钠＞120mmol/L,无昏睡、水肿、惊厥等症状时则不需补充钠盐,只在饮食中纠正水和盐的摄入量即可。严重低钠血症者可酌情补钠。

二、高钠血症

高钠血症是指血清钠浓度超过150mmol/L。高钠血症的中枢神经障碍主要表现为意识障碍、惊厥和肌肉挛缩,病理学特点为出血性脑病。

(一)诊断要点

1. 病因

(1)水分丢失过多：①腹泻、呕吐引起水分丢失,如婴儿腹泻(高渗性脱水)；②从肾脏丢失,如慢性肾功能衰竭、尿崩症、慢性肾盂肾炎；③由皮肤、肺丢失水分,如发热、过度呼吸的疾病中暑；④医源性水分丢失,如人工透析、腹膜灌流、高张溶液输注、渗透性利尿。

(2)水分摄入不足:常见恶心、呕吐、咽下困难、意识障碍、营养方法错误等。

(3)内分泌异常:如原发性醛固增多症、柯兴氏综合征。

(4)脑性高钠血症:常于下丘脑、第三脑室、眼眶部有器质性病变时发生。

2.临床表现

(1)神经系统表现:早期有神志改变、烦躁不安、嗜睡、应激性增加、共济失调,重者肌肉震颤、眼睑或面肌颤动,甚至周身紧张、颈项强直、角弓反张,出现脑膜刺激征、肌张力增高、腱反射亢进。更严重的病例可出现惊厥或昏迷。

(2)其他系统症状:发热、口渴、呕吐、呼吸心率增快、尿少,严重者出现心力衰竭。

(二)治疗要点

适量补充低张(1/4~1/3)溶液。不能单纯补充葡萄糖液,以免血钠被稀释后迅速下降,引起脑水肿。治疗中应监测血钠浓度及体重。同时积极治疗原发病,注意钙和钾的补充。

三、低镁血症

研究发现有些低钙血症的患儿伴有低镁血症,临床表现与低钙血症相似,是引起小儿惊厥的重要原因之一。

(一)诊断要点

1.病因

(1)镁摄入不足:如长期禁食且输入不含镁的液体,长期腹泻、肠吸收不良综合征等。

(2)肾脏排镁过多:如长期应用利尿剂、原发性醛固酮增多症、肾病综合征、甲状旁腺功能不全等。

(3)体内镁分布异常:如糖尿病酮症酸中毒时,镁随钾一起由细胞内转移至细胞外,经胰岛素治疗后,由于镁经肾脏排泄增加,糖原合成及组织修复等需镁增多而发生低镁血症。

2.临床表现

(1)神经肌肉兴奋性增强,如手足抽搐、激惹、步态笨拙、定向力障碍、肌肉震颤、肌张力增高、全身性惊厥、Chvostek 征与 Trousseau 征阳性。

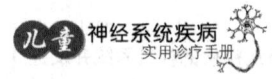

(2)少数患儿可出现心律失常,如心动过速、室性期前收缩、心室纤颤等。

(3)低镁血症由急性变为慢性时,常有软弱、体质消耗与兴奋,新生儿可表现惊厥。

3.诊断

凡有低钙血症表现,经补充钙剂治疗无效时应考虑低镁血症。血清镁低于0.74mmol/L 时即可诊断。

(二)治疗要点

硫酸镁替代治疗,在治疗期间应注意补钙。

(1)2.5% 硫酸镁静滴,每次 2~4mL/kg,每日 2 次;或上述剂量缓慢静脉注射,每毫升注射时间不短于 1min。用药过程中要密切观察腱反射、血压及呼吸变化,若出现腱反射减弱、血压降低、呼吸抑制等血镁过高表现时,应立即静脉注射 10% 葡萄糖酸钙 2mL/kg。

(2)25% 硫酸镁深部肌注,每次 0.2~0.4mL/kg,每日 2~3 次。

(3)10% 硫酸镁口服维持治疗,每次 1~2mL/kg,每日 2~3 次。

第六节　神经精神性狼疮

神经精神性狼疮(NPSLE)是系统性红斑狼疮(SLE)病变累及神经系统而产生神经和(或)精神症状的一组预后差、死亡率高的严重并发症。研究显示,NPSLE 发病率高达 21%~95%,高达 80% 的 SLE 患者存在认知功能障碍;此外,NPSLE 患者的生活质量严重降低,6 年病死率达 12.9%,与普通 SLE 患者相比,病死率增加了 10 倍,是造成 SLE 患者死亡的主要原因。目前,NPSLE 确切的发病机制目前尚不清楚,仍然缺乏规范的标准和定义,其诊治仍具有很大的挑战性。

一、诊断要点

(一)发病机制

基本病理是脑血管病变和神经炎症。脑血管病变主要表现为血管腔内血栓形成的微血管或大血管病变。其中部分机制与抗磷脂抗体(APLS)有关,其他机制包括脑屏障破坏、内皮炎症、责任抗体攻击、补体激活、凝血异常及神经系统固有免疫系统激活等。

1. 脑屏障损伤

脑是免疫豁免器官,完整的脑屏障可防止循环中的炎症介质进入中枢神经系统。脑屏障通透性改变是弥漫性 LE 产生的关键环节。脑屏障主要包括:血脑屏障(BBB)、血-脑脊液屏障(BCSF)和脑膜屏障。抗 Smith 抗体、APLS、补体、TWEAK 等可破坏 BBB 完整性。

(1)脑膜:脑膜含有丰富的免疫细胞,参与中枢神经系统的免疫监视。正常情况下,髓系细胞和 B 细胞来源于颅骨,而非外周循环。病理情况下,髓系细胞从脑膜入侵至脑间质,起到与血液来源或者小胶质细胞不同的免疫功能。正常状态下,未成熟 B 细胞从颅骨骨髓直接通过血管通道迁移到脑膜,在成纤维样细胞的帮助下成熟,处于免疫耐受状态。一旦脑膜的免疫耐受被打破,脑膜淋巴细胞、髓系细胞将成为 LE 的致病因素。

(2)血-脑脊液屏障(BCSF):位于脑室脉络丛(CP)的血液与脑脊液之间,与 BBB 相比,BCSF 较为薄弱。LE 发病早期存在 BSCF 破坏,患者尸检结果发现 CP 存在 CD45+细胞浸润以及 IgG、免疫复合物、补体沉积。此外,狼疮模型鼠 CP 存在 3 级淋巴结构,提示 BCSF 可能是 LE 的重要神经-免疫界面。

2. 自身抗体介导的神经损伤

APLS 促进血栓形成或 BBB 完整性破坏参与 LE 发病。此外,APLS 可通过与神经元或 CNS 其他成分结合,促进小鼠认知功能障碍。抗核糖体 P 蛋白抗体(anti-P)与神经元表面 P 抗原结合,干扰 NMDAR 的表达和稳定性。此外,侧脑室注射 anti-P 造成大鼠和小鼠发生脑电图异常与认知障碍。mTOR 抑制剂雷帕霉素可缓解 anti-P 抗体导致的小鼠社会认知障碍。一部分抗 dSDNA 抗体可识别 NMDAR 的 NR2 亚基,造成钙离子内流依赖性的神经元谷氨酸兴奋性毒性和小胶细胞介导的神经元吞噬。

此外,LE 外周血或脑脊液中存在的抗星形胶质细胞、寡突胶质细胞、神经元细胞成分的自身抗体,包括抗水通道蛋白4(AQP4)抗体、抗 MOG 抗体、抗 MAP2 抗体等,可能通过与神经系统自身成分结合造成神经功能障碍,参与 LE 发病。

3. 炎症介质介导的神经损伤

广泛的细胞因子(BAFF、TWEAK、IFN-α、IFN-γ 等)、补体及其他炎症介质(MMP9、S100β、骨桥蛋白)参与 LE 发病。补体 C3 介导 APLS 诱导的血栓形成及内皮活化，C5a可造成内皮细胞活化或凋亡，C1q则介导小胶质细胞对神经元突触的吞噬。脂钙蛋白2(LCN2)可能通过激活小胶质细胞诱导神经元凋亡。

4. 脑固有免疫细胞活化

小胶质细胞是脑内的固有免疫细胞，分布于神经元周围，通过趋化、吞噬、释放过氧化物和细胞因子等方式发挥免疫监视作用。狼疮模型小鼠脑内小胶质细胞转录组学分析显示，小胶质细胞代谢活跃，IFN反应基因、神经退行性疾病相关基因转录活性增强，可能与外周浸润的巨噬细胞发挥不同的作用。自身抗体、Ⅰ型IFN、补体及炎症介质均可导致小胶质细胞过度活化，通过释放氧化应激产物及炎症介质、吞噬神经元及招募其他免疫细胞加剧神经炎症反应。小胶质细胞的过度激活是促进狼疮脑病发展的关键致病环节，也是不同起病因素导致狼疮脑病的共同环节。雷帕霉素对小鼠听皮层及vCA1区anti-P抗体和BAFF注射诱发的小胶质细胞活化有显著抑制作用。

5. LE 小鼠模型

由于LE患者组织样本难以获得，动物模型的建立是LE的研究基础。目前公认的自发性LE小鼠模型主要为MRL/lpr和NZB/NZW小鼠。其他还包括建立在fas基因突变的C57Bl/6-Faslpr/lpr小鼠、具有显著的Ⅰ型IFN印记的564Igi转基因小鼠。此外，小鼠特异性敲除CD11c阳性细胞caspase8基因(CReCOM小鼠)和姥鲛烷亦被报道与LE发病密切相关。值得关注的是，pristane诱导的SLE模型以Ⅰ型IFN印记与自身抗体为特征，在发病早期出现认知功能障碍与情绪异常。

(二)临床表现

NPSLE的临床表现多种多样，1999年美国风湿病学会(ACR)确定了19种可能发生在SLE患者身上的神经精神症状，包括12个症状与中枢神经系统有关，7个症状与外周神经系统有关。其中，较常见的临床表现包括头痛、情绪障碍(抑郁和焦虑)、认知障碍、癫痫、脑血管病变、神经病变、精神病等，还有一些少见的临床表现包括无菌性脑膜炎、急性精神错乱、脱髓鞘综合征、运动障碍、周围神经系统症状及重症肌无力等；另外还有一些ACR标准中未包括的表现，如可逆后部脑病综合征、小纤维神经病变等。

值得注意的是，许多精神-神经症状可能是糖皮质激素和免疫抑制治疗药物导致的，并不是NPSLE的特定表现，诊断NPSLE较有意义的临床特点是认知障碍、癫痫、脊髓病、舞蹈症、低补体水平、狼疮抗凝物、抗Ro/ssA抗体、抗dsDNA和抗sm

抗体、血管炎、肾炎。

一项 Meta 分析显示,白细胞(WBC)减少、血小板(PLT)减少、谷丙转氨酶(ALT)升高、谷草转氨酶(AST)升高、发热、血管炎性皮损、血沉(ESR)增快、低 C3 和 C4 水平、抗磷脂抗体(aPL)阳性是神经精神性狼疮发生的重要危险因素。

(三)影像学进展

常规 MRI(cMRI)是评估 SLE 患者神经系统损伤的影像学金标准,LE 可出现包括小血管病变、大血管病变、炎性病变、脱髓鞘病变、脑萎缩以及可逆性后部白质脑病综合征等多种表现。LE 患者有更高的白质高信号(WMH)体积,且与缺血性 LE 相比,炎症性 LE 总脑体积和白质体积更低。LE 的不同表型与脑 MRI 结构改变模式相关,有助于 SLE 患者神经精神症状的早期诊断。然而伴认知功能障碍的 LE 患者在 cMRI 上并无特殊改变,考虑到 cMRI 的局限性,功能性和定量 MRI 技术以及核成像技术在检测 LE 的脑结构变化方面极为重要。弥散张量成像(DTI)是评估脑白质微观结构变化的,海马旁纤维通路异常与血清抗 NMDAR 抗体水平升高和空间记忆任务表现相关,可能为潜在的影像成像生物标记物。静息状态功能磁共振(RS-fMRI)通过检测区域脑活动和静息状态网络,评估与运动和感觉功能、记忆、视觉空间处理、听觉、语言理解和面部识别相关的区域的功能。FDG-PET 可评估局部脑代谢,有助于早期诊断。动态增强磁共振(DCE-MRI)可对 LE 患者血脑屏障通透性进行评估。动态磁敏感磁共振(DSC-MRI)可测量控制情绪的大脑区域脑血流。总之,DTI、FDG-PET、fMRI 等技术显示了异常的网络结构和功能连接,以及涉及边缘系统、海马、额叶、顶叶和颞叶多个皮层区的域性脑活动,与认知能力下降、情绪障碍、自身抗体或炎症介质有关。

二、治疗要点

LE 的治疗首先排查及治疗常见的非 SLE 因素,如代谢异常、感染、高血压等;其次确定其发病机制主要与缺血还是炎症有关,以选择特异性的治疗方案。

(1)对于与 aPL 抗体相关的缺血导致的 NP 事件,建议华法林终生抗凝治疗,不推荐直接口服利伐沙班等新型抗凝药物。其他辅助治疗包括抗血小板药物、抗疟药和他汀类药物。

(2)对于炎症介导的 NP 事件,推荐大剂量糖皮质激素冲击联合免疫抑制剂治疗。免疫抑制剂首选环磷酰胺(CTX)或霉酚酸酯(MMF)。硫酸羟氯喹可能作为以脑血管疾病和癫痫为表现的 LE 的一级预防。静脉注射免疫球蛋白(IVIg)、血浆交换在 NPSLE 治疗中也被考虑，但疗效证据有限。

目前处于临床研究的 LE 靶向治疗药物包括 CD20 单抗（利妥昔单抗）、BAFF 单抗（贝利尤单抗）以及Ⅰ型 IFN 受体拮抗剂。此外，mTOR 抑制剂（西罗莫司）、1-磷酸鞘氨醇（S1P）拮抗剂（芬戈莫德）、CSF1R 抑制剂、酪氨酸蛋白激酶（BTK）抑制剂、血管紧张素转化酶抑制剂（ACEⅠ）有望通过抑制神经炎症成为 LE 未来的靶向治疗药物。

三、预后

儿童 SLE 发病急、进展快，如不积极治疗，其预后远比成人严重，特别是病情缓解后又易复发，并有不可预料的恶化甚至死亡。其中神经精神性狼疮是 SLE 较为严重的并发症，也是 SLE 常见死亡原因之一，因此需及时处理和采取强有力的治疗措施。

第十四章

头痛及相关性疾病

第一节　小儿偏头痛

小儿偏头痛是最常见的原发性头痛,其特点为搏动性头痛,伴其他症状,如畏光、畏声、恶心、呕吐及活动后加重等特点,可伴或不伴先兆。

一、诊断要点

1. 病因

偏头痛的病因是多基因复杂遗传和多因素性的。尽管偏头痛有遗传学基础,但目前除了家族性偏瘫型偏头痛以外,尚未确定偏头痛相关基因。发病机制尚不完全清楚。

2. 临床表现

(1)偏头痛多具有反复发作的特点,少数患者也可为慢性,儿童患者以反复发作性多见。无先兆的偏头痛发作通常经过3个阶段:前驱期、头痛期和头痛后期。

(2)前驱期可出现情感症状、自主神经症状等,可在头痛期开始前数小时甚至1d就出现。儿童患者最常出现的症状为乏力、易激惹等。

(3)偏头痛先兆大多为视觉先兆,其他类型的先兆包括感觉先兆、语言/言语先兆、运动先兆、脑干先兆(构音障碍、复视等)以及视网膜先兆。

(4)头痛期表现为搏动性头痛,年幼儿童通常表现为苍白、活动异常减少和呕吐。儿童患者中双额、双颞或广泛性头痛比单侧头痛常见,伴有恶心呕吐和畏光、畏声。日常活动会加重头痛症状。患儿通常想躺在黑暗、安静的房间中休息,睡眠通常可缓解头痛。

3. 辅助检查

(1)神经影像学检查:对于典型发作性头痛病史(超过6个月)且体格检查正常、发作间期无神经精神异常表现的患儿,通常不常规行神经影像学检查。如果头痛病史小于6个月、无偏头痛家族史、神经系统查体存在异常体征、症状体征提示颅内压增高、睡眠期因头痛导致苏醒或出现头痛频率明显增加等情况,建议进行影像学检查。

(2)脑电图检查:对于伴先兆的偏头痛,尤其是不典型先兆的偏头痛患儿,建议进行脑电图检查。

(3)其他:腰椎穿刺、遗传代谢检测(包括氨基酸、有机酸、乳酸等)、凝血检查、心电图、超声心动图或胃肠道相关检查等。

4. 诊断

(1)不伴先兆的偏头痛:①至少5次头痛发作,且符合②~④的标准。②头痛持续4~72 h(未治疗或治疗失败)。③以下4个特征中至少有2项:单侧;搏动性头痛;中至重度;日常活动(如行走、上楼梯)引起加重或头痛影响日常活动。④头痛发作期满足以下2项中至少1项:恶心和/或呕吐;畏光和畏声。⑤ICHD-3中其他类型头痛不能解释。

注:对于儿童及青少年(18岁以下),发作可持续2~72h。

(2)伴先兆的偏头痛:①至少2次头痛发作,且符合②~④的标准。②至少存在以下一个完全可恢复的先兆症状:视觉、感觉、言语和/或语言、运动、脑干、视网膜。③以下6个特征中至少满足3项:至少1种先兆症状逐渐扩散大于5min;2种或2种以上先兆先后出现;每1种先兆持续5~60min;至少1种先兆症状是单侧;至少1种先兆症状是阳性症状;先兆伴随头痛或先兆后60min内出现头痛。④ICHD-3中其他类型头痛不能解释。

注:失语认为是单侧症状,构音障碍可单侧或双侧;闪烁及麻刺感均属于阳性症状。

(3)可能与偏头痛相关的发作性综合征:包括反复胃肠道紊乱(包括周期呕吐综合征和腹型偏头痛)、良性阵发性眩晕,以及良性阵发性斜颈。

(4)慢性偏头痛:①头痛≥15d/月,大于3个月,且符合②和③的标准。②至少5次发作符合"不伴先兆的偏头痛"标准②~④,和/或"伴先兆的偏头痛"的标准②和③。③至少≥8d/月,大于3个月,满足以下任何条件之一:"不伴先兆的偏头痛"符合③和④;"伴先兆的偏头痛"符合②和③;患者认为是偏头痛发作且可被曲坦类或麦角衍生物缓解。④ICHD-3中其他类型头痛不能解释。

5. 鉴别诊断

(1)其他原发性头痛:如紧张型头痛部位常更广泛,程度较偏头痛轻,无活动后加重,无畏光、畏声及恶心、呕吐等偏头痛典型特点。

(2)癫痫:尤其是伴有先兆的偏头痛,枕叶起源的癫痫发作与偏头痛具有一定类似性,但癫痫发作通常伴有异常眼球运动、偏转以及意识障碍等,发作期脑电图对于诊断有很大意义。

(3)偏瘫型偏头痛需要与其他病因导致的偏瘫发作相鉴别,如脑血管病、儿童交替性偏瘫等。

(4)遗传代谢性疾病,如线粒体脑肌病伴乳酸酸中毒及卒中样发作等。

二、治疗要点

(1)急性期治疗:当出现偏头痛症状时,尽量避免声光刺激。药物包括镇痛药(如非甾体抗炎药)曲坦类药物、止吐药等。

(2)预防性治疗:适用于发作频繁、发作持续时间长、因反复发作严重影响生活质量的患儿。非药物治疗:记录头痛日记,寻找并尽量避免或治疗头痛发作的诱发因素;药物治疗:氟桂利嗪通常为首选药物。预防性药物治疗的疗程目前无统一推荐,如果有一定效果,通常可以维持6~12个月。

三、预后

偏头痛是慢性疾病,影响生活质量但多无严重并发症。多数患者随着时间推移而改善。

第二节 低颅压综合征

自发性低颅压综合征既往也被称为脑脊液漏出头痛。其主要特征是直立位头痛,伴或不伴颈项强直、复视、头晕、耳鸣、肢体麻木、共济失调、不同程度的意识障碍等症状。腰椎穿刺脑脊液压力低于60mmHg,头颅MRI可见弥漫性硬脑膜强化硬膜积液或出血、静脉窦扩张、垂体充血和脑下垂征象。

一、诊断要点

1.病因

主要病因是脊柱部位的脑脊液漏,大多数发生在胸椎或颈胸椎交界处。潜在的结缔组织病,轻微的创伤性事件,包括摔倒、突然弯曲或伸展身体、突然打喷嚏、体育活动或其他原因导致的"轻微创伤"。椎间盘退行性病、骨刺等也可能导致硬脊膜撕裂,从而造成自发颅内压降低。自发形成的脊柱脑脊液静脉瘘是另一种罕见的原因。

2. 临床表现

体位性头痛是自发性低颅压综合征最核心的临床表现,个别患者仅在颅内压降低时出现头痛。头痛常被描述为跳痛或钝痛,可以弥漫性全头痛,也可以局灶性头痛,头痛的严重程度不一,从轻度头痛到失能性头痛等。患者转变为站立体位后数秒或数分钟内,头痛出现或加重,而卧位休息后头痛部分或完全缓解,镇痛药极少能缓解头痛。其他可能加剧头痛的因素包括头部运动、咳嗽、用力、打喷嚏、颈静脉受压及高海拔等。

3. 辅助检查

(1)头颅影像学检查:增强头颅 MRI 是自发性低颅压综合征的首选辅助诊断方法。特征性的头颅 MRI 异常可以用 SEEPS 这一首字母缩写词反映,各字母分别代表硬膜下积液(S)、硬脑膜强化(E)、静脉结构充血(E)、垂体增大(P)、脑下垂(S)。其中弥漫性硬脑膜强化阳性率最高(80%),出现最早。硬脑膜强化常较厚且明显,呈连续性(没有跳跃区)、非结节性,且常常同时累及双侧幕上和幕下硬脑膜区域。因为主要累及硬脑膜,不累及软脑膜,因此,往往不伴皮质脑沟深部或脑干周围增强。此外,脑下垂往往伴小脑扁桃体疝和脑干下降,需要与 Chiari I 型畸形相鉴别。

(2)脊柱 MRI 检查:对确诊及准确定位脑脊液漏有帮助。

(3)放射性同位素检查:脑池显像对脑脊液漏的确诊尤其重要。在怀疑有脑脊液漏但头颅和脊柱 MRI 检查结果正常或不能确诊时,可进行此检查。此检查需经腰椎穿刺向椎管内注射放射性同位素 In-DTPA,在 24 或 48h 内每到预先设定的时间(如 24h 或 24h)进行扫描,追踪同位素的动态流动情况。早期膀胱放射性核素聚积和大脑半球表面放射活性减低均提示存在脑脊液漏。

(4)CT 或 MRI 脊髓造影检查:CT 脊髓造影曾经被认为是寻找硬膜缺损所致脑脊液漏确切部位的最佳检查方法,近年研究认为使用重 T1 加权序列的非增强 MRI 脊髓造影,可替代 CT 脊髓造影来检测脑脊液漏的位置。对于诊断困难的病例,还可以采用鞘内注射针剂的数字减影 MRI 脊髓造影进行检测。

(5)腰椎穿刺:对于疑似自发性低颅压综合征的患者,腰椎穿刺可证明低颅内压。但是对于 MR 表现典型的病例,通常不需要腰椎穿刺。自发性低颅压综合征患者的脑脊液压力通常为 0~70mmHg,脑脊液外观清亮无色,可见中度淋巴细胞增多,可见红细胞,以及蛋白含量升高(通常高达 100mg/dL)。脑脊液中葡萄糖含量正常,脑脊液细胞学及微生物学指标正常。

4. 诊断

国际头痛疾病分类第 3 版(ICHD-3)中自发性低颅压性头痛的诊断标准:①任何符合标准②~④的头痛;②脑脊液压力低(<60mmHg)和/或影像学检查显示脑脊液漏;③头痛的发生与脑脊液压力低或脑脊液漏存在时间相关性,或由于头痛而发现了脑脊液压力低或脑脊液漏的存在;④患者的表现不能用 ICHD-3 中的其他疾病来更好地解释。

5. 鉴别诊断

体位性心动过速综合征、蛛网膜下腔出血、脑膜癌、颅内感染、Chiari 畸形颅内高压等。

二、治疗与预后

大多数自发性低颅压综合征患者经过保守治疗可以康复,10% 的患者可能会复发。

(1)保守治疗:包括去枕平卧,采取足高位的体位,同时多饮水,每天静脉滴注 0.45%~0.90% 的氯化钠溶液 1000~2000mL 后,症状大多可以缓解。如仍不能缓解症状,可口服止痛药或咖啡因。

(2)硬脊膜外血液补片疗法:保守治疗失败尤其是存在脑脊液漏的患者,该方法疗效肯定。

(3)经皮纤维胶置入:硬膜外注射纤维蛋白胶(将纤维蛋白原和凝血酶溶液注射在一起形成密封剂)已被用于硬脊膜外血液补片治疗失败,且脑脊液漏位置已明确的患者,可将密封剂直接注射到脑脊液漏的位置。

(4)手术治疗:对存在脑脊液漏而硬脊膜外血液补片疗法治疗失败的患者,可行手术治疗。手术治疗切除相应病变则可治愈自发性低颅压综合征。

第十五章

神经发育障碍性疾病及睡眠障碍

第一节 概述

儿童发育行为问题是指童年期出现的,在严重程度和持续时间上都超过了相应的年龄所允许的正常范围的异常行为。儿童期的发育行为问题如得不到及时解决,持续时间过长,问题会变得更加复杂、严重,从而造成心理缺陷或人格障碍。我国22个城市协作调查组的调查结果表明,4~16岁儿童少年行为问题检出率为$(12.9 \pm 2.19)\%$。近年来,相关发病率有增高趋势。

一、儿童发育行为问题的分类及表现形式

(1)学业问题:如学习困难、注意力异乎寻常不集中、过度活动,控制自己的能力差。一般来说,这些问题多发生于小学阶段,尤其是初入学的儿童中,大多数属于从学龄前期向学龄期过渡的暂时性适应不良。

(2)情绪问题:如情绪不稳、自控力差、反应不适度、焦虑、孤僻、抑郁、疑病、过分任性、过分冲动和人际关系不适应等。

(3)品行问题:如偷窃、经常打架、骂人、经常说谎、拒绝上学、逃学、离家出走、攻击行为、破坏行为等,这方面问题往往是男孩多于女孩。

(4)不良习惯:如吮吸手指、咬指甲、遗尿和口吃及其他一些不良习惯,这些习惯在短时间内是不容易改正过来的。

(5)青春期问题:如吸烟、吸毒、酗酒、少女怀孕、家庭暴力、出走、自杀、犯罪等,发生在处于青春期的青少年。

二、儿童发育行为问题的影响因素

(1)遗传因素:一般认为大多数人类行为是多基因参与调控的。有些行为障碍是由于相应的染色体缺损或基因突变所造成的,如孤独症行为儿童的染色体内会出现某些基因位点的复制或缺损。

(2)母孕期、围产期因素:母孕期各种并发症、围产期各种不利因素(难产、缺

氧窒息早产、过期产等)等,可能是造成儿童行为问题重要的危险因素。

(3)家庭因素:家庭结构不良、父母健康状况差、患病、受教育程度低、家庭教育态度不一致、过度惩罚或溺爱、期望过高或过低等,是儿童行为问题发生的重要危险因素。

(4)社会因素:儿童行为问题与社会经济发展程度有关,如社区环境不良、低社会阶层家庭的儿童的注意缺陷-多动障碍、反社会行为、品行障碍等发生率高。

(5)儿童自身因素:儿童自身的健康状况不佳,一方面限制儿童的日常活动,另一方面疾病本身使儿童产生情绪反应,并且儿童的疾病也可使周围其他人员产生情绪反应。这几方面共同作用,使儿童的行为发生改变。儿童入学年龄过大、留级、学习成绩差都会增加其行为问题的发生率。

三、防治对策

(1)早期预防:从母孕期、围产期进行预防,重点做好孕产期保健工作,努力避免如接触有害物质、重大精神刺激、营养不良、病理分娩等孕产期不利因素。广泛开展优生遗传咨询,应用遗传学和临床医学的基本原理和技术,对精神障碍患者的婚姻、生育以及遗传监护给予医学指导。

(2)重点监测:从婴幼儿期开始对高危人群进行监测,重点在于早期发现,早期矫正。努力改善婴幼儿身体健康状况,减少婴幼儿期高烧、营养不良、中枢神经系统疾病和颅脑外伤等高危因素。

(3)早期干预:对不利于儿童心理行为发展的家庭因素应早期干预,重点在于提高父母科学文化素质,普及家庭教育和儿童心理卫生知识,使家长掌握和运用正确、积极的教养方式和行为,指导家长认识家庭职责,为儿童创造良好的家庭氛围。

(4)综合防治:采取学校、家庭、社区及医疗保健机构的综合干预措施,通过多种形式积极开展心理卫生宣传教育,普及儿童心理卫生常识,使人们认识到健康不仅是没有疾病,还包括良好的心理和社会适应能力;了解儿童的心理发育特点,识别正常与异常行为。在学校定期举办教师心理卫生讲座,设立心理咨询室,出版儿童心理卫生专栏,加强教师对儿童心理行为知识的了解;召开家长会,针对有行为问题儿童布置家庭干预性作业;在社区内定期出有关儿童心理卫生和教育的板报;开设社区儿童心理卫生专科门诊,以便做到早发现、早诊断和早干预。医疗保健机构对检查中发现的行为问题,应及时进行心理治疗和行为矫正教育,严重者辅以药物治疗。

第二节 孤独症谱系障碍

儿童孤独症又称自闭症,是发病于婴幼儿时期的严重心理发育障碍性疾病,以社会交往障碍、语言发育障碍、刻板重复的行为方式为主要特征。男孩多见,男女比例为 4:1~7:1。许多国家研究发现,该病患病率有显著上升趋势。美国国立卫生研究所公布的数据表明,目前美国孤独症发病率为 20/10000。

一、诊断要点

1. 病因

病因与发病机制尚未确定。目前认为孤独症是由于外部环境因素如感染、宫内或围生期损伤等,作用于具有孤独症遗传易患性的个体所导致的神经系统发育障碍性疾病。现证实孤独症与教养方式无关。

2. 临床表现

该病一般在出生后 36 个月内起病。多数病儿早期症状在婴幼儿期即已出现,至 12~30 个月时症状明显。出现语言功能退化,本来已会表达的少数词汇被遗忘,并呈现典型孤独症状。

1)语言交流障碍

是最早,也是最容易引起父母注意的症状,并且是孤独症患儿第一次就诊的重要原因。具体表现有以下几个方面:

(1)非语言交流障碍:孤独症患儿常以哭或尖叫表示他们的不舒服或需要,稍大的患儿可能会拉着大人的手走向他们想要的东西,很少用点头、摇头、摆手等动作表示他们的意愿。

(2)语言发育延迟或不发育:患儿常表现为语言发育较同龄儿晚,有些甚至不发育。有报道说患儿中约有一半终身保持缄默,仅以手势或其他形式表达自己的要求;也有些患儿 2~3 岁前语言功能出现后,又逐渐减少甚至完全消失。

(3)语言内容、形式的异常:患儿表现不能主动与人交谈,不会提出话题或维持话题,只会反复纠缠同一话题,面对别人的反应毫不在意。部分患儿能说出一定词汇量,但是语言缺乏交流性质,表现为刻板重复性语言及模仿性语言。和患儿谈话时他常常会重复你的讲话,也有的会在当时或隔一段时间以后模仿电视、收音机或别人说过的话。有些患儿表现为自言自语,内容单调或哼哼唧唧,自得其乐。

2) 社会交往障碍

是孤独症的核心症状,即与他人缺乏感情联系,极端孤僻,与外界隔离(自闭)。在婴儿时期缺乏眼与眼的对视,面部无表情,对人缺乏兴趣;母亲将其抱着喂奶时,他不会将身体与母亲贴近,不会望着母亲微笑,不会像正常小儿一样发出咿呀学语声,只是哭叫或显得特别安静;稍大时不会到父母亲身边寻求食物或安慰。这种患儿往往对父母亲离开或返回无动于衷,没有一点依恋情感,不与周围小朋友交往,喜欢独自玩耍。

3) 兴趣范围狭窄及刻板行为

对一般儿童所喜爱的玩具或游戏缺乏兴趣,尤其不会玩有想象力的游戏,但却对某些特别的物件或活动表现出超乎寻常的兴趣,如抱着砖头不放,对转动的物体特别感兴趣,反复观看电视广告或天气预报,爱听某一首或几首特别的音乐,来回踱步、拍手、转圈或每天都仪式性地摆弄玩具。患儿情绪不稳定,容易发脾气,不许别人改变事物的固定模式,并特别依恋某一种东西;眼神飘忽,很难长时间集中注意力。

4) 智力和认知异常

孤独症患儿智力70%左右是落后的,其认识损伤大多表现在语言的模仿、理解、创造性、灵活性及语言的组织和利用方面;但某些能力,如音乐、计算、机械记忆等较强。

5) 感觉异常

大多数孤独症患儿存在对刺激感觉异常,包括对某些声音的反应特别迟钝,如对一个突然的声响显得若无其事,对声音听而不闻,似乎像聋人一样没有反应;但对某些刺激又特别敏感,如当收音机或电视机播广告、天气预报时,音量即使放得很小,他们也会做出相应反应。很多患儿不喜欢被人拥抱,触觉、痛觉反应迟钝也较常见。

3. 诊断

典型孤独症的诊断并不困难,关键在于提高认识。3岁以前出现症状,同时具备社会交往障碍、语言交流困难、活动内容和兴趣的局限性及刻板性重复的行为方式即可确诊,缺少上述条件之一便诊断为不典型孤独症,但应排除Heller综合征、

Rett 综合征等疾病。

4. 鉴别诊断

(1) 精神发育迟滞:该病症也属于发育障碍,突出表现为智力水平较同龄儿童明显低下,并伴有社会适应缺陷,但人际交往正常,无明显的兴趣及刻板重复行为等障碍。

(2) 儿童少年精神分裂症:大多数在少年期发病,在起病前有一正常发育阶段。发病后出现不合逻辑的思维以及出现妄想幻觉及人格改变等,精神分裂症的病程可有间歇发作。

(3) 选择性缄默:患儿讲话有明显的选择性。在社交场合拒绝讲话,以手势、点头、摇头或发单音节词与人交往,能理解别人的口语;在家中与家人可以正常交谈。孤独症患儿在所有场合均有语言异常特征,在行为形式上与选择性缄默症明显不同。

(4) 感受性语言发育障碍:这是一种特定的发育障碍,患儿对语言的理解力低于其智龄所应有的水平,几乎所有患儿的语言表达都受损害。这类患儿在 5 岁以前,可有某些孤独症行为表现,如社会交往障碍等,但患儿能利用手势和表情与人交往。

二、治疗要点

孤独症目前没有特效的治疗方法,主要采取综合性教育、训练和早期干预措施,包括药物治疗、行为矫治和训练教育。要注意对家长的咨询,需充分发挥家长的作用,鼓励家长积极参与治疗工作。

1. 药物治疗

目前尚无特殊有效的药物,用药目的在于控制或改善行为症状,如减轻冲动、多动、破坏性行为,以便为教育训练提供条件。可用氟哌啶醇、舒必利、利他林、纳曲酮、利培酮等药物。

2. 教育和训练

教育和训练是目前世界各国公认的最有效、最主要的治疗方法,目标是促进患儿语言发育,提高社会交往能力,掌握基本生活技能和学习技能。孤独症患儿在学龄前一般不能适应普通幼儿园生活,而需在家庭、特殊教育学校、医疗机构中接受教育和训练。学习期以后患儿的语言能力和社交能力会有所提高,部分患儿可以到普通小学与同龄儿童一起接受教育,还有部分患儿可能仍然留在特殊教育学校。

3. 对家长的教育

家长得知小儿患有孤独症后,会出现焦虑、恐慌和内疚等不健康情绪,将对患儿的治疗带来严重妨碍,所以做好家长工作十分重要。要给家长讲述孤独症是什么问题,并说明孤独症的病因至今仍不明确,与家庭环境和养育方式无关,消除内疚情绪,并知如能早期进行有计划的医疗和矫治教育并长期坚持,可取得效果,从而使家长由消极、被动转为积极、主动。

三、病程和预后

孤独症患儿大多数预后较差,约2/3患儿仍有明显的社会适应不良,需要长期照管。因他们没有独立社交能力,不能学会任何独立的生存本领,无法独立生活。孤独症的严重程度可分为低功能和高功能2种。高功能患儿大多在最初1～2年发育正常或基本正常,仍保持简单的认知和语言交流功能,与父母和周围人也保持一定的情感联系,无癫痫发作,也无明显脑部器质性病变,以后出现的孤独症行为特征也较轻;而低功能患儿则反之。一般认为,24～36个月内就开始干预治疗,其预后较4岁以后治疗者为好。因此,早期诊断、及时治疗极为重要。

第三节 儿童抽动障碍

抽动障碍是一组发病于儿童和青少年时期,主要表现为反复、迅速、无目的的、非节律、不随意的、刻板的单一或多部位肌肉运动和发声抽动症状。运动和发声抽动都可分为简单和复杂2类,但界限不清。运动抽动表现为挤眉、弄鼻、伸颈、摇头耸肩,发声抽动表现为轻咳、清嗓样咳嗽、吸鼻动作、哼声、口哨或鸟鸣声等,可有模仿言语、重复言语、秽语、类似音节、突然口吃、犬吠样发声等。各式各样的抽动在短时间内可受患者的控制,紧张状态下加重,睡眠时减轻或消失。

本病以男性较为多见。病程呈缓慢进展,大部分病例经服药治疗可得到不同程度的缓解;对日常生活、社会适应能力无明显影响,少数病例可持续到成年。目前对病因和病理机制尚不很清楚,可能与遗传因素、生化代谢失调或社会环境因素有关。按发病年龄、临床表现和病程特征可分为3种临床类型:①短暂性抽动障碍;②慢性运动性或发声抽动障碍;③抽动-秽语综合征,又称发声与多种运动联合抽动障碍。

一、抽动-秽语综合征

又称 Tourette 综合征(TS)，是以多发性抽动、发声为特点的抽动障碍，是一种慢性神经精神障碍性疾病。起病于 4~12 岁，以 7~8 岁起病最多，病因尚未明确。据报道，TS 患病率为 0.1%~1%，男童患病率明显多于女童(约 4:1)。国内文献报道病例渐有增多趋向，原因尚未明确。

(一)诊断要点

1. 病因

儿童期发病，以 7~8 岁起病最多。病因尚未明确。

2. 临床表现

1) 运动抽动

本症与短暂性抽动障碍和慢性抽动障碍相比，运动抽动症状涉及肌群较多，抽动症状较严重。可表现为眨眼、皱眉(挤眉)、眼球转动、努嘴(噘嘴、歪嘴)、伸舌、摇头、点头、嗅鼻(缩鼻、翘鼻、吸鼻、耸鼻)、耸肩等，逐渐出现伸脖、张口、挺腹吸气、抬肩、踢腿、踢脚等复杂性运动抽动。重者姿势奇特多样，怪样丑态，如冲动性触摸人或物、刺戳动作、跺脚及触电样全身耸动、走路旋转、躯干扭转、搓手指、转动腰臀、蹲下跪地等，或反复出现一系列连续无意义的自身不可克制动作。症状表现五花八门，难以罗列。

2) 发声抽动

发声抽动的实质是喉部、咽部等与发声有关的肌肉群快速收缩的结果。开始可表现为简单性发声，如清嗓样咳嗽、嗥叫、吐痰声、喉中作响、哼声、犬吠声、吭吭声、咯咯声等，也可表现为复杂性发声，如各式各样的动物叫声、刻板性模仿言语、无意义的语音，至少有 30% TS 患儿出现秽语症。发声抽搐症状可以是首发症状，也可在运动抽搐后出现或两者同时出现。如果令患儿主动抑制抽搐，则可有暂时的部分性停止抽搐，但此过程中积累起来的精神紧张最终突然爆发成为一连串抽搐，甚至发出一串不友善的词语。患儿常有睡眠障碍，快速眼动(REM)睡眠减少，慢波睡眠的Ⅲ、Ⅳ期睡眠增多。抽动减轻因素包括精力集中、放松和情绪好等。

3) 感觉性抽动

近年来，已注意到许多 TS 患者于运动性或发声性抽动之前，自诉身体局部有不适感,包括压迫感、痒感、痛感、热感、冷感或其他异常不适感,此种不适感被称为感觉性抽动。患儿为了减轻受累躯体部位的不适感而出现运动性抽动,为了减轻咽喉部不适感而出现发声性抽动。可以将感觉性抽动看作是运动性或发声性抽动的先兆症状。

4) 伴随行为症状

本病由于除抽动障碍之外,还伴发多种多样的行为症状和心理障碍,如注意力不集中、多动、强迫性观念和动作、情绪障碍和其他自伤行为,可不同程度地干扰损害儿童的认知功能和发育。

5) 与其他病症的关系

(1) 与注意缺陷多动障碍(ADHD)的关系:TS 伴随 ADHD 的发生率为 25%~50%,表现为注意力的集中性差、多动和冲动行为,且症状通常出现在抽动之前。

(2) 与强迫障碍(OCD)的关系:TS 伴发 OCD 的发生率为 30%~50%,而一般人群 OCD 发生率为 2%~3%。TS 伴发 OCD 的症状多涉及暴力形象、性观念、追求匀称、担心会说出淫秽言语或做出尴尬的举动,有自伤、眨眼、凝视、收藏、触摸、计数或模仿他人、毁物、侵犯他人、触摸自己身体或物体等强迫行为。

(3) 伴发自伤行为(SIB):TS 伴发 SIB 的发生率为 33%~44%,自伤行为多种多样,如撞头、咬手指、抓破皮肤等,自伤行为与 TS 严重程度呈正相关。

3. 诊断标准

①起病年龄 2~15 岁;②有多发性不自主抽动和发声抽动;③症状呈慢性过程,但有波动,亦可有周期性改变或由新的症状代替旧的症状,或在原有的症状基础上增加新的症状;④症状能在短时间内受意识控制,紧张时加剧,睡眠时消失;⑤抽动一日发作多次,病程超过 1 年,且在同一年中症状缓解不超过 2 个月;⑥可助诊断的指征:a. 秽语,b. 猥亵行为,c. 模仿言语,d. 模仿动作,e. 重复言语;⑦伴发症状:a. 儿童多动症或行为问题;b. 轻微的神经系统异常体征;c. 器质性功能不全的精神症状;⑧排除标准不能用其他疾病来解释不自主抽动和发声。

4. 鉴别诊断

(1) 风湿性舞蹈症:儿童较多见,是由风湿病变累及锥体外系所致,具有相应的体征(关节炎、皮下结节)和阳性化验结果(抗"O"高、血沉快)。肢体大关节呈舞蹈样运动,不能随意克制及非重复刻板的自主动作,肌张力减低。病程呈自限性或抗风湿治疗有效。小舞蹈症很少有发声抽动或秽语及强迫障碍等可资区别。

(2) 亨丁顿舞蹈症：是一种神经系统家族性遗传病，多起病于成年，也有少年型。临床是以进行性不自主舞蹈样运动和智力障碍为特征，肌力、肌张力降低，腱反射亢进或减弱，影像学检查可见尾状核萎缩。

(3) 肝豆状核变性：是一种先天性铜代谢障碍，临床以肝功损害及锥体外系症状为特点，有不自主运动、肢体震颤、肌张力增高，亦可有手足徐动症或舞蹈指划样动作。角膜 K-F 色素环阳性，血浆铜蓝蛋白减低等特征可资鉴别。

(4) 肌阵挛性癫痫：发生于任何年龄，具有反复发作性特征，每次发作持续时间短暂，不受意识控制，脑电图见异常放电，抗癫痫药物治疗有效。

(5) 急性运动性障碍：表现为突然不自主运动、震颤、肌张力不全、扭转痉挛或舞蹈样动作。常为某些药物所引起，如左旋多巴、胃复安、抗精神病药物等。一般停药后症状可消失，不难鉴别。

(二) 治疗要点

1. 药物治疗

是治疗本病的主要方法。

(1) 氟哌啶醇：是丁酰苯类抗精神病药，可阻断脑内多巴胺受体，并可促进脑内多巴胺(DA)的转化。从小剂量开始，应缓慢增量，剂量为 0.05mg/(kg·d) 或 0.25~0.5mg/次，2~3 次/d，间隔 3~5d 增加剂量。剂量范围为 1.5~12mg/d。同时并用抗震颤麻痹药安坦，以减少锥体外系反应，如急性肌张力障碍、静坐不能、震颤等。

(2) 哌迷清(匹莫齐特)：是一种选择性多巴胺拮抗剂，可阻滞突触后多巴胺受体的钙离子通道。近年来临床应用于治疗 TS，其疗效和副作用与氟哌啶醇相似。开始剂量为 0.5~1mg，每日早晨口服 1 次(半衰期 55h)，剂量范围为 0.5~6mg/d。

(3) 硫必利：是一种含甲枫基的邻茴香酰衍生物，主要作用于间脑和边缘系统，具有拮抗多巴胺能的活性作用，临床观察治疗 TS 有效，副作用少，较为安全。剂量为每次 50~100mg，每日 2~3 次。

(4) 可乐定：又称氯压定，治疗 TS 的药理作用可能是抑制蓝斑区突触前 NE 的释放而使抽动症状减轻。疗效不及氟哌啶醇、匹莫齐特(哌迷清)，但较安全。起始剂量0.05mg/d，2~3 次/d，一般剂量为 0.0375~0.075mg/d。注意血压下降等副作用，骤然停药可能产生反跳的危险。

(5) 肌苷：肌苷及其前体腺苷共同参与精细调节轴突末梢多巴胺的释放，肌苷对治疗 TS 有效。剂量为 0.2~0.4g/次,每日 3 次。

(6)利培酮:又名维思通,该药具有拮抗 5 - HT、DA 受体的作用,较氟哌啶醇及哌迷清为弱,同时有拮抗去甲肾上腺素能作用。利培酮可减轻抽动症状,可能与阻滞基底节 5 - HT 能有关。多从小剂量开始,即 0.25~0.5mg/d。每日 1 次,逐渐加量至 1.5~2mg/d。副作用有锥体外系症状,如头晕、静坐不能、肌张力障碍、头痛、软弱无力、失眠、抑郁心境、焦虑和激越行为等。目前有人提出 15 岁以下儿童禁用,因此儿童使用利培酮尚需慎重选择。国内外均有文献报道应用利培酮治疗 TS 和儿童精神病。

(7)其他:氯硝西泮(氯硝基安定)剂量为 <0.2mg/(kg·d)。丙戊酸钠 10~20mg/(kg·d)同氟哌啶醇合用效果好。

(8)伴其他症状的治疗:TS 伴 ADHD,可以应用利他林以减少多动、攻击行为、破坏行为等。TS 伴 OCD,可以应用氯米帕明、丙米嗪。TS 伴 SIB,可以应用氟西汀以减少自伤行为,可用阿片受体拮抗剂纳洛酮或纳曲酮治疗,亦可用 β - 受体阻滞剂、心得安、倍他乐克等。TS 伴有睡眠障碍(夜惊、梦行症、失眠等)可加服舒乐安定或阿普唑仑。

2. 心理治疗

包括行为治疗、支持性心理咨询、家庭治疗等。帮助患儿家长和老师理解患儿疾病的性质和特征,说明是病,而不是调皮、故意做作,以取得他们的合作与支持,从而正确耐心地帮助患儿。应注意过分地指责或过多地提醒患儿去克制抽动,这样反而使患儿抽动增多。对此类患儿,轻者可用疏导、安慰改善情绪,以鼓励的方法让其逐渐纠正,亦可配合针灸和暗示治疗;重者应用药物治疗。

二、短暂性抽动障碍

短暂性抽动障碍又称为抽动症或习惯痉挛,是抽动障碍中较为常见的一种类型。国外报道,10%~24% 的儿童在其童年的某个时期会出现短暂的抽动。国内报道发病率为 1%~7%。

(一)诊断要点

1. 起病

年龄多见于 4~7 岁,男孩多见。

2. 临床表现

(1)运动性抽动:常见简单性运动抽动为眨眼、挤眉、皱额、翻眼、缩鼻、咬唇、努嘴、张口、伸舌、点头、摇头、歪颈、伸脖、耸肩等动作,也可见于上下肢,如甩手、踢腿。少数患者可表现为复杂的运动抽动,如眼的表情和转动、面部动作和表情、头部的姿势和动作等,在数周或数月内症状波动或部位转移。

(2)发声性抽动:特点为单纯的、迅速的反复咳嗽、呃逆或清嗓等。抽动症状频率和严重程度不一,通常对患儿日常学习和环境适应无明显影响。神经系统检查一般无异常体征。病程持续时间一般不超过1年。

3. 诊断标准

短暂性抽动障碍依据 CCMD-3 的诊断标准归纳如下:

(1)18 岁前起病,以 4~7 岁儿童最常见。

(2)抽动天天发生,1d 多次,至少已持续 2 周,但不超过 12 个月;某些患儿的抽动只有单次发作。另一些可在数月内交替发作。

(3)有单个或多个运动抽动或发声抽动,常表现为眨眼、扮鬼脸或头部抽动等简单抽动。

(4)不是由于 Tourette 综合征、小舞蹈症、药物或神经系统其他疾病所致。

(二)治疗要点

本症一般预后良好,大多数可自行好转。抽动症症状程度轻、干扰损害少者,无须特殊治疗。症状比较明显者可给予药物治疗,如口服小剂量氟哌啶醇 0.5mg/次,每日 2 次或硫必利 50~100mg/次,每日 2 次。并应注意心理治疗,及时治疗躯体疾病,如沙眼、结膜炎、鼻炎、呼吸道感染等,以减轻局部刺激及不适。

三、慢性运动性或发声性抽动障碍

慢性运动抽动或发声抽动障碍是指临床表现符合抽动障碍的一般指征,可以有简单的或复杂的运动抽动障碍,或仅表现为运动抽动和发声抽动 2 种症状,不同时存在,而且症状相对不变,病程可以持续数年,长者甚至可持续终生。本症一般是以运动抽动较发声抽动为多见,抽动的部位可以是单一的,也可以是多部位的,常以眼、面部肌肉抽动为多见;慢性发声抽动常以清嗓音、噪叫、轻微的吸鼻声为多见。这种类型多见于成年人,但也可发生于儿童、少年期,发生率为 1%~2%。在慢性抽动障碍中 60% 合并多动症,50% 合并强迫症,15% 有品行障碍,23% 有学习障碍,20%有心理障碍,18%有焦虑,14%有自伤,20%有社会技能问题。

慢性抽动或发声抽动障碍依据CCMD-3诊断标准归纳如下:

(1)18岁以前起病,病程至少持续1年以上。

(2)不自主运动抽动或发声抽动,可以不同时存在,常1d发生多次,可每天或间断出现;任何一次抽动限于1组肌肉或2组肌肉群,抽动的强度持久不改变。

(3)在1年中没有持续2个月以上的缓解期。

(4)不是由于Tourette综合征、小舞蹈症、药物或神经系统其他疾病所致。

本症一般无须特别治疗,尤其对于症状已持久固定不变、已形成习惯者,如成年人清嗓或眨眼抽动,对日常生活、学习或工作并无影响,不需要用药治疗。对日常生活、学习或工作有影响,可服用小剂量氟哌啶醇0.25~0.5mg/次,每日2次或用硫必利50~100mg/次,每日2次,部分患者亦可加用托吡酯(妥泰)1~3mg/(kg·d),每日2次,或丙戊酸钠缓释片(德巴金)0.25~0.5g/次或10~20mg/(kg·d),每日1次。

第四节　注意缺陷多动障碍

注意缺陷多动障碍(ADHD)原称为多动性障碍,又名儿童多动症,主要表现为儿童注意力不集中、活动过度、情绪冲动(以上表现与年龄和环境不相称)、学习困难以及学习成绩落后,智力正常或接近正常。按DSM-Ⅳ诊断标准,在学龄期儿童中公认患病率为3%~5%,男孩较多。

一、诊断要点

1. 病因

病因及发病机制至今不明。

2. 临床表现

(1)注意力集中困难:为本病主要的表现之一。小儿注意力集中的时间短暂,易受环境的影响而分散,有时会因外界的细微干扰而分心,在玩集体游戏时往往也显得不专心。他们在上课时专心听课的时间短暂,注意力集中困难显得特别明显。对课堂讲授和作业布置很少注意,以致答非所问、丢三落四、遗漏作业、成绩不良。总之,他们对来自各方面的刺激几乎都起反应,不能使无关刺激滤过,所以注意力难以集中。

(2) 活动过度:本病常表现为与年龄发育不相称的活动水平过高,是注意缺陷多动障碍的特征之一。大都开始于婴儿期,进入小学后症状更为突出。婴儿期表现得格外活泼,手脚不停乱动,常会从摇篮中或小车里向外爬。开始学步后,往往以跑代步。患儿稍大,看画书不到几页就换一本或干脆把书撕了,有时翻箱倒柜,搞得乱七八糟,并有破坏性。入学后在校规的限制下,过分的不宁静表现更加突出,上课时小动作不停,坐不住,屁股在椅子上不停扭动,影响课堂秩序;平时闲不住,凡能触及的东西总要碰一下;因喜欢招惹别人,常与别人发生争吵或打架;特别爱多嘴多舌,过度喧闹,干扰别人的活动,易引起大人的厌烦;喜欢玩危险的游戏,行为常唐突冲动、冒失、不顾后果等,与正常儿童比较不仅有量的差异,还有质的不同。部分病儿表现动作不协调,如动作粗笨不能做精细动作(系鞋带、扣纽扣),翻手试验阳性,指鼻运动不灵活,画图常常出线。

(3) 情绪不稳,冲动任性:病儿做事前不假思索,不考虑后果,缺乏克制力,情绪不稳而波动性大,易激惹、冲动,易受外界影响;常对一些不愉快的刺激做出过分反应,以致在冲动之下伤人,性格较任性,有什么要求必须满足,否则会叫喊或吵闹;无耐心,做什么事都急急匆匆,虎头蛇尾,难以有始有终完成一件事;不能遵守各项纪律,不易养成良好的习惯,说服教育甚至打骂亦无效。

(4) 学习困难:智力水平大部分正常或接近正常,但由于上课时有上述症状,给学习带来一定的困难。部分患儿存在知觉活动障碍,摹画时往往分不清主体与背影的关系,不能分析图形的组合,言语功能延迟。这类儿童易受周围人歧视,常继发行为问题。

(5) 行为问题:ADHD 儿童的行为问题是继发的。因多动和学习失败遭到周围人的反感或歧视,患儿对此的反应可能是退缩回避,也可能表现为攻击性、破坏性、易激惹、无礼貌、说谎等。部分患儿有对抗障碍、品行障碍、焦虑障碍及学校技能障碍。

3. 诊断

1) 诊断标准

注意缺陷多动障碍依据 CCMD-3 诊断标准归纳如下:

(1) 注意障碍,至少有下列当中的 4 项:①学习时容易分心,听见外界任何声音都要去探望;②上课时不专心听讲,常东张西望或发呆;③做作业拖拉,边玩边做,作业又脏又乱,常少做或做错;④不注意细节,在做作业或其他活动中常常出现粗心大意的错误;⑤丢失或特别不爱惜东西(如常把衣物、书本弄得很乱很脏);⑥难以始终遵守指令、完成家庭作业或家务劳动等;⑦做事难以持久,常常一件事没做完,又去干别的事;⑧与他说话时,他常常心不在焉,似听非听;⑨在日常活动中常常丢三落四。

(2)多动,至少有下列当中的4项:①需要静坐的场合难以静坐或在座位上扭来扭去;②上课时常有小动作、玩东西或与同学讲悄悄话;③话多,好插嘴,别人未讲完话就抢着回答;④十分喧闹,不能安静玩耍;⑤难以遵守集体活动的秩序和纪律,如游戏时抢着上场不能等待;⑥干扰他人的活动;⑦好与小朋友打斗,易与同学发生纠纷,不受同伴欢迎;⑧容易兴奋和冲动,有些过火行为;⑨在不适当的场合奔跑或登高爬梯,好冒险,易出事故。

2)严重标准

对社会功能(如学业成绩、人际关系等)产生不良影响。

3)病程标准

起病于7岁以前(多在3岁左右),符合症状标准和严重标准至少6个月。

4)排除标准

排除精神发育迟滞、广泛发育障碍、情绪障碍等。

4.鉴别诊断

(1)正常儿童的好动:活泼好动是儿童的天性。这类儿童一般为3~6岁,男孩为多,也表现有好动和注意力集中时间短暂。与多动症儿童区别在于:①多动症的患儿注意力与兴趣无关,好动的儿童注意力与兴趣有关;②多动症的患儿无自控能力,好动儿童有自控的能力,但很顽皮;③多动症患儿无行为目的性,好动儿童有较强的行为目的性;④口服小剂量巴比妥类药物后,多动症患儿是兴奋的,好动的儿童是镇静的。

(2)品行障碍(没有发育迟缓表现,智力正常)和情绪障碍:表现出明显违反与年龄相应的社会规范或道德准则的行为,损害个人或公共利益,但无注意缺陷多动障碍行为特征。

(3)精神发育迟滞:患儿常会有冲动、攻击行为、多动等表现,在生长发育史上,还有语言、运动等发育迟滞,智力测验(IQ)在70分以下,社会适应能力普遍低下。

(4)抽动障碍:患儿表现为不自主、间歇性、多次重复的抽动,但与多动症患儿顽皮多动、故意恶作剧、有意做鬼脸、出洋相等有本质不同,如果二者同时存在,可做出两种诊断。

(5)儿童精神分裂症:发病早期可能有注意力减退、多动不宁、情绪不稳等表现,但本症起病年龄较晚(6岁以后),有特殊表现,如情感淡漠、人格改变,对外界事物缺乏相应的情绪反应、孤僻离群、脱离现实、行为怪异无法理解、刻板性动作,以及妄想和幻觉等特殊性思维和知觉障碍等,可以与之鉴别。

二、治疗要点

1. 药物治疗

是目前认为最主要的治疗方法,以最小剂量控制症状为宜。

(1)哌甲酯:又名利他林,为中枢兴奋剂。利他林对ADHD患儿的多动、注意力不集中、控制能力差均有改善。目前有普通片及缓释片2种剂型。

普通剂型作用持续$2\sim4h$,$0.2\sim0.5mg/(kg \cdot d)$,最大量不超过$30mg/d$。开始可用$5\sim10mg/d$,$2\sim3d$后无效可以逐渐加量至足量,再观察半个月至1个月,无效时停药。早晨2/3量、中午1/3量分2次服用,双休日、节假日可以停服。缓释片中,目前国内有$18mg$、$36mg$ 2种剂型,儿童一般采用$18mg$剂型,每日1次即可。本药副反应较小,最常见的副作用是食欲减低、不易入睡,有些患儿诉有胃痛和头痛,减少剂量或者继续服用一段时间后这些症状可消失,缓释片较普通剂型副作用小。不是所有诊断为ADHD的儿童均需服用本药。应根据多动、注意力不集中、与同伴关系不良、学习成绩差等症状严重程度,加以考虑。应根据疗效,决定服用疗程。若疗效满意,维持3个月后可有意减量或停服观察,以决定合适的用量以及是否需要继续服用。小于6岁的病儿,可通过有经验的幼儿园教师和家长的耐心教育、训练而达到治疗的目的,除非ADHD症状非常严重才考虑用兴奋剂。对青少年应视病情轻重程度,学习、适应和工作能力等而定。

(2)匹莫林:作用及副作用均较哌甲酯缓和,起效较慢,半衰期为$12h$左右,通常每日仅需服1次。一般起始剂量为$0.6\sim4mg/(kg \cdot d)$,或$40mg/d$晨服,$3\sim4$周后判定疗效,无效时每周可增加$10\sim20mg/d$,不大于$100mg/d$。副作用较小,尤其抑制交感神经作用较轻。该药对肝脏有毒副作用,用药期间每月查肝功能。因可导致肝功能衰竭,此药在美国已不让使用。

(3)丙米嗪:为三环类抗抑郁药,对伴有焦虑和抑郁的ADHD比较适宜。开始剂量为每日早晚各服12.5mg或10mg,如疗效不明显,则加至早晚各25mg,最大剂量为50mg/d。副作用有轻度激动、嗜睡、口干、头晕、便秘、震颤、肌肉颤动等。

(4)可乐定:为α-受体拮抗剂,作用于蓝斑部位去甲肾上腺素神经元前突触受体,对TS和ADHD均有效。开始剂量为0.05~0.1mg/d,以后缓慢加量至0.15~0.3mg/d,分3次服用。偶有低血压、嗜睡、头痛及腹痛等副作用。

(5)咖啡因:100~200mg/d,可获得明显效果。早晨至中午各服咖啡1杯或浓茶1杯,亦有一定的效果。副作用有头疼、头晕、烦躁、心跳加快、呼吸急促。

(6)利培酮:适用合并情感障碍(焦虑、抑郁、淡漠等)的ADHD患儿,开始用量小,一次给药依从性较好,1周内逐渐达到0.25~1mg/d。常见不良反应有失眠、焦虑、激越、头痛。

2. 心理治疗

(1)行为矫正治疗:利用条件反射原理,在训练中出现合适行为时,就给予奖励,以求保持并继续改进;当出现不合适行为时,就加以漠视或暂时剥夺一些权利,以表示惩罚。

(2)认知训练:训练ADHD病儿的自我控制能力,使其多加思考并提高解决问题的能力。使患儿养成"三思而后行"及在活动中养成"停停、看看和听听"的习惯,加强自我调节。

(3)疏泄疗法:让患儿将对人对事的不满和意见都讲出来,然后与大人一起分析,对的加以肯定,错的加以纠正,使患儿心情舒畅,能同大人融洽相处和相互合作。亦可以通过跑步等活动,使过剩的精力得到疏泄。

(4)为父母和教师提供训练与咨询(干预治疗),帮助父母认识注意缺陷多动障碍是一种病,改变将患儿当作"坏孩子"单纯惩罚的教育方法,多引导,多鼓励。

第五节 Rett 综合征

Rett综合征为X染色体显性遗传病,是严重的神经系统发育障碍性疾病,几乎仅见于女孩,以运动技能及智力进行性衰退为其临床特征。Rett于1966年在法国首先被报道,直到1983以后才得到广泛的注意。1984年在维也纳召开国际专题学术会并在会上制定了RS的诊断标准。据统计,本病发病率约为1/10000。

一、诊断要点

1. 病因

由于患病仅见于女性,因此,最容易涉及的是遗传因素。1999 年 Zoghbi 证实,RS 病因为 X 染色体 Xq28 区的 MeCP-2 基因突变,目前已经发现多种突变类型,包括碱基插入、碱基置换导致的无义突变等,不同类型的突变与症状的严重性有关。MeCP-2 基因通过基因产物 MeCP-2 蛋白使 DNA 甲基化,从而对一些重要基因(包括影响神经系统发育的基因)起调控作用,并且表现时间特异性(指在发育的一定时期发挥作用),这就解释了为何 RS 患儿会有一段正常发育时期。由于 X 染色体显性遗传以及该基因对发育的重要性,基因异常导致男性胎儿期死亡;又因为 X 染色体的随机失活,在女性患儿也存在发病早晚不同和病情轻重不等。此项发现是近年在 PDD(儿童广泛性发育障碍)研究中的一个重大突破。

2. 临床表现

本症典型表现是早期发育正常,通常在 6~24 个月起病,病情通常可经历 4 个阶段:

(1) 早期起病停滞阶段(6~18 个月):首先表现为头围生长减速或停滞(病理学证实患儿大脑体积比正常小 30%),肌张力减退。

(2) 快速倒退阶段(1~4 岁):表现为孤独样行为,语言功能丧失,失去对人和周围环境的兴趣,智力严重倒退,出现刻板动作,最具特征性的表现是丧失手的目的性和手部精细操作技能,并出现手部无目的刻板性动作,表现为扭动、拍手、搓手或洗手样动作。

(3) 假性停滞阶段(学龄前—学龄早期):患儿症状相对稳定,突出的表现是严重的智能低下和身体姿势异常。

(4) 晚期运动衰退阶段(5~15 岁):表现为躯干运动性共济失调和失用、脊柱侧凸和后凸,重症患儿出现强直状态,多数病例伴有癫痫发作,最终导致严重的精神残疾。

3. 诊断及鉴别

诊断 RS 依据 CCMD-3 诊断标准归纳如下:

(1) 症状标准:①起病后,以前获得的语言和社会化技能迅速丧失,多为重度智力缺损;②以前已获得的目的性手部技能丧失,出现无目的、刻板、重复的动作,多为手指置于胸前不停地扭动、揉搓等;③步态不稳或躯干运动共济不良;④对环境反应差,对玩具丧失兴趣,面部不时显示"社交性微笑"一样的表情;⑤部分患儿出现咬牙、过度呼吸,如长出气、叹气。

(2)严重标准:社会交往功能严重受损。

(3)病程标准:大都起病于7~24个月,病程进展较快,预后较差。

(4)排除孤独症、神经系统变性疾病、先天性代谢疾病等。

二、治疗要点

有人报道卡马西平可以控制其癫痫发作,尤其是复杂的部分发作。一般对机体支持疗法十分重要,如纠正营养不良、贫血和电解质紊乱,肢体按摩、运动和锻炼,以治疗和预防肌无力。

大多数患儿预后不良,个别患儿可活到中年,但处于残废状态。

第六节 睡眠障碍

一、概述

睡眠是人类重要的生理活动之一,有多方面的生理意义,包括消除疲劳,恢复体力和精力,提高机体免疫力等。睡眠对小儿还具有促进生长发育的特殊意义。国外研究发现,15%~30%的成人患有睡眠障碍。我国儿童睡眠医学研究协作组于2002年6月至2003年6月,通过对北京、广州、大连等8个城市3万名2~12岁儿童睡眠状况调查显示,睡眠障碍患病率为27.11%。睡眠障碍严重影响着儿童的身心健康及学习、生活,儿童的睡眠问题日益受到小儿神经、精神及心理等专业领域人员的重视,睡眠异常对儿童认知发育的影响,以及在某些神经内分泌疾病发病过程中的作用日益受到关注。

(一)正常睡眠的特点

睡眠是相对于觉醒的复杂生理状态,主要特征包括感觉与反射的兴奋阈值增高,意识水平低落、不清晰,以及在强烈刺激下可唤醒等。在睡眠中,躯体的大多数生理活动出现一系列变化,如心率、呼吸减慢,血压下降,基础代谢率降低,肌张力降低,副交感神经兴奋性增加。在整个睡眠过程中,脑电图和躯体的生理活动呈周期性变化。

（二）睡眠周期

根据睡眠时脑电图及眼动、肌电、呼吸等生理参数的周期性变化,将睡眠分为 2 个时期。

1. 非快速眼动睡眠期(NREM 睡眠)

又称正相睡眠或慢波睡眠,正常睡眠由此开始。随着睡眠由浅入深,脑电图上的波幅增高,频率变慢。眼动图上无眼球的同向快速运动。按照夜间多导睡眠脑电图的改变,NREM 期又可分成 4 期。

第一期(思睡期):处于嗜睡状态。脑电图开始时 α 波波幅增高,区域扩大;然后 α 波减少,频率变慢,波幅降低。此时低波幅快波活动增加,有时与 α 波交替性出现,并可有慢波增加。

第二期(浅睡期):α 波逐渐消失,初期以低波幅 θ 波和 β 波为主,后期 θ 波活动增加,并出现顶尖波。此期常见睡眠纺锤。

第三期(中睡期):慢波增多,δ 波占 20%~50%,常出现睡眠纺锤,外界刺激可引起 K 复合波。

第四期(深睡期):睡眠纺锤逐渐消失,外界刺激不能引起 κ 复合波,高波幅 δ 波逐渐占优势。

2. 快速眼动睡眠期(REM 睡眠)

又称异相睡眠或去同步化睡眠。眼动图上出现眼球的同向快速协同运动,为该期的特征性表现。脑电图上出现低波幅 θ 波和 β 波活动,同时可见间歇性低波幅 α 波,无睡眠纺锤或 κ 复合波。此期可见顶、颞部尖波爆发觉醒阈值最高,一般的外界刺激不易唤醒;呼吸不规则,肢体动作且多梦。此期一般持续 20~30min,之后又转入 NREM 睡眠。如此周而复始,约 90min 重复一次,构成一个完整的睡眠周期。一般每夜 4~6 个周期。

（三）实验室检查和睡眠分析的常用指标

1. 常用辅助检查

临床为确定睡眠障碍的诊断,需要进行多项辅助检查。以下主要介绍 2 种常用的诊断睡眠障碍的分析方法,即全夜多导睡眠图描记术和多次睡眠潜伏期试验。

(1)全夜多导睡眠图描记术(PSG)是诊断睡眠障碍疾病的关键检测手段。记录参数包括脑电图(EEG)、眼动图(EOG)、肌电图(EMG)、心电图(ECG)、血氧饱和度测定、呼吸运动和气流监测等,可对睡眠时间、睡眠结构和各期睡眠时间进行显示和分析,具有准确、全面、简易、无痛苦等优点,已经越来越广泛地被用于睡眠疾病的诊断和治疗。

(2)多次睡眠潜伏期试验(MSLT)是专门用来检测在缺乏警觉因素的情况下自然睡眠的倾向性的睡眠试验,对于发作性睡病和白天过度睡意的诊断具有里程碑式的意义。将患者置于安静、舒适的暗室内描记PSG,间隔2h小睡一次,每次小睡记录20min,之后使患者保持清醒直至下一次记录开始。通过分析每次小睡的潜伏期及平均睡眠潜伏期,以及REM是否出现及其潜伏期,判断是否存在警觉度下降及嗜睡倾向。成人平均多次睡眠潜伏期应大于10min。8~10min为可疑,少于8min则属异常。

2.常用睡眠分析指标

根据PSG检查结果,可对睡眠的结构和过程进行客观分析,常用的具有诊断意义的睡眠分析指标包括以下几种:

(1)睡眠潜伏期:即从PSG记录开始至NREM第一期出现(至少持续3min)的时间,也称入睡潜伏期。正常时间为10~30min,一般入睡潜伏期超过30min为入睡困难。

(2)睡眠觉醒次数和时间:用多导睡眠脑电图检查,觉醒的标准是在睡眠分期的任一时段中,醒觉脑电活动超过50%。正常成人全夜睡眠中,大于5min的觉醒次数应少于2次,醒觉总时间不超过40min。

(3)总睡眠时间:指实际睡眠的总时间,正常变异很大,因个人、年龄和生活环境而异。

(4)醒觉比:睡眠中总醒觉时间与总睡眠时间之比。

(5)睡眠效率:总睡眠时间与睡在床上的总时间之比,一般以大于80%作为正常的参考标准。睡眠效率与年龄密切相关,儿童睡眠效率一般较高。

(6)睡眠维持率:指总睡眠时间与入睡开始到晨间觉醒之间的时间之比,临床通常以>90%作为正常参考标准。

(7)NREM各期的比例:NREM各期的比例不同年龄组差异很大,正常成人NREM睡眠总时间通常占睡眠时间的75%~80%。其中,第一期通常占2%~5%,第二期占45%~55%,第三期占3%~8%,第四期占10%~15%。

(8)REM睡眠的分析指标一般包括:①REM睡眠潜伏期:指从入睡开始到

REM 睡眠出现的时间,年长儿或成人通常为 70~90min。临床上儿童 REM 睡眠潜伏期的缩短,主要见于发作性睡病。发作性睡病可以在入睡后不经过 NREM 睡眠而直接进入 REM 睡眠,称为"REM 起始睡眠"。REM 睡眠潜伏期的延长,多见于睡眠零乱的患者,常因为失眠或因睡眠中呼吸障碍和不自主运动等,NREM 睡眠受到不断地干扰,以致难以进入 REM 睡眠。②REM 睡眠次数:正常成人全夜 REM 睡眠次数一般为 4~5 次。③REM 睡眠时间和百分比:正常年长儿或成人 REM 睡眠占全夜睡眠时间的 20%~25%。

(四)睡眠障碍国际分类简介

睡眠障碍国际分类(ICSD,1997)。

1. 睡眠障碍

(1)内因性睡眠障碍:心理生理性失眠、主观感觉性失眠、特发性失眠、发作性睡病、复发性睡眠过度、特发性睡眠过度、创伤后睡眠过度、阻塞性睡眠呼吸暂停综合征、中枢性睡眠呼吸暂停综合征、中枢性肺泡换气不足综合征、周期性肢体运动障碍、不宁腿综合征、内因性睡眠障碍未分型。

(2)外因性睡眠障碍:睡眠卫生不良、环境性睡眠障碍、高空性失眠、睡眠调节障碍、睡眠不足综合征、设限性睡眠障碍、入睡相关性障碍、食物过敏性失眠、夜食(夜饮)综合征、催眠药物依赖性睡眠障碍、兴奋剂依赖性睡眠障碍、酒精依赖性睡眠障碍、毒素诱发性睡眠障碍、外因性睡眠障碍未分型。

(3)昼夜生物节律睡眠障碍:时区改变综合征、倒班工作睡眠障碍、不规律的睡眠-觉醒模式、睡眠时相延迟综合征、睡眠时相提前综合征、非 24 小时睡眠-醒觉模式、昼夜生物节律睡眠障碍未分型。

2. 深眠状态

(1)唤醒障碍:错乱性唤醒、睡行症、睡惊或夜惊。

(2)睡眠-醒觉转换障碍:节律性运动障碍、睡眠惊跳、睡语症、夜间腿部痛性痉挛。

(3)常与 REM 睡眠伴发的深眠状态:梦魇、睡眠瘫痪、睡眠相关阴茎勃起障碍、睡眠相关痛性勃起、REM 睡眠伴发窦性停搏、REM 睡眠伴发行为障碍。

(4)其他深眠状态:睡眠磨牙、睡眠遗尿、睡眠相关异常吞咽综合征、夜间阵发性肌张力障碍、原因不明的夜间猝死综合征、原发性打鼾、婴儿呼吸暂停、先天性中枢性换气不足综合征、婴儿猝死综合征、良性新生儿睡眠肌阵挛、其他深眠状态未分型。

3. 伴发精神神经或其他内科问题的睡眠障碍

（1）伴发精神障碍相关的睡眠障碍：精神病伴睡眠障碍、心境障碍伴睡眠障碍、焦虑障碍伴睡眠障碍、惊恐障碍伴睡眠障碍、酒精中毒伴睡眠障碍。

（2）伴发神经系统障碍的睡眠障碍：脑变形伴发睡眠障碍、痴呆伴发睡眠障碍、帕金森病伴发睡眠障碍、家族性致死性失眠、睡眠相关性癫痫、睡眠脑电癫痫状态、睡眠相关性头痛。

（3）与其他内科问题相关：昏睡病、夜间心脏缺血伴睡眠障碍、慢性阻塞性肺部疾病伴睡眠障碍、睡眠相关性哮喘、睡眠相关性胃食道反流伴睡眠障碍、消化性溃疡伴睡眠障碍、纤维肌炎伴睡眠障碍。

4. 拟建议的睡眠障碍

短时睡眠者、长时睡眠者、亚醒觉综合征、断续性肌阵挛、睡眠多汗症、经期伴发睡眠障碍、妊娠期伴发睡眠障碍、恐怖性入睡前幻觉、睡眠相关性神经源性呼吸困难、睡眠相关性喉痉挛、睡眠窒息综合征。

2001年，国际睡眠医学界提出重新修订睡眠障碍性疾患的国际分类，经过近4年的反复讨论及修改，于2004年定稿并于2005年发布了新的国际睡眠障碍性疾患分类。这一次修订采用了不同于以往的结构形式，并与国际疾病分类法第九版及第十版（ICD-9和ICD-10）的命名学相结合，构成一个协调的国际疾病分类体系。新版国际睡眠障碍性疾患分类法把睡眠障碍性疾患分为8大类：①失眠；②与呼吸相关的睡眠障碍；③非呼吸障碍性白天过度嗜睡；④昼夜节律紊乱所致的睡眠障碍；⑤异态睡眠；⑥睡眠相关的运动障碍；⑦独立症候群，正常变异及尚未明确的问题；⑧其他睡眠障碍。

二、小儿常见睡眠问题

（一）遗尿症

睡眠遗尿是以睡眠中发生的复发性不自主排尿为特征的特殊睡眠障碍。儿童一般3岁时已能控制排尿，5岁以后晚上仍尿床可诊断为遗尿症。西方资料显示，5岁儿童遗尿症的发病率为15%~20%，随着年龄增长每年下降15%，10岁发病率7%，15~20岁为1%左右。男女发病率之比为3∶2。遗尿症可分为原发性和继发性2类。原发性遗尿症一般自婴儿期延续，不伴身体的器质性疾病，占全部患者的

70%~90%；继发性遗尿症可发生于任何年龄段，身体患有不同器质性疾病，如泌尿系统感染或畸形、糖尿病、尿崩症、隐性脊柱裂、癫痫及脊髓疾病等，占全部患者的10%~30%。

1. 诊断要点

1）遗尿

是由多种因素引起的一种症状，而非单一病因引起。原发性遗尿症的发病机制涉及夜间ADH分泌不足、膀胱功能障碍和中枢觉醒障碍3个方面，且与遗传密切相关。本病有明显的遗传倾向，父母亲有一个遗尿，其子女发病率为44%；双亲都遗尿，子女发病率为77%。

2）临床症状

（1）病史：遗尿症患儿常有阳性家族史，或有婴儿时期强烈的精神刺激或排尿训练方法不当的历史。继发性遗尿患儿首次遗尿常有明显的精神紧张或突然受惊吓等诱因。

（2）临床表现。①遗尿：常发生于晚上睡眠后相对固定的时间，以前半夜为多。有时一夜可遗尿2~3次。严重者午睡时也可遗尿。过度兴奋、疲劳或躯体疾病等常导致遗尿次数增多。少数患儿白天清醒时也可发生遗尿。②其他症候：常伴有夜惊、梦游等睡眠障碍，或有明显的情绪和行为异常，如抑郁、自卑、焦躁、多动或易怒等。③辅助检查：本病属功能性疾患，实验室检查无特异性改变。可酌情选行尿常规、血糖、脊柱X线平片、肾脏B超、脑电图、CT等检查，以排除继发性遗尿症。

2. 治疗要点

1）一般治疗

应详细询问病史，尽量去除诱因，必要时进行相应的干预。建立良好的生活规律，根据其遗尿时间的特点，定时唤醒，使之逐渐形成条件反射，减少或避免遗尿。控制入睡前液体摄入量，以减少睡眠期间的尿量。

2）药物治疗

（1）三环类抗抑郁药：丙米嗪1960年首先用于治疗原发性遗尿症，是常用的治疗尿床的药物。作用机制为兴奋大脑利于唤醒；抗胆碱能和抗痉挛作用可扩大膀胱容量,兴奋尿道近端受体,增加尿道压;还可增加神经垂体精氨酸加压素(AVP)的排泌,减少尿量。剂量为1~2.5mg/kg,一般体重在25kg以下者用12.5~25mg,25kg以上者用25~75mg,每晚睡前1h口服。一般用药1~2周后症状即得到控制,巩固治疗数周后逐渐减量至停药,总疗程以不超过8周为宜。停药后易复发。

(2)**抗胆碱能药物**:抗胆碱能药物有抗痉挛作用,能解除膀胱的无抑制性收缩,增加功能性膀胱容量(FBC),特别适用于伴有尿频、尿急、FBC小的患儿。常用阿托品或东莨菪碱每次0.1~0.3mg,或颠茄10mg每晚睡前口服;羟丁宁6岁以上儿童用量为5mg,每天2~3次口服,疗效不如丙米嗪。

(3)**抗利尿激素**:1-脱氨基-D-精氨酸加压素(DDAVP)是人工合成的抗利尿激素,作用于远端肾小管,以增加水的重吸收。以前用于治疗中枢性尿崩症,近10年扩展其用途,已成功地用于治疗原发性遗尿症,是目前治疗遗尿症的首选药物。由小剂量开始,剂量为0.1mg,每晚睡前1h口服,观察2周后调整剂量,逐渐增加至每日0.2~0.4mg,疗程3~6个月。停药后常有复发,复发时可再服用。喷雾剂每晚睡前20~40μg。

(4)**其他药物**:哌甲酯每次5~10mg,苯丙胺每次2.5~5mg,或氯酯醒每次0.1mg,睡前口服,对部分患儿有效,可酌情选用。

3)行为疗法

是目前治疗遗尿症最有效的方法,多采用遗尿报警器。通常包括一个小报警盒,戴在患儿腰上或肩上,附在报警器上的电路钩在患儿睡衣上。尿湿以后电流可以通过,发出报警,唤醒患儿或父母。其机制是在膀胱充胀与唤醒之间建立起条件反射,一旦膀胱充盈,患儿能自动清醒并排尿。这一过程进展缓慢,1~2个月看不出结果,应教育患儿及家长坚持下去才有作用。4~6个月近期治愈率为65%~100%。

(二)梦魇或噩梦发作

梦魇以恐怖的梦境为基本特征,常使受累者从噩梦中惊醒,发生于REM睡眠期。患者常可以清楚地回忆起晚上的梦境。发生率为10%~37%。

1. 诊断要点

(1)本病可发生于任何年龄,3~6岁儿童多见。儿童期男女比例相等;成年患者中,男女比例为1:4~1:2。

(2)临床表现:本病的主要临床表现是在REM睡眠里患儿因噩梦而惊醒,常在发作后可清晰描述其梦境内容。儿童在完全清醒后因为害怕,不敢自己回床睡觉,常要求家长陪在身旁才敢再入睡。常伴有说话,而尖叫、击打物体或行走很少发生。

(3)辅助检查:多导睡眠脑电图特征为发作时患者从 REM 睡眠中突然醒来,此 REM 睡眠发作通常至少持续 10min 且伴有 REM 密度增加,同时心率和呼吸节律不断变化,但没有在夜惊中发现突然加倍的脉搏和呼吸节律。

(4)鉴别诊断:本病应与夜惊、睡眠期癫痫发作相鉴别,发作期脑电图监测有助于鉴别诊断。

2. 治疗要点

本病一般无须特殊治疗。当家长发现孩子有正在做噩梦的表现时,可叫醒孩子,并给予适当的安慰。对频繁发作者,可短时间使用安定类镇静剂。

(三)梦游或睡行症

睡行症是以开始于慢波睡眠而引起在睡眠中行走的一系列复杂行为为基本特征的睡眠障碍。睡行症的发病率在普通人群中为 1%~15%,儿童多于青少年或成人。

1. 诊断要点

(1)本病发病年龄为儿童会走路的任何时期,4~8 岁达高峰期。男女发病率相等,发病率与其父母的患病情况关系密切。如果父母中无此疾病,其子女发病率为 22%;如果父母之一患此病,其子女发病率为 45%;如果父母双亲都患此病,其子女发病率为 60%。

(2)临床表现:在熟睡中突然起床,只是迷迷糊糊地坐起,做一些刻板、无目的的动作,如捏弄被子、做手势,或下床行走;同时还可以做一些较复杂的活动,如开抽屉拿东西、倒水;有时口中似乎在说些什么,但含混不清。发作后其运动活动可自发中止,可以回到床上躺下继续睡觉。发作过程中任何时候均不清醒。事后不能回忆发作症状。睡行症可一周发生数次或仅当诱发因素(某些药物、内科疾病引起的发热和睡眠剥夺等)存在时偶尔发生。儿童患者发作时可伴有不恰当的行为,如在冰箱中排尿。睡眠行走时可引起摔跤或受伤等意外。

(3)辅助检查:多导睡眠脑电图特征示睡行症发作开始于 REM 睡眠第 3~4 期,最常发生于第一或第二个周期之末。

2. 治疗要点

本病常常在度过青少年期后自然消失,大多不需特殊治疗。

(四)夜惊或睡惊

夜惊是一种基本特征表现为突然从慢波睡眠中惊醒,伴有尖叫或呼喊,同时可有极端恐惧的自主神经和行为改变的睡眠障碍。发病率为2%~3%。

1. 诊断要点

(1)本病多见于4~12岁的儿童。发热、睡眠剥夺或中枢神经系统抑制药物等可引起本病。

(2)临床表现:患儿在熟睡时突然坐起、尖叫,同时伴有明显的自主神经症状,如心动过速、呼吸急促、皮肤潮红、多汗、瞳孔散大、肌张力增加。患者常对外界刺激无反应,如果醒来则精神错乱、定向力缺乏,记不清发作过程。

(3)辅助检查:多导睡眠脑电图特征示夜惊发作开始于NREM睡眠第3~4阶段,通常发生于主要睡眠周期的前1/3时间内,但也可发生于慢波睡眠的任何阶段。

(4)夜惊发作与梦魇发作的鉴别:后者发生于REM睡眠期,醒后常常记得梦中生动的细节,常发生于晚上的后1/3睡眠时间内,和发生于睡眠开始的夜惊相反。梦魇发作常无明显的运动活动,出现焦虑、发声和自主神经症状等比较少。从噩梦发作中醒来,患者显示良好的智力活动,而夜惊则常常出现精神错乱。

2. 治疗要点

本病的治疗首先要查明原因,解除使心理紧张的因素。夜惊随年龄增长最终会缓解直至消失。

(五)睡眠相关性癫痫

在婴幼儿期,部分癫痫发作常与睡眠有关,睡眠对癫痫活动有易化作用,是重要的激活因素。睡眠中癫痫的频繁发作可导致睡眠紊乱,睡眠不足更易引起发作,增加癫痫发作的倾向。研究表明,25%~30%的癫痫发作主要出现于睡眠期,而且有些癫痫综合征主要或全部发作于睡眠期,如儿童良性癫痫伴中央颞区棘波(BECT)、觉醒期全身性强直阵挛癫痫、癫痫伴慢波睡眠期持续棘波(CSWS)、常染色体显性夜间额叶癫痫(ADNFLE)等。

睡眠相关性癫痫和发作性睡病、夜惊、梦魇、OSAS等睡眠障碍具有诸多共同点,均发生于睡眠期,表现多为发作性,可伴发精神不振或行为异常等,但治疗原则迥异,预后也有很大差异,应注意鉴别。脑电图检查,特别是自然睡眠脑电图或长程脑电图监测是鉴别诊断的关键方法。睡眠相关性癫痫一旦确诊,一般需进行正规抗癫痫治疗。对有明显睡眠诱发者,应调节睡眠状态,纠正睡眠紊乱。可在睡前酌情加用苯二氮䓬类药物治疗,对顽固性癫痫常有理想效果。

第七节 发作性睡病

发作性睡病系一病因不明的睡眠障碍,主要临床表现为白天有过度睡意,同时伴有猝倒、睡眠瘫痪、入睡前幻觉等症状。本病男性发病多于女性,起病年龄通常为10~30岁。半数以上患者发病有某些特殊的诱因,如突然的睡眠周期改变、头部外伤和严重的精神创伤等。本病除采用药物治疗外,还应对患儿进行心理治疗、生活管理以及成年后的择业指导等。

1. 诊断要点

1) 病因

本病病因不明,可能与脑干之网状结构异常有关,即丘脑和脑干间的觉醒系统暂时被抑制。本病的病理生理学改变主要是睡眠周期的紊乱及睡眠结构的改变,以REM睡眠潜伏期缩短为特征,电生理学标记是REM睡眠在睡眠开始即出现或在睡眠开始8~10min内出现。

2) 临床症状

(1) 睡眠发作:常为首发症状,在松弛或久坐的姿势下容易出现。可一天发作几次,发作时间从几分钟到几小时。本病的特征性表现是突然出现不可抗拒的睡意,即刻打盹或睡眠,易唤醒,从发作中醒来后感到清晰,一段时间后再次发作。

(2) 猝倒:约见于半数发作性睡病患者。常在过度睡眠出现数年或数月后出现,常在情绪波动状态下诱发,大笑是最常见的诱因。表现为肌肉紧张度突然而不可抗拒地减低或丧失,不伴意识改变。典型症状是头下垂、手臂下垂、膝盖弯曲,严重者可跌倒。轻微猝倒较常见,表现为膝关节弯曲、头或肩的下垂或下颌的松垂,这种猝倒不易被识别。

(3) 睡眠瘫痪:是一种入睡或初醒期的恐怖体验。患者发现自己突然不能移动肢体,不能讲话,不能深呼吸或不能睁开眼睛,同时常伴有幻觉。此种状态通常可被轻微刺激所终止。

(4)睡眠幻觉:即从睡眠到觉醒转换过程中的幻觉,发生于睡眠开始时称睡前幻觉,发生于觉醒期时则称半醒幻觉。主要为视或听幻觉,通常包含视、听和触觉的成分,常有类似于梦境的稀奇古怪的特征,但对外界环境的意识通常存在。

(5)其他症状:包括睡眠时不自主肢体运动、夜间睡眠不安、记忆障碍、肥胖等。

3)辅助检查

(1)常规睡眠脑电图检查:患儿表现为睡眠—觉醒周期紊乱,REM 潜伏期缩短或直接进入 REM 睡眠,REM 在全部睡眠时间内所占比例增高。所有睡眠发作、猝倒、睡眠瘫痪、睡眠幻觉等表现均发生于 REM 期。

(2)多项睡眠潜伏期试验(MSLT):正常人入睡潜伏期一般在 10min 以上,成人平均多项睡眠潜伏期检查 <8min 被认为是病理性,发作性睡病的儿童平均睡眠潜伏期 <5min,但也可能无特异性发现。

4)鉴别诊断

(1)癫痫:猝倒发作有时易与癫痫失张力或肌阵挛发作混淆。主要的鉴别点是猝倒发作时意识清楚,在短暂的发作中也没有遗忘现象,刺激后易醒;而癫痫发作后常昏睡。本病不出现癫痫波型。

(2)阻塞性睡眠呼吸暂停综合征:二者均有警觉性低的现象,但发作性睡病在短暂打盹后,会变得清晰;而阻塞性睡眠呼吸暂停综合征打盹后,病情会加重。

2. 治疗要点

发作性睡病的治疗目的是控制发作症状,维持患者处于合适的醒觉和警觉状态,并让患者充分参与家庭和社会的日常活动。由于本病尚无根治方法,需要长期乃至终身治疗,所以用药时应考虑药物的副作用,治疗药物剂量应个体化。

1)药物治疗

(1)治疗白天过度睡意可选用中枢神经系统兴奋剂。苯丙胺是最早使用的中枢兴奋剂,但副作用较大,如易激惹、心动过速、夜间睡眠紊乱等,并有药物耐受性和依赖性。利他林和匹莫林由于副作用小、起效快而得到广泛应用。每日参考剂量为利他林 10~60mg,匹莫林 37.5mg。临床试验发现对改善醒觉效果,右旋苯丙胺和利他林最强,匹莫林次之。

(2)治疗猝倒、睡眠瘫痪或入睡前幻觉,常选用三环类抗抑郁药物。它们通过抑制单胺的再摄取而抑制异常 REM 睡眠的发生,从而改善症状。氯丙米嗪疗效较好,每日剂量为 25~200mg。其他三环类抗抑郁药物,如普罗替林、丙米嗪、去甲丙米嗪也有一定疗效。特别需要指出的是,以上药物需规律服用,骤然停药会造成撤药性猝倒反跳,患者猝倒症状暂时性加重,持续 3~7d 后可自行缓解。

（3）新型的抗抑郁药 5-羟色胺再摄取抑制剂,如氟西汀（百忧解）、帕罗西汀均用于治疗发作性睡病,但抗猝倒所需的剂量多高于抗抑郁剂量,且效果弱于三环类抗抑郁药。由于其选择性较强,副作用较小,特别是对于三环类抗抑郁药副作用较大者,5-羟色胺再摄取抑制剂是较好的替代药品。

2）心理治疗

由于本病早期诊断困难,临床常见延误诊断数年甚至数十年者;因缺乏特效治疗,患者大多对疾病的诊断和治疗缺乏信心,出现反应性抑郁症。又由于长年白天过度睡意发作,加上患者易出事故,使患者长期不能正常学习和工作,也可能使家人和朋友不理解。所以,应对患者的家属、同事和朋友进行解释,让他们了解病情,理解患者。同时,组织患者支持小组,互相支持,增强治疗的信心。

3）生活管理和择业指导

良好的睡眠卫生是基本的管理项目。许多医生推荐将白天短暂小睡作为治疗计划的一部分,对儿童主张每隔 3~4h 重复 15~20min 的小睡,有利于保持其清醒,减少对兴奋药物的应用。由于本病常在儿童或青少年起病,因此应指导患者选择职业时避免倒班工作、驾车或从事长时间连续工作等。

3. 预后

发作性睡病是终身的,其睡眠过多常在发病后几周或几个月内发展,以后保持稳定,约 1/3 患者的猝倒、睡眠瘫痪及睡眠幻觉随年龄增大而改善。

参考文献

[1] 贾建平,陈生弟.神经病学[M].8版.北京:人民卫生出版社,2018.

[2] 王卫平.儿科学[M].8版.北京:人民卫生出版社,2018.

[3] 孙文秀,王学禹.实用小儿神经系统疾病诊断与治疗[M].8版.济南:山东科学技术出版社,2006.

[4] 包新华,姜玉武,张月华.儿童神经病学[M].3版.北京:人民卫生出版社,2021:7-17.

[5] 胡亚美,江载芳.实用儿科学[M].8版.北京:人民卫生出版社,2012.

[6] 洪震,姜玉武,梁树立,等.临床诊疗指南癫痫病分册(2023修订版)[M].北京:人民卫生出版社,2023.

[7] 杨光.从预后角度看癫痫综合征的新分类[J].癫痫与神经电生理学杂志,2022,31(05):257-262.

[8] 王卫平,孙锟,常立文.儿科学[M].北京:人民卫生出版社,2018.

[9] 王彩云,许红梅,田娇,等.儿童急性细菌性脑膜炎多中心流行病学研究[J].中华儿科杂志,2022,60(10):1045-1053.

[10] 王子璇,吴霞,徐君,等.宏基因组二代测序技术在儿童细菌性脑膜炎病原诊断中的价值[J].中华儿科杂志,2022,60(8):763-779.

[11] 中华医学会儿科学分会感染学组,中华儿科杂志编辑委员会.儿童细菌性脑膜炎并发症诊疗专家共识[J].中华儿科杂志,2023,61(02):108-116.

[12] 关鸿志.病毒性脑炎的诊治[J].中华神经科杂志,2022,55(07):747-754.

[13] 赵钢,周林甫,张红鸭.结核性脑膜炎的诊治[J].中华神经科杂志,2022,55(10):1154-1160.

[14] 中华医学会结核病学分会儿童结核病专业委员会,中国研究型医院学会结核病学专业委员会,国家呼吸系统疾病临床医学研究中心,等.儿童结核性脑膜炎诊断专家共识[J].中华实用儿科临床杂志,2022,37(07):497-501.

[15] 中华医学会感染病学分会.隐球菌性脑膜炎诊治专家共识[J].中华传染病杂

志,2018,36(4):193-199.

[16] 翟瑄,梁平,夏佐中,等.小儿脑型肺吸虫病的诊治[J].中华小儿外科杂志,2009,30(05):291-293.

[17] 王禹,张玉林.麻疹及其并发症亚急性硬化性全脑炎的治疗进展[J].中华传染病杂志,2022,40(04):248-251.

[18] 关鸿志,王佳伟.中国自身免疫性脑炎诊治专家共识[J].中华神经科杂志,2017,50(02):91-98.

[19] 中华医学会神经病学分会神经感染性疾病与脑脊液细胞学学组.中国自身免疫性脑炎诊治专家共识(2022年版)[J].中华神经科杂志,2022,55(09):931-949.

[20] 张天羽,周东,洪桢.《儿童抗NMDAR脑炎治疗的国际共识推荐》解读[J].诊断学理论与实践,2022,21.(06):677-683.DOI:10.16150/j.1671-2870.2022.06.003.

[21] 黄德晖,吴卫平,胡学强.中国视神经脊髓炎谱系疾病诊断与治疗指南(2021版)[J].中国神经免疫学和神经病学杂志,2021,28(06):423-436.

[22] 李雨雨,魏世辉,周欢粉.水通道蛋白4抗体阳性视神经脊髓炎谱系疾病治疗国际共识解读[J].中华眼底病杂志,2023,39(07):525-529.

[23] 中国视神经脊髓炎谱系疾病诊断与治疗指南[J].中国神经免疫学和神经病学杂志,2016,23(03):155-166.

[24] 中国免疫学会神经免疫分会,邱伟,徐雁.抗髓鞘少突胶质细胞糖蛋白免疫球蛋白G抗体相关疾病诊断和治疗中国专家共识[J].中国神经免疫学和神经病学杂志,2020,27(02):86-95.

[25] 邱伟,徐雁.多发性硬化诊断和治疗中国专家共识(2018版)[J].中国神经免疫学和神经病学杂志,2018,25(06):387-394.

[26] 刘亚欧.多发性硬化影像诊断标准:中国专家共识[J].中华放射学杂志,2017,51(02):81-85.

[27] 陈琳,崔丽英,蒲传强,等.中国吉兰-巴雷综合征诊治指南[J].中华神经科杂志,2010(08):583-586.

[28] 中国吉兰-巴雷综合征诊治指南2019[J].中华神经科杂志,2019(11):877-882.

[29] 中国慢性炎性脱髓鞘性多发性神经根神经病诊治指南2019[J].中华神经科杂志,2019(11):883-888.

[30] 中华医学会神经病学分会,中华医学会神经病学分会周围神经病协作组,中

华医学会神经病学分会肌电图与临床神经电生理学组,等.慢性炎性脱髓鞘性多发性神经根神经病诊治中国专家共识2022[J].中华神经科杂志,2023,56(02):125-132.

[31] 中国慢性炎性脱髓鞘性多发性神经根神经病诊治指南2019[J].中华神经科杂志,2019(11):883-888.

[32] 卢秀兰.儿童急性出血性脑卒中的诊治进展[J].中国小儿急救医学,2023,30(10),746-749.

[33] 范国光,王璐.儿童脑血管畸形的影像学诊断[J].中国小儿急救医学,2008,15(4):303-306.

[34] 戴望春,刘鸿圣,李建明,等.儿童原发性中枢神经系统血管炎的影像表现[J].中国放射学杂志,2020,54(7):713-715.

[35] 李桂梅,孙妍,商晓红,等.实用儿科内分泌与遗传代谢病[M].济南:山东科学技术出版社.

[36] 孙文秀,王学禹.实用小儿神经系统疾病诊断与治疗[M].济南:山东科学技术出版社,2006.

[37] 杨艳玲.从病例开始学习遗传代谢病[M].北京:人民卫生出版社,2018.

[38] 赵云飞,祝莎莎,黄新文.异戊酸血症的研究进展[J].中华医学遗传学杂志,2022,39(01):99-102.

[39] 张星星,毛定安,罗小平,等.单纯型3-甲基巴豆酰辅酶A羧化酶缺乏症2例并文献复习[J].中国实用儿科杂志,2005(08):507-508.

[40] 韩连书,杨艳玲,杨茹莱,等.戊二酸血症1型诊治专家共识[J].中华医学遗传学杂志,2021,38(01):1-6.

[41] 李灼,喻文亮.乳酸增高的遗传代谢病[J].中国实用儿科杂志,2015,30(08):587-590.

[42] 中华医学会神经病学分会,中华医学会神经病学分会神经肌肉病学组.中国特发性面神经麻痹诊治指南[J].中华神经科杂志,2016,49(2):84-86.

[43] 中华医学会神经病学分会神经免疫学组,《中华儿科杂志》编辑委员会.中国重症肌无力诊断和治疗指南[J].中华儿科杂志,2015,60(3):617-621.

[44] 中华医学会儿科学分会免疫学组,《中华儿科杂志》编辑委员会.幼年皮肌炎诊治建议[J].中华儿科杂志,2012,50(8):617-621.

[45] 李冬梅,汪利,刘明月,等.幼年皮肌炎临床特征与肌炎抗体相关性分析

[J]. 中华儿科杂志, 2020, 58(12):966-972.

[46] 国家卫生和计划生育委员会脑损伤质控评价中心. 脑死亡判定标准与技术规范(儿童质控版)[J]. 中华儿科杂志, 2014, 52(10):756-759.

[47] Glauser T, shinnar S, Gloss D, et al. Evidence-Based Guideline: Treatment of Convulsive status Epilepticus in Children and Adults: Report of the Guideline Committee of the American Epilepsy society[J]. Epilepsy Curr, 2016, 16(1):48-61.

[48] Lawton B, Davis T, Goldstein H, et al. An update in the initial management of paediatric status epilepticus[J]. Curr Opin Pediatr, 2018, 30(3):359-363.

[49] Trinka E., Brigo F, Shorvons. Recent advances in status epilepticus[J]. Curr Opin Neurol, 2016, 29(2):189-198.

[50] Macneill EC1, Walke CP. Inborn Errors of Metabolism in the Emergency Department (Undiagnosed and Management of the Known)[J]. Emerg Med Clin North Am, 2018, 36(2):369-385.

[51] Cook P., Walker V. Investigation of the child with an acute metabolic disorder[J]. J Clin Pathol, 2011, 64(3):181-191.

[52] Arbeiter AK, Kranz B, WINGEN AM, et al. Continuous venovenous haemodialysis (CVVHD) and continuous peritoneal dialysis (CPD) in the acute management of 21 children with inborn errors of metabolism[J]. Nephrol Dial Transplant, 2010, 25(4):1257-1265.

[53] sharshar T, Porcher R, Siami S, et al. Brainstem responses can predict death and delirium in sedated patients in intensive care unit[J]. Crit Care Med, 2011, 39(8):1960-1967.

[54] Nakagawa TA, Ashwal S, Mathur M, et al. Clinical report-Guidelines for the determination of brain death in infants and children: an update of the 1987 task force recommendations[J]. Pediatrics, 2011, 128(3):720-740.

[55] Wijdicks EF. The diagnosis of brain death[J]. N Engl J Med, 2001, 19:344(16):1215-1221.

[56] 李洪华, 邹丽萍, 贾飞勇, 等. 儿童神经精神性狼疮的研究进展[J]. 临床儿科杂志, 2010(11):1027-1030.

[57] 吴婧, 薛菲, 王春燕. 美国预防儿童偏头痛药物治疗与紧急治疗指南解读[J]. 实用药物与临床, 2020, 23(6):571-576.